人工智能与中医药系列丛书

中医药临床证据智能转化方法与实践

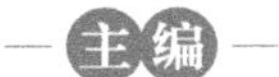

张俊华　季昭臣

上海科学技术出版社

图书在版编目（CIP）数据
中医药临床证据智能转化方法与实践 / 张俊华，季昭臣主编. -- 上海 : 上海科学技术出版社，2025. 8.
ISBN 978-7-5478-7168-3
Ⅰ. R24
中国国家版本馆CIP数据核字第20257Z8E94号

本书出版得到以下项目支持：
天津市杰出人才项目(JC20230414)；
国家中医药多学科交叉创新团队项目(ZYYCXTD-D-202204)。

中医药临床证据智能转化方法与实践
主编　张俊华　季昭臣

上海世纪出版(集团)有限公司
上 海 科 学 技 术 出 版 社　出版、发行
(上海市闵行区号景路159弄A座9F-10F)
邮政编码 201101　www.sstp.cn
上海颛辉印刷厂有限公司印刷
开本 787×1092　1/16　印张 12.25
字数：280千字
2025年8月第1版　2025年8月第1次印刷
ISBN 978-7-5478-7168-3/R·3272
定价：168.00元

内容提要

随着科技的不断进步和医疗模式的持续变革，中医药证据转化与人工智能融合既是机遇也是挑战。本书围绕智能转化方法和智能转化实践，从循证医学与证据转化、人工智能发展及证据智能转化的现状、中医药证据智能转化技术与方法、实践案例、发展方向等方面进行了深入浅出的介绍，旨在鼓励读者积极拥抱新技术、新理念，不断探索符合中医药特点的智能转化路径，为推动中医药事业的传承创新与发展贡献力量。

本书可供交叉学科、中医药循证医学等相关方向研究人员使用。

编　委　会

主　审

张伯礼　孟昭鹏

主　编

张俊华　季昭臣

副主编

田金徽　康　波　胡海殷

编　委

（按姓氏笔画排序）

王　辉　王兆军　王玥彤　卢立能　刘春香　孙　涛
孙正雅　杨丰文　李　楠　连宾宾　吴晓蕾　张　冬
张文生　陈　哲　庞　博　庞稳泰　郑文科　孟祥飞
赵宏杰　胡　刚　钟梦媛　姚娟娟　贺志远　聂鹏飞
徐　超　徐雅鑫　曹璐佳　樊冠豪　薛运华

前　言

中医药作为中华民族的瑰宝，历经数千年沉淀，以其独特的理论体系、丰富的临床实践经验和显著的疗效，为中华民族的繁衍昌盛和人类的健康福祉做出了重要贡献。随着现代科技的飞速发展和全球医疗模式的深刻变革，中医药发展也面临新的机遇与挑战。一方面，科技的进步为中医药的传承创新提供了强有力的支撑；另一方面，疗效更好的新兴诊疗方法不断涌现，需要加强中医药疗效评价和高水平服务网络建设。

临床疗效是中医药传承发展的根本。针对不同类型中医药疗法的临床疗效需要采用现代科学方法进行评价，以促进"优胜劣汰"，让有明确疗效的中医药产品得到更广泛的推广应用，服务人民健康。循证医学强调基于证据的医疗决策，影响着全球医药学发展模式。近30年来，中医药循证研究快速发展，临床证据积累愈发丰富。促进中医药循证实践还需要提升证据转化效率，突出证据支持临床决策的效果。过去十余年间，人工智能在医学健康领域的研究和应用数量迅速增长，成为目前降低成本和提高医疗保健服务效率的首选方案。人工智能以其强大的模式识别、数据处理和深度学习能力，为中医药证据的智能转化提供了无限可能。

正是在这样的背景下，天津中医药大学循证医学中心通过剖析循证医学与证据转化的基本原理，结合人工智能技术的最新进展，着力推动智能化证据库系统建设，取得阶段性成果。面向未来发展，我们需要总结证据智能转化的现状、阐述证据智能转化技术与方法，梳理中医药证据智能转化的理论框架与实践路径，为用智能技术推进循证中医药发展提供实践参考。

本书分为循证医学与证据转化、人工智能发展及证据智能转化的现状、中医药证据智能转化技术与方法、中医药证据智能转化实践案例、中医药证据智能转化前沿发展方向等五个章节。全书系统介绍了人工智能研究的关键技术、方法、构建框架、人工智能在医学中的发展和应用，阐述了证据转化智能化的需求、难点、现状以及实现方法，探讨了证据智能转化的技术与方法、中医药证据智能转化现状，重点围绕中医药证据智能转化的关键环节，如底层图谱构建、应用数据挖掘和机器学习算法的数据字段智能抽取及评价、数据自动化分析和输出、数据可视化智能输出等进行详细论述。本书的编写出版是人工智能与循证中医药学深度融合的一个生动实践。

未来，随着人工智能技术的不断成熟和中医药证据体系的日益完善，中医药证据智能转化将迎来更加广阔的发展空间。期待本书的出版，能够激发更多中医药科研工作者、方法学家、人工智能专家的思考与行动，共同推动中医药现代化发展和智能化发展，更好服务人民健康。

编 者

2025 年 3 月

目　　录

第一章　循证医学与证据转化 001

第一节　循证医学实践的方法 001

一、循证实践“三要素” 002

二、循证实践“四原则” 002

三、循证实践“五步法” 003

第二节　循证医学的影响 003

一、医学决策科学化 004

二、临床研究透明化 004

三、证据转化规范化 004

第三节　证据转化 004

一、证据金字塔分级 004

二、证据综合概念 006

三、证据综合的临床价值 008

四、智能证据转化的必要性 008

第四节　临床实践指南 009

一、临床实践指南的定义与分类 009

二、临床实践指南研究现状 010

三、中医药临床实践指南研究与评价方法 011

四、人工智能在指南评价中的作用 013

第五节　临床决策支持系统 013

一、临床决策支持系统的优缺点 014

二、临床决策支持系统的质量衡量标准 014

三、临床决策支持系统的应用现状 014

第六节　信息技术在循证医学中的作用 015

第二章　人工智能发展及证据智能转化的现状 018

第一节　人工智能定义 018

第二节 人工智能的发展历程简述 019
第三节 人工智能技术 022
一、主要技术 022
二、关键技术与方法 028
第四节 人工智能的构建框架 031
一、高质量数据集 031
二、多领域专家系统和文本信息快速提取 032
三、训练与调优 032
四、计算资源优化 032
第五节 人工智能在医学中的发展和应用 033
一、疾病筛查 034
二、诊疗辅助 036
三、预后管理 037
四、新药研发 037
第六节 临床证据智能转化现状 038
一、循证证据转化的需求 038
二、循证证据智能转化的应用场景 039
第七节 证据智能转化数据库开发现状 040
一、Cochrane Library 040
二、系统评价自动化国际合作组织 040
三、卫生系统证据数据库 041
四、中医药循证研究证据库系统 042
五、AutoMeta 平台 048
六、全球卫生政策与管理研究证据数据库 050
七、健康生活方式证据转化系统 050
第八节 人工智能支持 Systematic Review 工具系统 051
一、文献自动化检索软件 051
二、文献自动化筛选软件 054
三、偏倚风险评估辅助软件 059
四、数据辅助提取软件 061
五、辅助撰写软件 063

第三章 中医药证据智能转化技术与方法 068

第一节 证据智能转化软硬件建设及底层图谱设计 068
一、智能化架构的软硬件建设 068
二、底层图谱构建 070
第二节 智能检索与筛选 074
一、智能检索与筛选技术 074

二、智能检索与筛选案例……082
第三节　数据智能提取……084
一、数据智能提取技术……084
二、数据智能提取案例……085
第四节　数据智能分析……090
一、数据自动化技术……090
二、数据智能分析案例……093
第五节　证据质量智能评价……095
一、智能评价技术……095
二、智能评价案例……098
第六节　智能决策……100

第四章　中医药证据的智能转化实践案例……104

第一节　中药临床证据转化的意义……104
第二节　AICED-CPM 数据库介绍及临床证据的智能转化方法……104
一、AICED-CPM 数据库……104
二、临床证据的智能转化方法……105
第三节　中医药临床证据转化实践案例……110
一、中成药治疗高脂血症网状 Meta 分析案例……110
二、针灸临床证据年度报告案例……126
三、中成药治疗心律失常临床研究证据报告案例……133
四、中成药治疗冠心病心绞痛系统评价再评价案例……145

第五章　中医药证据智能转化前沿发展方向……160

第一节　中医药领域数字化系统构建与应用研究现状……160
一、中医药领域数字化系统构建与应用研究年发文量及趋势……160
二、中医药领域数字化系统构建与应用研究主题分析……160
三、中医药领域数字化系统构建与应用研究发表期刊及单位分布……163
四、中医药领域数字化系统构建与应用研究热点……164
第二节　中医药类大语言模型……165
一、中医药大语言模型研究特点……166
二、中医药大语言模型性能总结……169
三、中医药大语言模型描述性概述……171
四、中医药大语言模型案例……175
五、中医药大语言模型的发展前景……176
第三节　“三结合”体系下的证据转化……177
一、“三结合”理念……177
二、“三结合”理念与中医临床证据转化相结合的可行性……178

三、“三结合”理念下证据转化的建议 179
第四节 智能化动态临床指南构想 179
一、临床指南研究现状与问题 180
二、临床指南电子化 180
三、智能化动态临床指南 181

第一章 循证医学与证据转化

循证医学强调医疗决策的科学化和成本效益的最优化，是医学领域的思维创新和模式创新。循证医学从诞生至今 30 多年，虽然时间不长，但已被医学界广泛接受，深刻影响全球医疗卫生决策、实践、教育和研究的各个方面。循证医学研究的关键任务是证据生产和证据转化应用。循证医学实践需要与不同国家和地区的卫生实践需求相结合，才能产生有利于当地医疗发展的成效。循证医学与中医药学从碰撞走向融合，推动了中医药现代发展，也丰富了循证医学的内涵。

第一节 ｜ 循证医学实践的方法

循证医学从临床需求出发，将临床技能与当前可获得的最佳证据结合，同时考虑患者价值观、意愿及临床条件后做出最佳决策。在临床决策中，循证医学强调临床技能是基础，最佳证据是关键，患者意愿和环境是必要条件。

循证医学实践的核心内容是"三要素""四原则"和"五步法"(图 1-1)，其中"三要素"是循证医学实践的核心要求；"四原则""五步法"是循证医学实践的方法学基础。

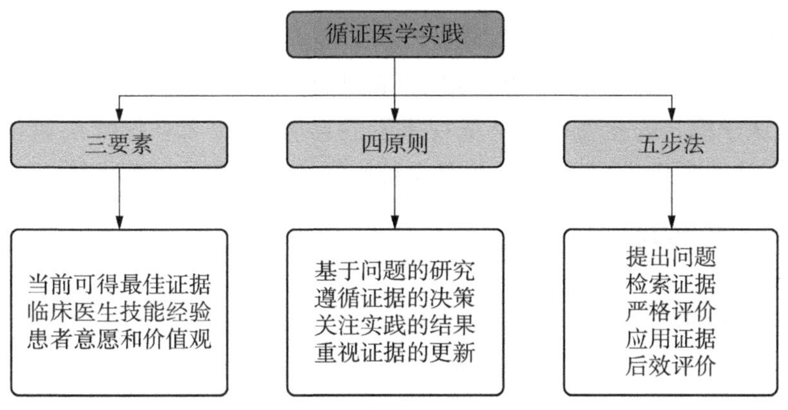

图 1-1 循证医学实践的核心内容

一、循证实践"三要素"

(一)"证据"是循证实践的依据

1. 证据分类　不同类型的问题,需要不同类型的研究,也将产生不同类型的证据。

证据分类方法多有不同,根据研究类型分类,可包括:原始研究证据、二次研究证据。原始研究证据指直接以患者为研究对象,开展有关病因、诊断、预防、治疗和预后等研究所获得的第一手数据,进行统计学处理、分析、总结后得出的结论。主要包括随机对照试验、交叉试验、队列研究、前后对照研究、病例对照研究、非传统病例对照研究、横断面调查设计、非随机同期对照试验及叙述性研究等。

二次研究证据,即全面收集某一问题的原始研究证据,进行严格评价、整合处理、分析总结后所得出的综合性结论,是对多个原始研究证据再加工后得到的更高层次的证据。二次研究证据主要包括系统评价、临床实践指南、临床决策分析、临床证据手册、卫生技术评估报告及卫生经济学研究等。

根据疾病问题分类,可包括:病因、诊断、干预、预后研究等,它们可以是原始研究证据,也可以是二次研究证据。

2. 证据分级　证据需要评价才能为决策提供可靠依据。从研究设计的科学性、偏倚控制的程度、指标的重要性等方面对证据的稳定性进行评价和分级。高级别证据是支持临床强推荐的基础。

3. 证据更新　基于一定时期、一定人群、一定条件下生产的证据,其结论可能是肯定的、否定的,也可能是不确定的。随着科学发展、认知深化和方法改变,新的证据不断出现,而科学的决策需要依据最新的证据进行。

(二)医生专业技能和经验是循证实践的基础

循证医学决策不是"按菜谱做菜"的僵化模式。临床决策是一个非常复杂的过程,需要医生把握疾病的基本情况,分析患者特征、健康状况、心理情况和疾病转归等多种因素。脱离医生的技能和经验,循证实践就无从实施。

(三)患者的期望和医疗环境是循证实践的必要条件

医疗服务的对象是患者,了解患者感受,满足患者需求,是医疗服务的目标。循证医学模式与传统医学模式的显著特征是重视患者的意愿,使患者在医疗决策中的角色从被动转变为主动,让医患成为"联盟",这也是循证医学实践模式的显著优势。

二、循证实践"四原则"

(一)基于问题的研究

循证实践要从实际问题出发,首先要明确需要回答的医疗问题。构建一个临床问题,可按照 Patients/Population、Intervention、Comparison/Control、Outcome(PICO)进行要素分解,使问题变得清晰,以便于证据检索。根据研究方案设计,或问题涉及的具体病因、诊断、治疗、预后等因素,可进一步细化问题。而在干预性问题的系统评价/PICO 分析研究中，PICO 每个要素不一定都要细化（表 1－1）。

表 1－1　PICO 要素分解

PICO 要素	全称	解释
P	Patients/Participants/Population	患者/受试者/人群特征，如疾病诊断、分型等
I	Intervention	干预措施
C	Comparison/Control	比较/对照措施
O	Outcome	期望测量、改善或影响的指标

（二）遵循证据的决策

以当前可获得的最佳证据为依据，充分考量证据的科学性、适用性和可靠性，并分析证据与临床问题的契合度和一致性，进行医疗相关决策。决策是多因素互相关联且需要进行利益权衡综合的复杂过程，证据是决策的依据，但也可能受到决策环境和用户偏好的影响。

（三）关注实践的结果

基于证据的决策效果如何，需要在应用后进行评价。若效果较理想，则需要做好总结，进一步转化应用；若效果不理想，则需要进一步分析问题、查找原因，总结教训。如有必要，在条件允许时进一步开展研究。

（四）重视证据的更新

针对同一问题，证据可能会随着研究增多或技术进步变得更加丰富，导致与既往相反的结论。因此，需要重视证据的更新，加强后效评价，以止于至善。

三、循证实践“五步法”

1. *提出问题*　包括临床问题、卫生政策问题等。

2. *检索证据*　制定科学严谨的检索策略，系统全面收集相关证据，并进行分类整理。

3. *评价证据*　采用科学的方法、公认的工具对收集到的证据进行严格评价，从证据内在真实性、外在真实性、临床重要性和适用性等角度，综合分析证据并进行分级。

4. *应用证据*　依据检索获得并经过评价的最佳证据，指导决策，制定实施方案。

5. *后效评价*　对基于现有最佳证据做出决策的效果进行评估。若效果理想，则思考是否有改进的空间；若效果不理想，则分析原因，开展进一步循证研究，探索新的解决方案。

第二节 | 循证医学的影响

循证医学自诞生以来，以其独特的视角，科学的方法和跨学科、跨地域合作的创新模式，得到各国管理部门、医护人员、研究人员和公众的接受和认可。《英国医学杂志》（*The*

BMJ)在 2007 年发起了一项活动,回顾自近代以来影响人类健康的重要医学里程碑,一共 15 项,其中就包括循证医学,其与抗生素、麻醉剂、疫苗、医学影像、DNA 结构发现等重大医学成果处于同一行列,以证明循证医学的强大影响力。

循证医学深刻影响到全球医疗卫生决策、实践、教育和研究的各个方面,成为医疗卫生行业从业者和医学生应知应会的知识和技能。循证医学与各国各地区的医疗实践相结合,本土化发展不断深化,显示出旺盛的活力;循证医学与信息技术融合,使其应用范围和效率大大提升,显示出更广阔的前景和发展潜力。

一、医学决策科学化

循证医学的发展推动了临床研究的发展,特别是临床证据的生产和转化应用。从临床实践层面,针对不同疾病类型制订循证指南,对不同疗法的证据进行分级评价,划分推荐的强度。此外,随着证据的变化,诊疗指南也不断更新完善。这推动了临床医疗行为规范化,在一定程度上规避了不合理的诊疗行为。从政策层面,循证医学影响到各个国家和地区的医疗保险、医疗政策、基本药物政策的制定,有助于节约有限的医疗卫生资源。

二、临床研究透明化

循证医学的发展,推动了高质量证据生产的科学化和规范化。入口把关,实施临床试验方案注册:临床试验方案注册规范要求研究者公开研究方案,避免研究过程中随意变更研究方案;数据共享,推动临床研究过程质控:提高临床研究数据的利用效率,规避临床数据采集和分析过程中的偏倚,达到临床研究数据真实、可溯源的要求;出口把关,全面执行临床试验报告:临床研究规范化报告,避免读者在对研究结果的研读、判断和利用中出现歧义。

三、证据转化规范化

研究结果需通过一系列转化研究才能成为可靠的临床决策依据,并写入临床实践指南。为保障临床研究结果转化的可靠性、科学性和转化效率,需要一定的方法学保障和相关技术规范。Cochrane 系统评价手册推荐的偏倚风险评估工具、指南研究与评价工具(appraisal of guidelines for research and evaluation Ⅱ, AGREE Ⅱ)、RIGHT 清单及世界卫生组织(World Health Organization, WHO)的指南制定原则与方法对证据转化起到了重要规范作用。

第三节 | 证据转化

一、证据金字塔分级

加拿大 McMaster 大学临床流行病学与生物统计学教授 Haynes R. Brian 等人分别于 2001 年、2007 年和 2009 年提出了循证医学证据资源的“4S”“5S”和“6S”模型,循证医学证据资源模型演进也从侧面反映了循证医学证据资源的发展。

证据质量(quality of evidence)衡量的是研究的内在真实性或可信性，即研究结果和结论能够正确预测真实情况的程度。"6S"证据金字塔(图 1－2)是以研究设计为基础进行判断的证据分级体系。它以随机对照试验、系统评价为最高质量证据，对研究证据进新质量分级，其优点在于简洁明了，可操作性强，可重复性强。"6S"证据金字塔提供了一种系统的方法来评估不同类型的医学研究证据的可靠性和信任程度，有助于医生和患者做出最佳的治疗决策，以达到最佳的治疗效果。

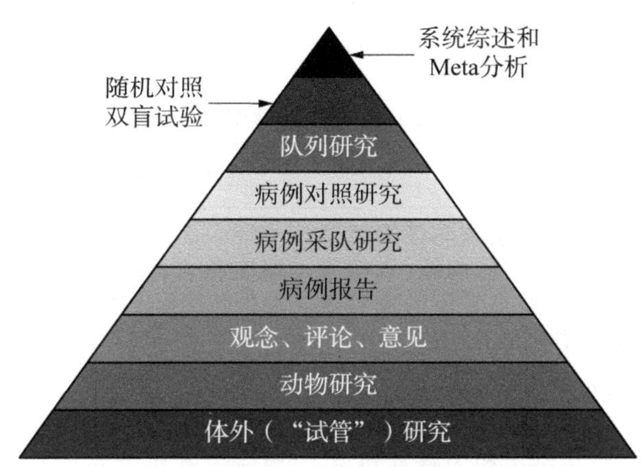

图 1－2　"6S"证据金字塔

在循证医学领域中，"6S"模型是用于组织和分类不同级别证据资源的金字塔模型。每个"S"代表一种资源类型，从塔尖到塔底，即证据级别由高到低，依次为：

系统(systems)：这是循证医学证据资源的最高等级，通常指的是计算机决策支持系统，如 Best Practice 和 Up to Date 等。这些系统能够自动将相关且重要的研究证据与特定患者的情况联系起来，为医生提供决策支持。

目前，天津中医药大学循证医学中心牵头构建的中医药循证研究证据库系统(evidence database system, EVDS)下辖的智能化中成药临床证据数据库(AICED－CPM)是中医药领域首个中成药临床研究证据转化系统，该系统引入 AI 技术，全面收录已发表的中成药临床随机对照试验文献，实现智能化数据抽取及质量评价、自动化 Meta 分析/网状 Meta 分析及可视化图表，大幅提升中成药证据转化应用效率，节约科研资源，为中成药临床研究及二次研究的高质量、高效率发展提供了平台支撑。

汇总(summaries)：专题证据汇总，是对某一领域或问题的研究成果进行概括和总结，以便快速了解该领域的最新进展和关键发现。

系统评价摘要(synopses of syntheses)：这是将系统评价按固定格式提炼的摘要，帮助用户快速获取系统评价中的核心信息和结论。

系统评价(syntheses)：系统评价是一种对某一特定问题(如病因、诊断、治疗、预防等)的所有相关研究结果进行全面收集、严格评价和综合分析的方法，以得出可靠的结论；是证据转化的一种手段，也是证据综合的一种形式，可以通过定性或定量两种方法实现，即：系统评价和 Meta 分析。

原始研究摘要(synopses of studies):这是对原始研究的简短概述,有助于快速了解研究的主要内容和结果。

原始研究(studies):原始研究是循证医学证据的基础,通常包括实验性研究(如临床试验、动物实验等)和观察性研究(如队列研究、病例对照研究等)。这些研究通过设计并实施科研方案,收集和分析资料,来揭示疾病发生、发展的规律和治疗效果等。

在临床证据检索时,可以从金字塔顶端向底端依次向下检索,即先从 systems 开始,依次考虑 summaries、synopses of syntheses、syntheses、synopses of studies,最后考虑 studies。这种检索方式是医生或研究人员快速找到与临床问题相关的高质量证据的公认办法(表 1-2)。

表 1-2 "6S"模型

分类	特点	易用性和局限性	举例
计算机辅助决策系统(systems)	将医院信息系统与证据总结整合,针对临床问题,直接给出答案或给出专家的推荐意见和推荐强度	高度整合,主动推送,尚处于探索阶段	ZynxCare
证据总结(summaries)	系统地汇总了证据摘要、系统评价和原始研究,针对临床问题,直接给出相关背景知识、专家的推荐意见、证据级别和推荐强度	快捷易用、及时更新,覆盖主题还需要不断完善	Up To Date
系统评价摘要(synopses of syntheses)	对系统评价简要总结及专家对证据质量和证据结论的简要点评和推荐意见,通常表现形式是系统评价文摘库、循证医学期刊、临床实践指南等	较易用,分布相对分散	ACP Journal Club
系统评价(syntheses)	原始研究的系统评价和(或)Meta 分析	易用性不佳,数量多,质量参差不齐,需使用者自己判断其质量,更新难保障	Cochrane Database of Systematic Reviews
原始研究摘要(synopses of studies)	对原始研究进行简要总结和评论,提供对原始研究的快速概览	易用性不佳,数量较多,需使用者自己判断其质量,时效性不强	循证期刊
原始研究(studies)	原始单个研究	易用性差,数量庞大,数量庞杂,质量无保障	PubMed

二、证据综合概念

证据综合(evidence synthesis),指将多个来源或学科的信息和知识汇集在一起,为辩论和决策提供信息的过程。对现有证据进行准确、简洁和无偏倚的综合是研究界可以为决策者提供的最有价值的贡献之一。自 1980 年以来,证据综合已发展成为疾病预防、诊断、治疗以及其他健康议题影响决策的基础。证据综合还有助于解决教育、经济、环境、刑事司法、全球发展等最紧迫的全球挑战。例如,全球的药品监管机构和医疗保险公司不依赖单一研究,而是综合所有相关研究来评估安全性和有效性,并决定是否批准药物上市或支付药物费用。证据综合是"从证据到实践""从科学到政策"的桥梁。在医学领域,证据综合的结果主要是系统评价和 Meta 分析(systematic review/meta analysis, SR/MA)。

(一) 系统评价

系统评价(systematic review, SR)是一种按照一定的纳入标准广泛收集关于某一医疗卫生问题的研究,对纳入研究进行严格的偏倚风险和证据质量评估,将各研究结果进行定量合并分析或定性分析,以对该问题进行系统总结的研究方法。Chalmers 和 Altman 将其定义为:采用各种方法以减少偏倚和随机误差并将其记录在案和研究报告的方法部分里的一种证据合成方法。美国医疗保健研究与质量局将 SR 定义为临床文献的总结。研究人员就某一特定临床问题,系统全面地收集证据,采用一定的标准评价和总结证据,通过对研究的客观评价和总结,进而解决一个特定的临床问题,也可包含定量数据分析。Cochrane 协作网认为 SR 是全面收集符合纳入标准的证据,以期解决某一特定研究问题,采用严格和系统的方法收集证据,尽最大的可能降低偏倚,呈现可靠的证据,进而得出可信的结论。

虽然不同组织对 SR 的定义不同,但是 SR 研究流程通常包括:制订全面的检索策略和严格的纳入排除标准;评估纳入研究的偏倚风险;对纳入研究资料进行定量或定性分析,获得纳入研究的合并效应量或定性结果证据;估计所获证据的质量,在此基础上形成推荐意见。

(二) Meta 分析

Meta 分析(Meta analysis, MA)是一类将多个研究结果进行定量合成分析的统计学方法,出现于二十世纪七八十年代,最初将其定义为"用以合成多个研究结果的定量分析方法"。1991 年,Fleiss 提出 MA 较严谨和准确的定义:"MA 是一类用以比较和合成针对同一科学问题研究结果的统计学方法,其结论是否有意义,取决于所纳入的研究是否满足一定的条件。"此外,一些组织机构也对 MA 给出了各自的定义,见表 1-3。通过比较上述

表 1-3 MA 定义一览表

组织机构名称	Meta 定义
Cochrane Collaboration	采用统计方法将不同研究的数据进行合并。这种方法可充分利用 SR 收集所有信息,进而增加统计检验效能。通过采用统计方法合并相似研究,以提高结果效应量的精确性
美国国家医学图书馆(National Library of Medicine, NLM)	合并不同独立研究(通常基于发表文献)、总结不同研究结果的统计方法,指导临床实践和科研,以便评估治疗效果和开展新的研究
Himmelfarb 健康科学图书馆	是 SR 之一,是一种统计方法,可系统地合并不同研究的定量数据,进而得到一个具有更好统计学效能和精确性的结论
AHRQ	对不同研究数据合并的统计学方法

的定义不难发现，MA 首先是一种统计学方法，该方法可对不同研究的结果进行合并，以克服原始研究样本量小的问题，进而得到一个更精确、统计效能更高的结果。

三、证据综合的临床价值

（一）制定临床实践指南

2011 年，美国医学科学院组织国际专家对 1990 年指南的定义进行更新，即指南是基于系统评价的证据和平衡了不同干预措施的利弊，在此基础上形成的能为患者提供最佳保健服务的推荐意见。由此可见，系统评价与 Meta 分析是制定临床实践指南的证据基础。

（二）评价上市药品临床安全性

国家药品监督管理局《关于药品上市许可持有人直接报告不良反应事宜的公告》（2018 年第 66 号）规定，持有人应当定期对药品不良反应监测数据、临床研究、文献等资料进行评价。针对上市药品临床安全性文献评价，国家药品监督管理局发布上市药品临床安全性文献评价指导原则（试行）的通告，明确要求上市药品临床安全性文献评价采用系统评价的方法。

（三）促进知识整合与更新

SR/MA 通过综合多个研究的结果，促进了知识的整合与更新，能够帮助研究人员和临床医务工作者及时了解和掌握最新的研究成果和进展。

（四）开展系统评价再评价

系统评价再评价针对临床和卫生保健问题，基于系统评价进行综合研究的一种方法，其可以为证据使用者提供更为集中的高质量证据，SR/MA 为系统评价再评价的顺利开展奠定了基础。

（五）指导临床循证决策

SR/MA 作为循证临床实践最主要的证据源之一，可以指导临床实践决策。在使用之前，需要对 SR/MA 进行评价，只有通过科学、严格的制作方法产生的 SR/MA 才能为临床实践提供真实和准确信息。但是我们也要注意到，由于患者个体差异和疾病的复杂性，SR/MA 不可能解决临床所有问题。

（六）为临床实践和研究提供启发

SR/MA 的结果不仅为临床实践提供了重要的参考依据，还为未来的研究提供启发和方向，帮助研究人员识别出需要进一步研究的领域和问题，从而推动科学研究的不断进步。

四、智能证据转化的必要性

根据统计，全球平均每天要进行约 75 项临床试验和 11 项系统评价，证据综合越来越困难，一项 Cochrane 系统评价平均需要 5 个人花费 67 周时间才能完成，由此导致证据综合存在严重的滞后性，无法充分且及时发挥对决策的价值。如何紧跟海量医学证据的发展，并将其转化为临床实践是一个迫切需要解决的科学问题。

当前，中医药领域首个中成药临床研究证据决策支持系统，EVDS 旗下的 AICED-CPM 数据库引入 AI 技术构建了高质量的智能证据抽取、储存、转化一体化平台，通过 AI 抽取及评价、AI 数据标准化等智能化数据处理技术，数据字段及质量评价结果的审核/修订与智能化 AI 自主迭代等数据质控技术，基于 R 语言的证据转化技术，实现了 RCT 原始研究数据的智能抽取、质量评价、Meta analysis/Network Meta analysis 自动化分析，解决了大量研究证据无法转化的难题，解决了系统评价更新的及时性问题，为快速临床实践提供了新路径。

第四节　临床实践指南

临床实践指南是为帮助临床医生处理临床问题而制定的指导性的文件，有着重要的指导作用。应用临床实践指南：①有助于提高医疗服务水平，规划中药临床使用，提高临床疗效，减少资源浪费；②可减少不同医疗机构和不同临床医生间临床实践水平的差异，规范临床医生的医疗行为，帮助临床医生获得最佳证据指导临床实践；③可降低医疗成本，减少患者的医疗费用和公共卫生经费支出；④为医疗保险机构制定合理的医疗保险政策奠定基础。

一、临床实践指南的定义与分类

1990 年，美国医学科学院（Institute of Medicine，IOM）首次定义实践指南（practice guideline）：实践指南是针对特定的临床情况，系统制订的帮助医务人员和患者做出恰当处理的指导性建议（推荐意见）。该定义很快被全球广为接受。1993 年实践指南（以下简称“指南”）被 Medline 数据库收录为主题词，并于 2008 年更新。2011 年，随着循证医学的发展及其对指南的影响，IOM 组织国际专家对指南定义进行了首次更新，即：指南是基于系统评价的证据和平衡了不同干预措施的利弊，在此基础上形成的能为患者提供最佳保健服务的推荐意见。显然此处的指南已不仅针对临床问题，也针对公共卫生和卫生系统问题，且随着人类对疾病诊疗技术提高和对卫生保健认识加深，一部指南可能会涵盖临床、公共卫生和卫生系统 3 大领域。如 WHO 2013 年发布的《使用抗逆转录病毒药物治疗和预防艾滋病毒感染合并指南》，既有针对艾滋病患者的临床诊断和治疗，也就如何有效管理艾滋病患者、提供恰当服务及科学监测与评估提供了循证的推荐意见。

按所解决的卫生保健问题，指南可分为 3 大类，即临床指南、公共卫生指南和卫生系统指南。根据篇幅和制作周期可分为快速建议指南（rapid advice guidelines，一般为 1～3 个月）、标准指南（standard guidelines，9～12 个月）、完整指南（full guidelines，2～3 年）及汇编指南（compilations of guidelines，对现有推荐意见的整合与汇总）。还可根据是否原创分为原创指南和改编版指南。对中低收入国家，改编高收入国家或国际组织的指南是短时间内高效率制订本国指南的重要途径。临床指南还可根据所关注疾病的不同阶段，分为预防、诊断、治疗和预后等类型。

二、临床实践指南研究现状

临床实践指南(clinical practice guidelines, CPG)是用于优化患者治疗、护理方案的建议声明,主要通过对现有证据的系统评价和对替代治疗方案利弊的评估制定相应的内容。指南通过推荐使用已被证明有效的干预措施和不推荐被证明无效或潜在有害的干预措施来提高患者接受的治疗、护理质量,此外指南还可以提高临床中同一病证的治疗、护理方案的一致性,赋予患者权力,影响公共政策,并规范高临床价值干预措施的使用方法。

指南的制定可追溯到20世纪70年代,是根据当时的权威专家意见提出的,这些意见通常没有被评估证据质量。20世纪80年代,循证医学的出现使得指南制定的方法更加严格,强调指南的推荐意见应基于高级别的研究证据而不是专家的意见。1990年,医学研究所发表了一份报告,旨在鼓励指南制定更加标准化和一致性,该报告于2011年更新,提出指南制定应该符合以下条件:①基于对现有证据的系统评价;②由知识渊博的多学科专家小组和主要受影响群体的代表制定;③酌情考虑重要的患者亚组和患者偏好;④以明确和透明的程序为基础,尽量减少扭曲、偏见和利益冲突;⑤明确解释替代性护理方案与健康结果之间的逻辑关系,并对证据的质量和建议的力度进行评级;⑥当有重要的新证据需要修改时,应重新考虑和适当修改。

随着医学知识的不断发展,指南必须定期更新修订。开发一个面向全科医生的临床实践指南平台,用于收集、更新修订临床指南具有重要临床意义,但收集、维护国内外公认的指南,并对指南的关键信息进行提取、整理是一项非常耗费人力的工作,也是临床实践指南普及、更新不到位的主要原因。考虑到医疗数据量和发布的CPG数量,智能化动态更新指南是未来发展方向,也是人工智能与传统指南相结合的有效的方法。实现指南知识的智能获取可参考以下方法:①构建计算机可解释的指南表示式;②通过机器学习算法和基于规则的自然语言处理方法或注意力机制神经网络从指南中提取医学概念;③当叙述性指南中存在准确医学概念术语时,使用基于规则的文本提取方法有效提取。

指南规则和推荐意见的智能检索是目前尚未解决的主要问题。机器学习算法用于从指南的背景知识中提取推荐语句。概念的提取可以通过使用标准医学术语的自然语言方法有效地完成,而规则和建议的提取在很大程度上依赖于人类领域专家。自动本体推理可以有效地用于分析不同患者概况的推断动作。某些情况下,评估CPG概念覆盖范围可以提供足够的信息来比较其内容。尽管如此,如何有效提取规则和解决不一致问题仍需要领域专家完成,这表明目前的算法还需要进一步优化。

国际指南协作网(Guidelines International Network, GIN)建立了全球最大的国际指南数据库(International Guideline Library),已收录了6 467部来自85个国家、96个组织制订的多个语种的指南。专门收录高质量循证指南的美国国立指南文库(National Guideline Clearinghouse, NGC)收录指南1 381部。从1995年至2015年,我国医学期刊已发表近500部指南。Medline数据库中以"Practice Guideline"为主题词在[Publication

Type]中检索，近10年每年发布的指南数量超过1 000部。

2000年，Grilli研究团队在 *The Lancet* 发表了一篇调查研究，通过分析Medline中431部指南的报告发现：仅33%的指南报告了利益相关者(stakeholders)的类型，仅18%的指南详细报告了纳入证据的标准，13%的指南报告了检索文献的方法。2012年，国内1项研究调查了1993～2010年间中国115种医学期刊发表的269部指南，结果显示：仅12%的指南报告了资助情况，1%指南报告使用了系统方法检索证据，仅有2部指南进行了外审，2部指南有方法学家参与，1部指南使用推荐分级的评估、制订与评价方法进行证据分级。没有指南报告更新方法、制订成本及偏好和价值观。

2016年陈耀龙团队运用AGREEⅡ对115篇中医药临床指南(期刊发表87篇，专著出版28篇)进行分析。在应用类别方面以诊疗指南为主，占85%(98篇)，其次是防治类指南7篇(6%)和治疗类指南4篇(4%)；参与指南制定的单位主要是学会68篇(59%)和中国中医科学院28篇(24%)，此外，国家卫生和计划生育委员会、协会以及医院也都参与了指南的制定，分别占2%(2篇)、4%(4篇)和9%(10篇)；制定方法学方面，26%(30篇)的指南提及应用了循证方法制定指南；基金或项目资助方面，71%(82篇)的指南报告了受资助情况；指南更新方面，有31%(36篇)的指南报告了将在未来2～5年进行更新；数据库检索方面，30%(35篇)的指南清楚描述了检索数据库、检索词及检索时间；利益声明方面，15%(17篇)的指南报告了利益冲突声明。

中医药临床指南AGREEⅡ各领域得分由高到低依次为：范围和目的41%；参与人员28%；表达的明晰性33%；制定的严谨性20%；编辑独立性9%和应用性7%。国内中医药临床指南的整体方法学质量与国际平均水平还存在较大差距，指南制定者在制定过程中，应该基于结构化的问题进行系统的检索、评价和综合，并考虑到推荐措施的成本、使用环境以及患者的偏好与价值观，在此基础上，需要进一步增加中医药临床指南制定过程的透明度和独立性。

三、中医药临床实践指南研究与评价方法

(一) 指南制定的原则与标准

2011年，IOM在更新指南定义后，同时发布了指南制订应遵循的六大原则：①指南应基于当前可得证据的系统评价；②指南制订小组应由多学科专家组成，小组成员应纳入与指南有关的利益团体或机构的代表；③指南应恰当考虑不同的亚组患者，及患者的偏好；④指南制订过程应该清晰透明，最大程度减少偏倚与利益冲突；⑤指南应详述干预措施和健康结局之间的关系，以及对证据质量和推荐强度进行分级；⑥当有新的研究证据出现时，应及时更新指南内容。2012年，国际指南协作网在《内科学年鉴》发表了题为《国际指南协作网：迈向临床实践指南制订的国际标准》的论文，提出：一部高质量临床实践指南应遵循以下11条标准(表1-4)。IOM和GIN发布的指南制订原则与标准，已成为国际上指南制订者的重要参考，同时为中药相关临床指南研究提供了参考。

表 1-4 GIN 高质量和可信指南的 11 条标准

内容	描 述
指南制订小组的组成	指南制订专家组应包括多种专业的利益相关者，如卫生专业人员、方法学家、特定主题的专家、患者
决策制定过程	指南应该描述专家组成员达成共识的过程，在可行的情况下还应说明资助的情况。该过程应在指南制订之初确定
利益冲突	指南应该包括指南制订小组成员的经济和非经济利益冲突声明，也应该描述如何记录和解决这些利益冲突的过程
指南范围	指南应该详细说明其目的和范围
方法	指南应该明确详细地描述指南的制订方法
证据评价	指南制订者应该用系统的证据评价方法来确定和评价指南主题相关的证据
指南推荐意见	应该清晰阐明指南推荐意见，且推荐意见要基于疗效和安全性的科学证据，若可能，也要考虑关于成本的证据
证据和推荐意见分级	指南应该用分级系统对证据质量和可靠性及推荐意见的强度分级
同行评审和利益相关者咨询	指南发表之前应该由外部的利益相关者进行评审
指南过期和更新	指南应该包含过期时间和(或)描述指南小组将用于更新推荐意见的流程
经济支持和资助机构	指南应该说明用于证据评价和指南推荐意见形成的经济支持

(二) 指南制订的基本步骤

1. *确定指南制订的需求* 制订中药相关指南之前应全面检索和系统评价国内外同类指南，了解当前该领域指南制订的现状；召集与该指南相关的各方代表，举行指南制订论证会，以确定制订的必要性与可行性。

2. *注册与撰写计划书* 确定需要制订的指南范围和题目后，在指南注册平台进行注册，以避免不同机构重复制订相同或相似指南，浪费资源。"注册"可提升指南制订的透明性和科学性，促进制订组织间的合作。撰写指南制订计划书，主要内容包括：制订目的、人员构成、采用的方法、时间进度及利益冲突的管理等。在指南制订过程中，及时在指南注册平台更新相关信息，以便让公众了解指南制订进展。

3. *成立指南工作组* 指南工作组由多学科代表组成，可包括：中医临床医师、西医医师、药师和护师，卫生政策制定者和管理者，指南方法学家，及患者与公众代表等。同时，应考虑指南工作组的性别和地域代表性。根据指南规模和大小，确定 1～3 名指南首席专家，可由不同专业或领域人员担任。首席专家对制订/修订工作负主要责任。根据实际需要，建立若干个下级小组，如指导小组、共识小组、秘书组、证据评价小组等，并明确每个小组的分工与职责。

4. *管理利益冲突* 所有参与指南制订的成员，须申报与该指南相关的利益冲突。由第三方独立机构或上级管理机构，管理指南小组成员的利益冲突，建立和实施指南利益冲突回避制度。在指南正式发布的版本中公开指南受资助和指南小组利益冲突的情况。

5. *确定临床问题和结局指标* 指南小组通过文献调研和医务人员现场调研，收集指南需解决的具体临床问题，以及与患者相关的结局指标。指南小组通过讨论，对纳入的临床问题和结局指标进行排序和分级。

6. *检索、评价和综合研究* 指南小组对临床问题按照患者/疾病、干预措施、对照措施和结局指标进行解构。指南小组在文献检索人员的协助下，基于解构的临床问题，系统检索国内外相关研究。采用系统评价和(或)Meta 分析的方法对纳入的研究进行汇总分析。

7. *证据质量分级* 采用国内外公认的分级工具对证据质量进行分级。由循证医学专业人员参与证据质量分级，以提高分级的科学性和准确性。

8. *推荐意见的共识* 推荐意见需要综合考虑证据质量、患者偏好与价值观、医疗成本、公平性、伦理学等因素，充分平衡患者的获益和风险。采用德尔菲法或名义群体法等规范的方法达成推荐意见的共识。共识形成的推荐意见应包括推荐的方向(推荐还是不推荐)和强度(强推荐还是弱推荐)，以及做出推荐的原因。

四、人工智能在指南评价中的作用

目前针对单个临床研究的风险偏倚 AI 评估工具已经产生。而指南的评价工具，有针对方法学质量的指南研究与评价工具，包含 6 个领域的 23 个条目；以及针对报告质量的国际实践指南报告标准(reporting items for practice guidelines in healthcare, RIGHT)，包含 7 个领域的 22 个条目。然而，研究显示使用这些工具时存在一定挑战，即不同的使用者对标准的把握不一致，人力和时间成本亦不可控。如使用 AGREE Ⅱ 评价一部指南，常规情况下需要 3～4 名经过培训的研究人员，每人至少耗时 1 h；如评价糖尿病领域百余部指南的质量，则需 500 h 以上。但通过开发、训练相应的 AI 算法，不仅可以降低评价的主观偏倚，还可较大程度上缩短评价所需的时间。此外，对指南的评价还包括对推荐意见的对比分析，而快速提取其中的推荐意见是关键步骤。

第五节 | 临床决策支持系统

临床决策支持系统(clinical decision support system, CDSS)是指利用人工智能的原理与方法为医生和其他医疗活动参与者(护士、专业技术人员以及患者)进行临床决策提供支持的计算机系统。它能针对某一临床问题，基于知识推理和逻辑运算，通过人机交互方式，自动完成电子病历中相关数据的采集、处理和分析，并在恰当的时机向决策者提供有利于问题解决的参考信息。将临床决策支持系统嵌入医院的电子病历系统中，医生在做出诊断、开具医嘱等决策时，系统自动调用临床知识库相关信息，为医疗活动提供决策支持。临床知识库提供的决策只是参考性的建议，主要作用是辅助医生准确判断患者病情、准确开具相应处方，以减少医疗事故的发生。CDSS 可以支持许多不同类型的临床任务，包括计算机辅助诊断、计算机辅助治疗、计算机辅助疾病管理和计算机辅助给药与开具处方。

一、临床决策支持系统的优缺点

CDSS有许多不同的功能，例如，如果两种药物之间存在危险的相互作用，就会发出警报，并提醒人们进行预防性护理；可以降低误诊率，提高效率和患者护理；可以在线获取药物的相关临床信息，降低用药错误的风险，并提供更好的决策。然而他的缺点是医生可能会认为CDSS对其临床自主权造成威胁；此外，CDSS的采用、维护成本非常高，并且很难与当前医疗机构的工作系统匹配，因为一些CDSS是独立的软件系统，缺乏互操作性，不能与电子病例集成。因此，CDSS的应用对临床医生决策既有积极的影响，也有消极的影响。

哈马德·本·哈利法大学科学与工程学院开展的研究发现，使用CDSS的医生报告的积极影响多于消极影响。CDSS可以帮助医生更高效、更快地完成任务，例如，在使用CDSS时，医生能够给患者提供更个性化的信息和教育；对医生知识的提高和对患者护理方案进行改善，帮助医生进行诊断，提醒医生向患者询问他们可能忘记问的重要问题，能让医生在做决定时更有信心，并开出更适合的处方。此外，使用CDSS可以减少订购检查和医学成像数量，从而节省了成本。然而消极影响在于医生报告使用CDSS进行记录需要很长时间，导致效率低下；而且因为使用了CDSS，医生与患者的交流减少了，同时也导致了不必要转诊的增加。

二、临床决策支持系统的质量衡量标准

CDSS是具有基本临床知识的工具，旨在帮助医疗专业人员进行决策。这些系统的目的是为用户（医疗保健专业人员、患者和护理人员）提供一种智能的方式，通过关键和重要的信息来监测、管理和改善患者的健康。此外，CDSS有可能增强患者对其病情的认识和更深入的了解。研究发现，可以改善临床结果和健康过程的CDSS需要具有良好的设计。生成高质量CDSS，需要遵循当前软件工程的最佳实践方法，如果这些方法不完善，就会破坏卫生保健服务，使患者面临风险。

有效性（effectiveness）、效率（efficiency）和满意度（satisfaction）是衡量CDSS质量的主要标准。有效性是衡量预期结果与实际结果之间是否相符的指标。效率是指所取得的成果和为实现这些成果所使用的成本，重要的是使用最少的成本或降低成本，但仍实现期望的结果。效率的衡量应该考虑以下属性：任务时间——用户成功完成任务所需的时间；时间效率——用户在使用CDSS时实现目标的效率；成本效益——CDSS有效执行任务的成本，成本可以包括材料资源成本和用户时间成本；生产时间比率——用户在使用CDSS时花费在生产操作上的时间比例。满意度的衡量指标包括：有用性——评估用户对实现实际目标的感知的满意度，包括使用CDSS的结果和后果；信任——评估用户对CDSS结果的信心程度，是否达到预期；愉悦感——用户体验，可以评估用户愉悦需求得到满足的程度。

三、临床决策支持系统的应用现状

临床决策支持系统可分为六个主要主题领域：计算机临床决策支持系统、临床实践指南、诊断系统、治疗系统、疾病管理系统和药物相关决策支持。在六个主要主题领域中，目

前已发表的研究以评价 CDSS 的特征和架构为重点的计算机化临床决策支持系统领域占所有研究的 51.46%，其次是药物相关决策支持(36.68%)，疾病管理系统的出现率最低，为 1.30%。此外，药物相关决策支持分为 8 种类型，包括：电子处方 5.84%，药物过敏检查 1.79%，监测 4.38%，用药警报 6.82%，计算机/自动警报 3.57%，计算机辅助药物治疗 10.39%，给药或开处方系统 3.9%。已发表研究的作者归属分别来自以下 4 类机构：大学(包括医学院、药学院、大学研究中心)、医院(包括教学医院、综合医院和专科医院)、研究机构、公司和其他。

第六节 | 信息技术在循证医学中的作用

在循证医学的广阔领域中，信息技术(information technology, IT)不仅是连接理论与实践的桥梁，更是推动其不断前行的关键力量。循证医学作为一种基于最佳证据制定临床决策和实践的医学模式，其核心在于对全球范围内医疗信息的有效获取、整合与应用。而信息技术，正是实现这一目标不可或缺的工具。

1. *信息技术助力全球信息的高效查询* 在循证医学的实践中，首要任务是获取全面、准确且最新的医疗信息。信息技术的飞速发展为这一目标的实现提供了强有力的支持。通过搜索引擎、专业医学数据库、电子期刊和在线论坛等渠道，医护人员可以迅速访问到全球范围内的医学研究成果、临床实践指南、专家共识以及患者偏好等数据。这些信息的即时获取，不仅拓宽了临床决策的信息来源，还大大缩短了信息检索的时间，提高了工作效率。

2. *信息技术保障全球信息的可靠存储* 随着医疗信息的爆炸式增长，如何有效存储和管理这些信息成为一个巨大的挑战。信息技术的引入，特别是云计算、大数据存储和数据库管理系统的应用，为海量医疗信息的存储提供了可靠的解决方案。这些技术不仅确保了信息的长期保存和安全性，还使得信息的检索和提取变得更加便捷。医护人员可以随时随地访问所需信息，为临床决策提供有力的支持。

3. *信息技术促进全球信息的深度应用* 在获取和存储信息的基础上，如何将其转化为临床实践的指南和依据，是循证医学实践的关键步骤。信息技术在此方面同样发挥着不可替代的作用。通过数据挖掘、机器学习和人工智能等先进技术，可以对海量医疗信息进行深度分析和挖掘，揭示出隐藏在数据背后的规律和趋势。这些分析结果不仅可以为临床决策提供科学依据，还可以帮助医护人员发现新的治疗方法和策略，推动医学科学的进步。

4. *信息技术实现循证实践的完整、快速与高效* 信息技术的广泛应用，使得循证医学实践变得更加完整、快速和高效。从信息的获取、存储到应用，信息技术贯穿了整个循证实践的过程。它不仅提高了临床决策的科学性和准确性，还优化了医疗资源的配置和利用，降低了医疗成本，提高了医疗服务的质量和效率。

综上所述，信息技术在循证医学的发展中扮演着至关重要的角色。它不仅是连接全球医疗信息的纽带，更是推动循证医学不断前行的强大动力。随着信息技术的不断发展和完善，我们有理由相信，循证医学将在未来取得更加辉煌的成就，为人类的健康事业作出更大的贡献。

参◇考◇文◇献

[1] Donnelly CA, Boyd I, Campbell P, et al. Four principles to make evidence synthesis more useful for policy [J]. Nature, 2018,558(7710):361－364.

[2] Elliott J, Lawrence R, Minx JC, et al. Decision makers need constantly updated evidence synthesis [J]. Nature, 2021,600(7889):383－385.

[3] Bastian H, Glasziou P, Chalmers I. Seventy-five trials and eleven systematic reviews a day: how will we ever keep up?[J]. PLoS Med, 2010,7(9):e1000326.

[4] Borah R, Brown AW, Capers PL, et al. Analysis of the time and workers needed to conduct systematic reviews of medical interventions using data from the PROSPERO registry [J]. BMJ Open, 2017,7(2):e012545.

[5] Vardakas KZ, Tsopanakis G, Poulopoulou A, et al. An analysis of factors contributing to PubMed's growth [J]. Journal of Informetrics, 2015,9(3):592－617.

[6] 张冬，张明妍，郑文科，等. 中医药临床试验核心指标集构建及德尔菲法实施规范[J]. 中医杂志，2017,58(1):20－22.

[7] Zhang MY, Zhang JH, Cai HZ, et al. Core outcome set for stable angina pectoris in traditional Chinese medicine (COS－SAP－TCM) [J]. Acupuncture and Herbal Medicine, 2021,1(1):39－48.

[8] 张明妍，李凯，蔡慧姿，等. 临床试验核心指标集研究发展概况及其在中医药领域的关键问题[J]. 中医杂志，2021,62(2):108－113.

[9] Norman CR, Elizabeth G, Leeflang MMG, et al. Evaluation of an automatic article selection method for timelier updates of the Comet Core Outcome Set database [J]. Database the Journal of Biological Databases and Curation, 2019.

[10] Alhasani R, Godbout M, Durand A, et al. Informing the development of an outcome set and banks of items to measure mobility among individuals with acquired brain injury using natural language processing [J]. BMC neurology, 2022,22(1):464.

[11] Azarpira M, Redjdal A, Bouaud J, et al. Methods Used to Compare Narrative Clinical Practice Guidelines: A Scoping Review [J]. Stud Health Technol Inform, 2022,29(295):304－307.

[12] Ernesto GF, Yaiza GS, Montsant JG, et al. Clinical practice guidelines: The good, the bad, and the ugly [J]. Injury, 2023,54(3):S26－S29.

[13] Leonice SP, Ouhbi S, Pombo N. Quality-in-use Characteristics for Clinical Decision Support System Assessment [J]. Computer Methods and Programs in Biomedicine, 2021,207(1):106169.

[14] Jia PL, Zhang PF, Li HD, et al. Literature review on clinical decision support system reducing medical error [J]. J Evid Based Med, 2015,7(3):219－226.

[15] Muhiyaddin R, Abd-Alrazaq AA, Househ M, et al. The Impact of Clinical Decision Support Systems (CDSS) on Physicians: A Scoping Review [C]. 2020,272:470－473.

[16] Dicenso A, Bayley L, Haynes RB. Accessing pre-appraised evidence: fine-tuning the 5S model into a 6S model [J]. Evid Based Nurs, 2009,151(4):99－101.

[17] 张俊华，孙鑫，杜亮，等.“新时代循证医学发展”天津宣言[J]. 中国循证医学杂志，2018，18(10)：1017.
[18] 强晓钰，季昭臣，生晓迪，等. 核心指标集方法学研究进展[J]. 上海中医药杂志，2022，56(8)：113-117.
[19] 刘姗，周鹏蕾，吴丽，等. 临床决策支持系统的知识库建设与思考[J]. 医院管理论坛，2020，37(1)：76-77+68.

第二章　人工智能发展及证据智能转化的现状

人工智能(artifical intelligence，AI)是制造智能机器的科学和工程，旨在模拟、延伸、扩展和展现人类智能的功能，如感知环境、获取知识并实现预期最佳结果。它涵盖了一系列技术认知功能，如学习、推理、沟通和决策，是通过软件和硬件系统在复杂目标下感知环境、采取行动、解释数据、推理知识和决定最佳行动的过程。人工智能并非单一技术，而是由计算模型和算法构成的智能过程和行为，其发展受益于精细的算法模型、强大的算力系统和海量数据。当前，人工智能在自然语言处理、语音技术、助手和机器人技术等方面取得显著进步，已开发出解决图像理解、语音识别、大数据分析和医疗诊断等复杂问题的强大技术。作为智能学科的重要组成部分，人工智能广泛应用于机器人、语音识别、图像识别、自然语言处理、专家系统和计算机视觉等领域，是推动科技革命和产业变革的重要力量。

第一节　人工智能定义

人工智能的概念与研究始于20世纪中期，最早可以追溯到图灵测试(Turing Test)和达斯茅斯会议(Dartmouth Conference)见图2－1、图2－2。人工智能的思想早在20世纪40年代就已经萌芽，最具象征性的事件之一是阿兰·图灵(Alan Mathison Turing，现代计算机科学与智能科学奠基人)在1950年提出的图灵测试。图灵在其论文《计算机与智能》中提出，若机器能够模仿人类的语言行为，使得与之交流的人无法分辨其是否为机器，则可以认为这台机器具备了“智能”。图灵测试成为衡量人工智能是否具备类似人类思维的重要标准之一，并启发了后来的AI研究方向。

人工智能的真正诞生一般认为始于1956年的达斯茅斯会议。在这一会议上，约翰·麦卡锡(John McCarthy)、马文·闵斯基(Marvin Minsky)、阿伦·纽厄尔(Allen Newell)等科学家首次提出了“人工智能”这一术语，提出“机器能够通过精确的描述和模型来模拟智能行为”的著名智能假设，认为人工智能的研究目标是让机器能够模拟人类智能的各个方面。这一会议为人工智能的正式研究奠定了基础，成为该领域历史上一个重要的里程碑。

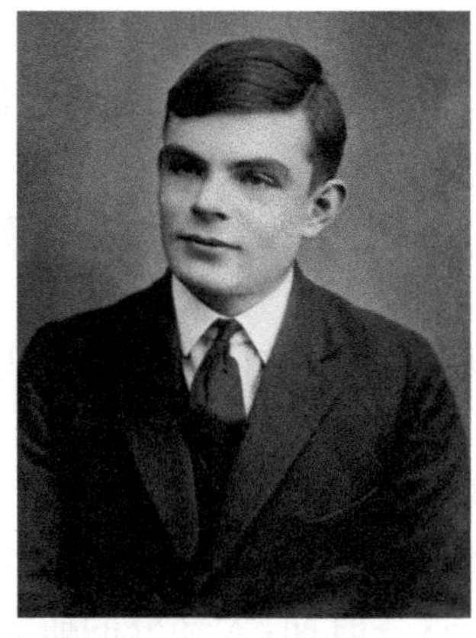

I PROPOSE to consider the question, "Can machines think?" This should begin with definitions of the meaning of the terms "machine" and "think". The definitions might be framed so as to reflect so far as possible the normal use of the words, but this attitude is dangerous. If the meaning of the words 'machine' and 'think' are to be found by examining how they are commonly used it is difficult to escape the conclusion that the meaning and the answer to the question, 'Can machines think?' is to be sought in a statistical survey such as a Gallup poll. But this is absurd. Instead of attempting such a definition I shall replace the question by another, which is closely related to it and is expressed in relatively unambiguous words.

（引自 Turing AM，1950. Computing Machinery and Intelligence. Mind，59(236)：433－460）

图 2－1　图灵与图灵测试

A PROPOSAL FOR THE

DARTMOUTH SUMMER RESEARCH PROJECT

ON ARTIFICIAL INTELLIGENCE

J. McCarthy, Dartmouth College
M. L. Minsky, Harvard University
N. Rochester, I. B. M. Corporation
C. E. Shannon, Bell Telephone Laboratories

August 31, 1955

We propose that a 2 month, 10 man study of artificial intelligence be carried out during the summer of 1956 at Dartmouth College in Hanover, New Hampshire. The study is to proceed on the basis of the conjecture that every aspect of learning or any other feature of intelligence can in principle be so precisely described that a machine can be made to simulate it. An attempt will be made to find how to make machines use language, form abstractions and concepts, solve kinds of problems now reserved for humans, and improve themselves. We think that a significant advance can be made in one or more of these problems if a carefully selected group of scientists work on it together for a summer.

（引自 McCarthy J，Minsky ML，Rochester N，Shannon CE，1955. A proposal for the dartmouth summer research project on artificial intelligence.）

图 2－2　达斯茅斯会议关于人工智能的主要议题

第二节 | 人工智能的发展历程简述

自从人工智能的概念提出以来，AI 经历了多个发展阶段，并且随着时间的推移，技术不断突破，应用范围也在不断扩展，本文就各发展阶段的人工智能发展特点做个简要介绍。

第一阶段：符号主义与规则基础（1950—1960）

在二十世纪五六十年代，人工智能的研究主要集中在符号主义方法上，即通过明确的符号和逻辑规则来模拟人类智能。这一时期的代表性研究包括：

问题求解：开发出早期的 AI 程序，如通用问题求解器（general problem solver，

GPS)，试图通过逻辑推理和规则系统解决各种问题。

规则推理：人工智能专家们开始尝试使用规则推理来模拟专家的决策过程，设计了许多早期的应用程序。

游戏博弈：这一时期的代表性应用之一是象棋程序，AI 尝试通过搜索树算法来模拟人的下棋思维。

该时期人工智能主要有三个特点：①强调符号处理和规则推理；②依赖人工编码的知识库和规则；③计算机能力有限，算法较为简单。

随着研究的深入，人工智能领域的乐观预期与实际进展之间的差距逐渐显现。由于计算能力的不足和应用场景的局限(当时代表性的最高性能算力设施性能仅 100MFlops 量级)，AI 的研究开始停滞，进入了所谓的第一次 AI 寒冬。这一时期，大部分的研究资金和支持逐渐减少，许多早期的项目未能达到预期的效果。

第二阶段：专家系统的兴起(1980 年)

20 世纪 80 年代，人工智能迎来了一次短暂的繁荣，尤其是专家系统的兴起。这一时期的研究焦点转向了利用领域专家的知识和推理规则来解决实际问题。例如，用于计算机配置的 XCON 系统和用于医学诊断的 MYCIN 成为代表性的专家系统。此时，尽管 AI 技术有所进展，但它们依然非常依赖人工编码的规则和专家知识。

该时期人工智能技术有以下特点：①专家系统成为研究热点，通过模拟人类专家的推理和决策过程来解决实际问题；②许多领域如医学、金融、制造业等开始应用专家系统。

在这一时期，人们充分意识到算力在人工智能中的主导作用，纷纷致力于构建可以实现智能的算力设施。例如，日本经济产业省拨款八亿五千万美元建造第五代超级计算机，目标是构建能与人对话，翻译语言，解释图像，并且像人一样推理的机器。该项目最终以失败告终，原因主要包括：①当时的制造工艺无法做出充分满足大数据处理的智能算力规模；②以神经网络为代表的人工智能技术体系刚刚构建，尚不完善。

第三阶段：机器学习与神经网络的复兴(1990—2000)

20 世纪 90 年代，随着计算机硬件的进步和数据的增加，机器学习成为人工智能的新方向。相比于早期的符号主义方法，机器学习强调让机器通过数据训练自动学习模式，而不需要显式地编写规则。神经网络技术也在此时期得到复兴，尤其是反向传播算法的应用使得神经网络能够更好地进行训练。

该时期代表性的事件包括：

深蓝在象棋领域的人机大战：1997 年，IBM 的计算机深蓝战胜了国际象棋世界冠军加里·卡斯帕罗夫，标志着人工智能在实际游戏中的成功应用。

自然语言处理与统计学习：机器学习在语言处理领域也开始崭露头角，带动了语音识别、文本分类等技术的快速发展。

该时期人工智能主要有以下特点：①机器学习和神经网络成为主流的 AI 方法；②重点转向数据驱动的学习过程，而非人工编码的规则。

第四阶段：深度学习时代(2010 年)

深度学习的出现，使得 AI 技术取得了空前的突破。深度神经网络(如卷积神经网络、递归神经网络)在计算机视觉、语音识别、自然语言处理等多个领域达到了令人瞩目的成果。大数据和云计算为人工智能的广泛应用提供了强大的支持。

这一时期的代表事件：

AlphaGo在围棋领域的人机大战：2016年，谷歌的AlphaGo通过深度学习与强化学习技术成功战胜围棋世界冠军李世石，标志着人工智能在复杂游戏领域的重大突破。

这一时期人工智能技术的主要特点为：①深度学习成为人工智能的核心技术，特别是在图像识别、语音处理和自然语言处理等领域；②大规模训练技术出现，GPU等异构算力成为智能训练的主要算力供应。

第五阶段：生成式智能时代（2020年）

进入21世纪20年代，生成式人工智能（generative artifical intelligence，Generative AI）迅速崛起，成为AI技术的新前沿。基于深度学习的生成模型，如生成对抗网络（generative adversarial networks，GAN）、变分自编码器（variational autoencoder，VAE）、自回归模型（GPT系列）等，推动了内容创作和智能交互的革命。生成式AI不仅能模拟和重建现实世界的各类信息，还能创造出图像、音频、文本等形式的内容，广泛应用于媒体、娱乐、教育、医疗等多个领域。

这一时期的代表事件：

GPT-3发布（2020年）：OpenAI发布了第三代语言模型GPT-3，其1750亿参数的规模和强大的文本生成能力使得其在写作、翻译、对话等任务上表现出色，引发了全球对生成式AI技术的广泛关注和讨论。

DALL·E和图像生成：OpenAI还推出了DALL·E模型，能够根据文字描述生成高质量的图像，进一步展示了生成式AI在图像创作中的潜力。

AlphaFold的突破（2020年）：DeepMind发布了AlphaFold，这一基于深度学习的模型能够准确预测蛋白质的三维结构，解决了生物学中长期以来的“折叠问题”。AlphaFold的成功标志着人工智能在生命科学领域的重大突破，其成果对于新药研发、疾病治疗和生物学研究具有深远影响。

Deepfake技术的普及与挑战：随着生成模型的广泛应用，Deepfake技术（基于AI伪造视频、音频等内容）也成为社会关注的焦点，尤其在政治、娱乐等领域引发了对信息真实性和道德伦理的讨论。

这一时期人工智能技术的主要特点为：

（1）生成式AI成为核心应用：生成式模型不仅在创作领域取得突破，也在增强现实、虚拟现实（AR/VR）、个性化推荐、智能客服等多个行业中得到应用，推动了AI技术的多样化发展。

（2）大规模预训练模型的应用与优化：基于超大规模的预训练语言模型和多模态模型，人工智能能够更好地理解和生成跨领域的信息，尤其是在自然语言理解、计算机视觉和跨模态任务上取得显著进展。

（3）AI伦理和监管的挑战：随着生成式AI的普及，社会面临着越来越多的伦理和法律问题，如AI生成内容的版权归属、数据隐私、算法透明性等问题，这促使各国政府和机构开始加强对AI技术的监管和治理。

（4）算力和基础设施的飞跃：生成式AI的训练和应用需要巨大的计算资源，GPU、

TPU 等专用硬件的普及以及云计算平台的服务使得这些技术的部署变得更加高效与普及。

展望未来，生成式智能的进一步发展将不仅限于内容创作，还可能深入到更广泛的领域，如医疗、法律、科学研究等，通过智能化的辅助决策系统推动各行业的创新。与此同时，随着 AI 技术的不断渗透，关于人工智能的道德、社会影响以及安全性等问题将变得更加复杂，亟需全球范围内的合作与规范。

第三节 | 人工智能技术

一、主要技术

人工智能研究热点经历了从符号主义到机器学习、深度学习的不断演变，已经在众多领域展现出其强大的能力，见图 2-3。从最初的理论探讨到如今的广泛应用，人工智能不仅推动了科技的发展，也逐渐渗透到我们的日常生活中。随着算力、算法和数据的进一步发展，人工智能将在未来的社会中扮演越来越重要的角色。

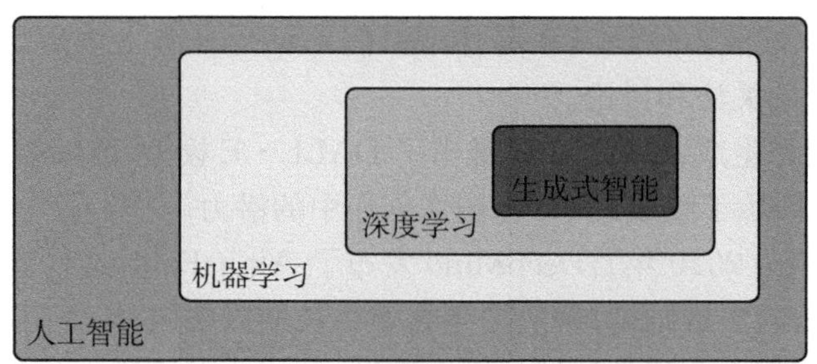

图 2-3 人工智能主要技术关系

（一）机器学习

机器学习属于一门多领域交叉技术，涉及概率论、统计学、逼近论、凸分析、算法复杂度理论等多门学科。机器学习研究计算机模拟或实现人类的学习行为，以获取新的知识或技能，重新组织已有的知识结构使之不断改善自身的性能。通常情况下，机器学习是通过识别输入数据的模式来训练预测模型的系统，然后使用这种模型对从未见过的新数据进行有用的预测。机器学习算法可以自动学习和改进经验，而无需明确编程，这种“可学习性”是人工智能的一个关键特征。最常见的机器学习算法有监督学习、无监督学习、强化学习和深度学习。

1. *监督学习* 监督学习将数据集作为输入，将一些已知的、贴有标签的结果作为输出，找出结果与输入之间的相关模式，从而进行预测。在这种方法中，算法需要知道它应该从给定的数据集中得出什么结论。有了足够多的数据和正确标记的答案，算法最终就能学会从未见过的输入数据中做出预测。监督学习已被广泛应用于医疗保健领域，为将输入变量映射为离散类别（例如，使用医学影像诊断癌症肿瘤、其亚型和严重程度）和连续输出中的预测分析(例如,使用电子健康记录数据预测疾病的复发、预后和死亡率)提供了数据驱动的临床决策支持。

2. *无监督学习* 无监督学习用于自动通过无标签数据发现数据内在规律,并根据输入进行预测。这种学习算法更适用于结果未知或数据标记成本过高的情况。它主要以探索性的方式用于各种数据类型的聚类、异常检测和模式识别。在医疗保健领域,无监督学习尤其适用于利用基因生物标记预测个体疾病风险,或根据基因组变异设计个性化治疗方案。由于无监督学习可以自动“学习”,不需要人类对结果贴标签,因此从某种意义上说,它更接近于“真正的人工智能”。然而,如果没有人类的教导,无监督学习更容易出错,因为它可能会使用数据中微不足道的特征来进行预测。因此,在实践中,监督学习和无监督学习往往结合使用,利用大量未标记的数据进行训练,而只使用一小部分已标记的数据,即半监督学习。

3. *强化学习* 强化学习是一种更加自主的学习算法,它允许计算机代理采取行动并与环境互动,利用奖励和错误作为反馈来指导训练。这可以被视为终极自学方法,因为代理从自身经验中学习,既不需要数据,也不需要标签;对于顺序决策任务或规则和结果明确的任务(如围棋等抽象策略棋类游戏),它能产生非常好的效果。它还成功地应用于自动驾驶汽车和机器人技术。在医疗保健领域,它可用于代理需要与环境持续互动并根据环境反馈调整其行动的情况,例如优化治疗设计和机器人辅助手术。DeepSeek 是应用强化学习获得巨大成功的代表。

4. *深度学习* 深度学习是机器学习的一个分支,通过多层神经网络模型对大规模数据进行特征提取和建模。深度学习在图像处理、语音识别、自然语言处理等方面取得了显著突破。深度学习通过使用在多个抽象层次上运行的反向传播算法,发现大型数据集中错综复杂的规律。其目的是在人工神经网络的基础上增加多个处理层,包括在分解待分析问题中发挥关键作用的“隐藏层”,从而提高有监督和无监督学习算法解决复杂现实世界问题的能力。深度学习在严重依赖特征检测和大数据的领域(如围棋对弈、计算机视觉、语音识别、药物发现和基因组学)取得了突破性进展。

机器学习已被应用于许多数据类型(如图像、语音、视频和文本),处理涉及海量数据的复杂任务。机器学习方法被应用于自然语言处理,在语音识别、机器翻译、文本分类、问题解答、情感分析、信息提取和搜索引擎方面取得了令人瞩目的成果,其结果在准确性和效率方面可与人类专家相媲美。它已显示出提供以数据为驱动、以证据为基础的临床智能的潜力,从而推动医疗诊断、治疗决策、生物医学研究和医疗服务的全面提供。

尽管人工智能在涉及医学影像和大数据的领域取得了巨大成功,但人工智能并不是万能的解决方案。对于那些需要常识推理或特定领域知识的任务,或者不在机器学习训练数据集范围内的情况,机器学习的适用性较低。这是因为机器学习依赖于计算能力和海量数据来识别表面模式和相关性。因此,它无法揭示所研究现象的可解释因果关系或清晰理解,可能导致机器学习的结果很难被解释,也很难修正机器学习算法产生的特定已知错误。

(二) 自然语言处理

自然语言处理(natural language processing, NLP)是计算机科学领域与人工智能领域中的一个重要方向。它研究能实现人与计算机之间用自然语言进行有效交互的各种理论和方法。自然语言处理融合了语言学、计算机科学、数学等多个领域的科学知识。这一领域的研究将涉及自然语言，即人们日常使用的语言，所以它与语言学的研究有着密切的联系，但又有重要的区别。自然语言处理并不是一般地研究自然语言，而在于研制能有效地实现自然语言交互的计算机系统，特别是其中的软件系统，因而它是计算机科学的一部分。

自然语言处理使用计算方法自动分析和表示人类语言，主要是文本格式的语言。目前，自然语言处理主要应用于机器翻译、舆情监测、自动摘要、观点提取、文本分类、问题回答、文本语义对比、语音识别等方面。在医疗保健领域，存在大量非结构化文本数据，如医生笔记、测试结果、实验室报告、用药医嘱和出院指导等。自然语言处理工具可用于从这些丰富的描述性数据中提取患者的关键信息，帮助改进诊断和治疗建议。通过机器学习和自然语言处理，快速消化海量图像和文本数据，使医生能够及时做出诊断和治疗决策，这将对医疗服务的提供产生深远影响，尤其是对患者的治疗方式。

（三）生成式智能技术

生成式人工智能主要包括以下几类：

(1) 生成对抗网络(GANs)：生成对抗网络由两个神经网络组成，一个生成器(generator)和一个判别器(discriminator)。生成器负责生成尽可能真实的样本，而判别器的任务是判断输入样本是真实的还是生成的。两个网络通过对抗训练不断优化，最终生成器能够产生接近真实数据的样本。GANs在图像生成、艺术创作、超分辨率重建等领域表现出了极大的潜力。其技术特点是通过对抗性训练提高生成模型的精度和多样性。

(2) 变分自编码器(VAEs)：变分自编码器是一种生成模型，它通过编码器将输入数据压缩为潜在空间表示，然后通过解码器重新表示重构数据。与GANs不同，VAEs通过最大化数据的下界来学习数据的潜在空间概率分布。VAEs适用于图像、语音、文本等多种数据类型，并且能够生成多样化的样本。其技术特点是通过概率建模生成数据，能够对数据的潜在结构进行建模，生成更加多样化和连续的样本。

(3) 自回归模型：如生成式预训练变换器(generative pre-trained transformer, GPT)和其他基于transformer的模型，通过预测当前时刻的输出，逐步生成序列数据。这类模型通常在生成文本、代码或其他时序数据时表现出色。其技术特点是通过自回归结构逐步生成输出，每一步的生成都依赖于前面的输出，从而能够生成高质量的连续序列。

(4) 扩散模型(diffusion models)：扩散模型是一种生成模型，通过将数据逐渐加噪声并逆向去噪声的方式生成数据。它通过多个步骤模拟从噪声到数据的反向过程，最终生成与输入数据分布相似的样本。扩散模型在图像生成等任务中取得了很好的效果，尤其是在细节丰富的图像生成任务上。其技术特点是通过逐步逆向去噪过程生成高质量数据，能够生成非常精细的样本。

(5) 语言模型：语言模型通过大规模文本数据预训练，能够理解和生成自然语言。生成式语言模型的目标是根据输入文本生成合理的输出，常用于对话系统、自动文摘、机器翻译等任务。其技术特点是基于大规模语料库进行预训练，利用深度神经网络捕捉语言的语法、语义信息,从而生成流畅且符合上下文的自然语言文本。

(6) 检索增强生成(retrieval-augmented generation, RAG)模型是一种结合了检索和生成能力的先进技术,近年来在自然语言处理领域,特别是在复杂问答任务中表现出色。RAG 模型的核心思想是结合传统的检索方法和现代的生成模型,使得模型不仅能够从大量的文档中检索出相关的信息,还能够根据检索到的信息生成高质量的回答。随着深度学习和大规模预训练模型的发展,RAG 模型逐渐突破了传统生成模型在长文本理解和细节推理方面的限制,成为解决超长上下文检索和问答任务的有效方案。

RAG 模型的基本架构分为两个主要部分:检索模块和生成模块。检索模块主要负责从大规模文档集合中检索出相关的上下文信息,而生成模块则使用这些信息来生成最终的回答。RAG 模型通过这样的设计解决了传统生成模型在处理长上下文时的困难。传统的生成模型,如 GPT 系列和 BERT 系列,往往需要将所有输入信息一次性地提供给模型,但这种方式在处理超长上下文时会遇到计算瓶颈,尤其是在面对大规模数据库时。RAG 通过引入检索模块,使得模型只需关注与当前问题相关的上下文,而不是处理所有信息,从而显著降低了计算成本,并提高了响应效率,见图 2-4。

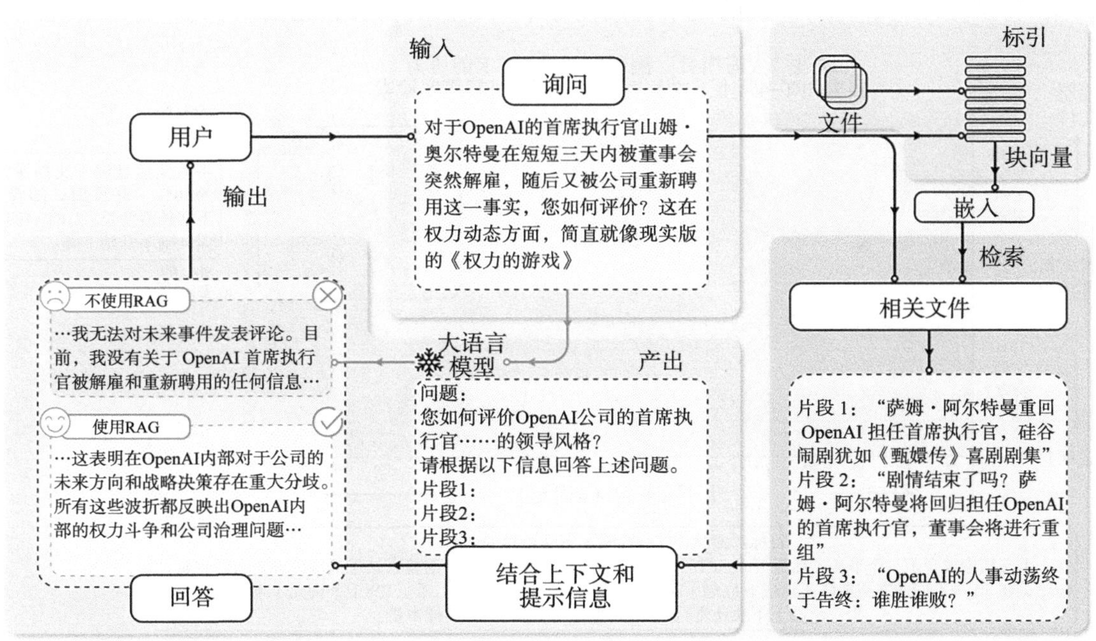

(引自 Gao YF, Xiong Y, Gao XY, et al., 2024. Retrieval-Augmented Generation for Large Language Models: A Survey. https://doi.org/10.48550/arXiv.2312.10997)

图 2-4 RAG 基本过程示意图

在 RAG 的检索模块中,常用的检索方法包括基于 BM25 的检索方法和密集检索(dense retrieval)方法。BM25 是信息检索中广泛使用的经典方法,基于词频和反向文档频率对文档进行评分,从而找出与查询最相关的文档。然而,BM25 在面对语义丰富的查询时表现并不理想,特别是在查询和文档之间存在词汇差异时。为了解决这一问题,密集检索方法通过深度学习模型,如 dense passage retrieval(DPR),通过将查询和文档映射到向量空间中，使得检索更加语义驱动。DPR 利用预训练的语言模型（如 BERT 或 RoBERTa）将查询和文档转化为向量，然后计算它们之间的相似度，从而实现更加准确和语义丰富的检索。

生成模块则使用预训练的生成模型来根据检索到的上下文生成最终的回答。常见的生成模型包括 bidirectional and auto-regressive transformers（BART）和 text-to-text transfer transformer（T5）。这些模型在生成能力上进行了优化，可以通过上下文的提示来生成更加连贯、详细且语义相关的回答。特别是 BART，它通过双向编码器和自回归解码器的结合，能够有效地处理长篇文本的生成任务，而 T5 则通过统一的文本到文本框架，进一步提升了跨任务的生成能力。RAG 模型通过将检索到的信息传递给这些生成模型，使得模型能够根据上下文生成出高质量的回答。

（四）超长上下文大模型技术

在过去几年中，生成式人工智能技术取得了显著的进展，尤其是在处理超长上下文的检索问题上。随着自然语言处理领域和深度学习技术的快速发展，一些新兴的大规模预训练模型和创新性技术方法相继涌现，它们为超长上下文的高效检索提供了全新的解决方案，特别是在“大海捞针”式的复杂检索任务中，表现尤为突出，见图 2-5。

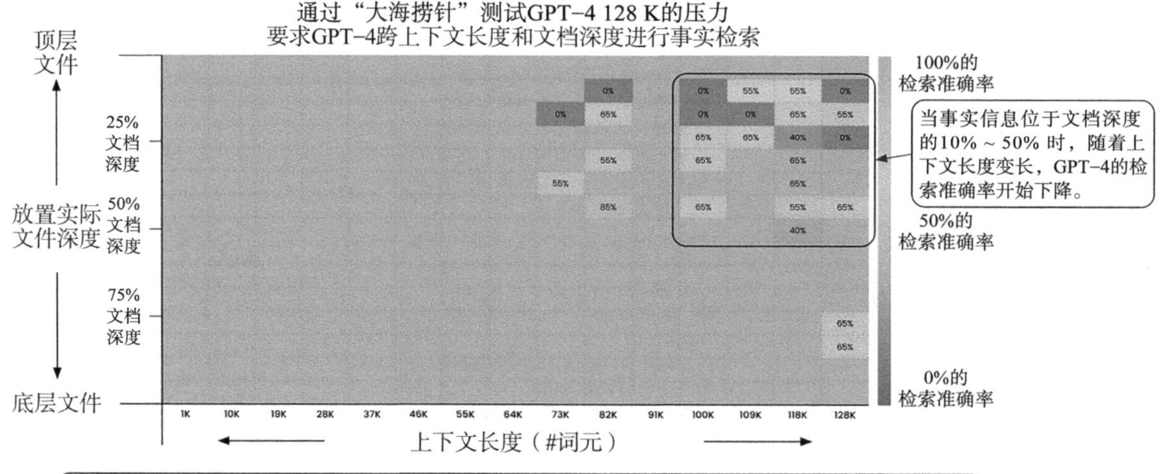

（引自 Greg Kamradt，https://github.com/gkamradt/LLMTest_NeedleInAHaystack/tree/main）

图 2-5　大模型大海捞针测试示意图

在超长上下文检索方面，最值得关注的技术之一是基于“稀疏注意力”的新型模型，如 Longformer 和 BigBird。这些模型在 2023 年以后得到了广泛的应用，突破了传统 transformer 模型的输入长度限制。传统的 transformer 模型需要将所有输入序列进行全局计算，这导致在处理长文本时计算量和内存消耗巨大，无法处理数千甚至数万字符的上下文。而稀疏注意力机制通过限制每个词只与局部上下文或某些特定的全局词进行交互，从而大大减少了计算的复杂度。这使得长文本的处理不再受到固定输入长度的限制，并且可以处理更多的信息，尤其是在处理超长文本的检索任务时，表现得尤为高效。

Reformer 是另一种突破性的架构，2023 年以后也得到了越来越多的应用。Reformer 通过改进的可逆层和局部敏感哈希技术，使得长文本的计算更加高效，避免了传统自注意力模型在大规模输入下的计算瓶颈。Reformer 的设计使得大规模文本输入的计算复杂度从 $O(n^2)$降低到 $O(n \log n)$，有效提升了长文本处理的速度和效率。

除了稀疏注意力机制外，最近在处理超长上下文的生成式任务中，复合神经网络架构也得到了广泛关注。这类架构结合了不同类型的神经网络模型，如卷积神经网络(convolutional neural network, CNN)、循环神经网络(recurrent neural network, RNN)以及 transformer 等，使得模型能够在不同的上下文和任务中灵活切换。例如，T5 在文本生成方面有着非常强的表现，它将所有文本任务统一为文本到文本的格式，能够高效处理超长的输入上下文并进行生成式任务。T5 架构的最大优势在于它的灵活性和多任务学习能力，使得它能够在处理复杂检索任务时迅速理解上下文并生成相关信息。

在超长上下文的理解和检索方面，2023 年以后，多模态学习和知识图谱融合技术也成为新的研究方向。近年来，contrastive language-image pretraining(CLIP)和 flamingo 等跨模态预训练模型不断突破多模态学习的边界，能够处理不仅仅是文本，还包括图像、视频等多种形式的信息。在复杂的超长上下文检索任务中，模型通过将文本和其他模态的数据进行联合学习，能够更全面、更准确地理解文本内容与背景，帮助快速定位信息。

混合专家(mixture of experts, MoE)是另一种在 2023 年逐渐成为主流的方法，它通过训练多个专家模型来处理不同的任务，从而使模型能够在处理超长上下文时更加高效。MoE 架构能够根据输入文本的不同特征自动选择不同的专家模型进行处理，这大大提高了模型的计算效率和泛化能力。在大规模检索任务中，MoE 模型可以灵活地调配计算资源，快速聚焦于关键信息，避免了传统方法中普遍存在的计算过度或处理不充分的问题。

记忆增强网络(memory-augmented networks, MANs)也被越来越多地应用于处理超长文本中的信息检索任务。MANs 通过外部记忆模块来存储长期上下文信息，并能够在多轮对话或多文档检索中动态调整记忆的存储和检索策略。2023 年之后，这种技术得到了更广泛的研究，尤其在处理跨文档或跨时间段的上下文时，MANs 显示出了很强的能力。通过外部记忆模块，模型可以不依赖于固定的输入长度，而是能够在复杂任务中跨越不同的输入文档和信息源，提供更为精准的检索结果。

此外，随着生成式预训练语言模型在 2023 年后继续优化，超长上下文检索的能力得到了进一步增强。这些大模型通过在更大规模、更丰富的语料库上进行预训练，能够捕捉到更加复杂和深刻的上下文依赖关系。特别是在与文本生成、摘要和多轮对话等任务结合时，这些模型能够处理更多的信息量并生成相关的、有意义的回答或内容。比如，GPT-4 通过扩展其上下文窗口和改进的推理能力，能够在一次对话或多轮检索中考虑更多的信息，从而提供更精确的响应。

另外，强化学习(reinforcement learning, RL)也被越来越多地应用于超长上下文检索任务中，特别是在大规模信息检索任务中。通过 RL 优化检索策略，模型可以学习如何在海量数据中更有效地定位相关信息。强化学习的引入使得生成式模型不仅能够进行高效的检索，还能够根据反馈自动调整其检索路径，从而提高信息检索的精度和效率。

随着深度学习技术的不断发展，尤其是2023年后新型大规模预训练模型和创新性架构的出现，生成式人工智能在超长上下文检索中的应用达到了新的高度。通过稀疏注意力机制、记忆增强网络、跨模态学习等技术，模型不仅能够处理更长的上下文，还能跨越多个数据源和文档进行信息整合，为复杂的检索任务提供精准的解决方案。这些技术的突破正在推动多个领域的应用发展，尤其是在搜索引擎、问答系统、个性化推荐以及医疗、法律等领域，都有着广泛的应用前景。

（五）大语言模型

近年来，大型语言模型和使用它们构建的应用程序（例如ChatGPT）迅速走红，2022年11月30日OpenAI发布ChatGPT后的2个月内，其用户达到1亿以上，可见大语言模型在全球范围内掀起一场热潮。目前市面较为流行的大语言模型除ChatGPT外，还有BERT、T5、ERNIE、RoBERTa等大语言模型，Claude、文心一言、通义千问等AI聊天助手等，通过不断的预训练，对模型性能不断优化，新的模型与架构也在不断发展。

在2017年6月，Vaswani等人发表了*Attention is All You Need*论文，提出了Transformer架构。在Transformer架构之前，语言模型主要以循环神经网络（recurrent neural network，RNN）为主，为捕获长距离依赖性，后出现了长短期记忆网络（long short-term memory，LSTM），LSTM网络能够更好地处理长序列，保持长期的上下文信息，从而在各种任务中取得良好的性能，解决了传统RNN在处理长序列时遇到的梯度消失和梯度爆炸的问题，但仍无法解决并行计算问题。后来随着Transformer架构的推出，有能力学习输入序列里所有词的相关性和上下文，不受短时记忆影响，有效地捕获序列中元素之间的关系和依赖关系。该模型可以将词的意思与位置精准捕获，词可以不必按顺序输入给模型，模型就可以同时处理输入序列里的所有位置，每个输出可以独立计算，这样就极大提高了训练速度。目前，大语言模型已应用于多种疾病，如恶性肿瘤、妇产科、医学影像学、口腔医学等多个学科，在理解医学相关领域及相关背景后，能够提供有意义的建议，并使用通俗易懂的语言与病人或医生交流。然而目前在医学领域，尚无使用大语言模型使用的标准与共识，且大语言模型在国内医学领域，特别是传统医学当中有待进一步推广，为进一步传承、发展、创新中医药做出贡献。

二、关键技术与方法

（一）数据存储

在人工智能相关模型的构建过程中，数据存储技术具有重要作用，其不仅确保了数据的安全存储，还为模型的高效训练和深度分析提供了强有力的支持。特别是，为了有效支持大语言模型（large language model，LLM）的训练需求，需要采用多种高效的数据存储和管理技术，如分布式文件系统（开源的Lusture、Hadoop的HDFS、Google的GFS以其高吞吐量的数据访问能力，可为大规模数据集提供高效的存取解决方案）、对象存储系统（Amazon S3、Google Cloud Storage具有极高的扩展性和全球访问能力，适用于大量静态数据的存储）。

（二）数据处理

为构建功能强大的人工智能模型，研究者需从多元化的数据源中收集大量数据，然后通过数据清洗、词元化（tokenization）及数据调度等步骤进行数据处理。数据清洗通过去除数据集中的噪声、不相关信息、敏感内容及重复条目，确保训练数据的纯净度和准确性，实现数据质量的严格控制。词元化过程将文本数据分解为更小的单元，提升模型对文本的理解和处理效率，增强模型捕捉语言细微差别的能力。数据调度环节至关重要，涉及高效合理地安排数据处理的时间和顺序，确保模型能够快速吸收和学习数据中的关键信息。

（三）检索增强生成（retrieval-augmented generation, RAG）

RAG 作为一种结合检索和生成的技术，为提高模型在特定任务上的表现和效率提供了新视角。RAG 采用向量化技术将文档库中的文档转化为向量，在这些向量上构建高效索引系统。RAG 技术通过有效融合检索和生成过程，能够在回答复杂问题时提供更深入、更具体的信息，提升了内容的相关性与准确性。

在医药领域，RAG 技术通过结合现代信息检索系统和自然语言处理技术，可以高效地从海量文献和临床数据中提取与特定病证或药物相关的信息，进而促进病例分析、药物配伍及治疗效果评估等领域的发展。然而，RAG 对检索系统的依赖性较强，模型的表现在很大程度上依赖于底层检索系统的效果，且 RAG 系统在训练和推理阶段计算成本较高，其在实际应用中的广泛性和实时性会受到影响。

（四）人类反馈强化学习（reinforcement learning from human feedback, RLHF）

RLHF 是一种结合了传统强化学习算法和人类反馈的技术，用于改进人工智能相关模型的行为和决策过程。通过数据收集、奖励设计、模型训练、策略迭代，RLHF 可有效提升模型的性能。具体而言，RLHF 整合人类直觉和偏好优化语言模型，使模型能够适应复杂和不确定的任务，更好地反映人类的价值观和期望，从而提高模型的适应性。为了增强人工智能与人类价值观的一致性，RLHF 通过利用人类反馈数据来指导模型微调，从而在多个标准上实现与人类的对齐。该过程首先需要收集人类对不同模型输出的偏好，然后使用这些反馈数据训练奖励模型，最后基于奖励模型运用强化学习算法对人工智能相关模型进行微调。RLHF 支持细粒度的优化，允许模型在执行特定任务时，如文本生成和对话交互，更精确地调整行为以满足用户特定偏好。这种方法不仅提升了模型的实用性，而且为模型的定制化和迭代开发提供了极大的灵活性和可扩展性。然而，RLHF 在使语言类模型与人类意图保持一致的过程中也面临挑战。RLHF 依赖的数据及其标注的复杂性引入了多种主观因素，如标注者偏好和研究设计等，可能导致模型输出与实际用户需求之间存在偏差。因此，尽管 RLHF 在提高模型适应性方面具有显著优势，但仍需谨慎处理这些潜在的偏差问题，以确保模型的输出能够真正符合用户需求。

在医药领域，名医的丰富经验与用户反馈被整合进 RLHF，进一步增强了人工智能在智能问诊、知识问答、药方推荐及养生建议方面进行辅助的准确性和实用性，这种方法极大提升了人工智能在复杂临床场景中的适应性和有效性。

（五）混合专家系统（mixture of experts, MoE）

MoE 通过整合规则推理、神经网络、机器学习和模糊逻辑等技术，形成能够处理复杂和不确定问题的系统。MoE 通常包括知识处理模块、推理机制模块和学习模块。每个模块专注于处理特定类型的任务，通过动态调度协同工作，以实现最优决策。MoE 的自我学习和适应性使其能够从新的数据和经验中不断学习和优化，从而提高决策的效率和质量。

在医药人工智能领域，MoE 通过整合知识，能够处理诊断和治疗中的不确定性问题，并吸纳新的临床研究结果和患者反馈，不断优化和更新治疗策略，使人工智能的应用更加精准、高效。具体而言，MoE 可以有效整合不同的决策支持技术来增强模型的理解和生成能力，在处理自然语言的模糊性和复杂性问题时提供更加精准和鲁棒性的决策支持，从而提高模型在复杂语境中的应用效率，增强模型对新情况的适应能力和学习速度。

（六）知识蒸馏

知识蒸馏（knowledge distill）是一种模型压缩技术，其基本原理是将大型、结构复杂的教师模型学到的知识传递给小型、结构简单的学生模型。在知识蒸馏过程中，通常使用教师模型的输出指导学生模型的训练，从而使学生模型能够模仿教师模型的行为。通过这种方式，“学生模型”可以从“教师模型”中蒸馏出丰富的知识，包括数据分布、模式和规律等，从而达到在学生模型上实现与教师模型相似甚至更好性能的效果。在人工智能，特别是 LLM 的开发领域，知识蒸馏主要用于减少模型的规模、算力需求和能耗，同时尽量保持模型的性能。如通过从 1 个几十亿参数的 LLM 中蒸馏出只有几百万参数的模型，可以显著降低部署成本和提高运行速度，同时在任务性能上保持接近原始 LLM 的效果。

医药系统包含大量的复杂知识和临床实践数据，传统模型往往需要庞大的计算资源来处理这些信息。通过知识蒸馏技术，可以有效地将复杂的医药知识和临床经验从大型教师模型转移到更小、更高效的学生模型中，有助于在有限的计算资源下提供快速、准确的诊断和治疗建议，促进知识的广泛传播和应用。此外，知识蒸馏还有助于解决数据稀疏性和不均匀性问题，通过从教师模型中提取和压缩关键信息，学生模型能够更好地处理和理解分散的数据，从而提高诊断的准确性和治疗的个性化推荐。这种方法不仅提高了人工智能的实用性和访问性，还增强了其在实际临床环境中的应用效率和效果。

（七）人工智能模型的训练微调方法

(1) 预训练：预训练策略主要通过在广泛的语料库上进行无监督学习，使模型掌握语言的通用模式和结构。这一过程通常涉及预训练和微调两个阶段。在预训练阶段，模型通过大量文本进行训练，以学习语言的基本语法、语义和上下文关系。掩码语言建模和下一句预测是两种在自然语言处理领域中广泛使用的预训练任务，能够帮助模型捕捉词之间的依赖关系和句子间的逻辑关系。

(2) 微调与对齐：人工智能相关模型的微调是针对特定任务调整预训练模型的过程，旨在通过细微调整模型的参数来适应具体应用，从而提高任务相关性能。微调通常在较小的、特定任务的数据集上进行，使用与预训练阶段相同的或修改后的损失函数，加快模型的训练速度。

监督微调是模型微调中一种关键的优化策略。监督微调在预训练阶段后，利用带标签的数据集进行的定向训练，通过反向传播和梯度下降方法调整模型权重，以减小预测输出与实际标签间的误差。监督微调充分利用了预训练模型的语言处理能力，提升模型在具体任务上的专业适应性和准确性。在实际应用中，监督微调能够实现高效的性能提升，为深入研究人工智能在各领域中的应用提供了重要的技术支持。

指令微调是常用的微调方法。指令微调需要首先收集或构建指令化的实例，然后通过有监督的方式对模型的参数进行微调。经过指令微调后，模型能够展现出较强的指令遵循能力，能够通过零样本学习方式解决多种下游任务。

其中，在 LLM 的微调过程中，低秩适配器（low-rank adaptation，LoRA）作为一种参数高效的微调技术受到广泛关注。LoRA 通过在预训练模型的参数矩阵中引入低秩分解矩阵，实现对模型各层参数的近似更新，维持模型性能并且显著降低了针对特定下游任务的训练参数量。与传统的全参数微调方法相比，LoRA 提供了一种成本效益较高的替代方案，被广泛用于 LLM 的高效微调。人类对齐是在微调过程中确保学习的表示与特定任务需求保持一致的过程，旨在保证 LLM 的行为与人类期望和价值观一致。在 LLM 的预训练和监督微调的过程中，主要训练目标是根据上下文内容来预测下一个词元。但是，这一过程并未充分考虑人类的价值观或偏好，可能导致 LLM 从数据中学习到不符合人类期望的生成模式。人类对齐确保了不同语言之间的语义和语法结构能够相互转换，保持表征的有效性和一致性。这些过程使得大型模型在各种应用中都能达到较高的精度和适应性，同时保持了预训练阶段获得的丰富知识。

（八）人工智能评估方法

在评估人工智能的能力时，研究者需综合多个维度考察其性能，包括通过多种任务来测试模型的泛化能力，并且根据不同的应用场景，选择恰当的评价指标以确保性能的精确测量。

第四节　人工智能的构建框架

为实现数据的有机融合，提高信息处理的效率和模型的智能性，可从高质量数据集构建、多领域专家系统融合、信息快速提取、训练与调优等方面入手，结合 RAG、MoE、监督微调技术构建人工智能建设框架。

一、高质量数据集

高质量数据集的构建是实现人工智能开发的基础，通常包含公开数据和私有数据。在收集公开数据集时，必须对数据来源进行严格筛选，优先考虑经过同行评审的学术期刊、权威机构发布的数据以及政府和相关机构的公开数据库。这类数据的可靠性高，有益于人工智能从中提取正确的知识。对于私有数据，如医院的临床记录、个人健康记录等，需确保在遵守相关法规和国际规范的前提下进行收集和使用。此外，数据还需经过严格的隐私保护措施，如采用高级数据脱敏技术和加密协议，确保数据在分析和模型训练过程中的安全性和隐私性。数据整合和标准化是构建高质量数据集的关键。通过制定统一的数据模型和编码系统，将不同来源和格式的数据转化为统一的格式，可以促进数据的整合、存储和分析。如采用国际疾病分类系统和中医病症分类标准，可以标准化诊断信息，增强数据的国际化兼容性和扩展性。广泛采集多样化的数据，进行标准化和结构化处理，实施严格的质量控制，同时确保数据的伦理性和隐私保护，可构建出一个高质量的数据集，为人工智能的开发提供坚实的基础。

二、多领域专家系统和文本信息快速提取

利用 MoE 技术构建各领域的子模型，通过集成所有子模型能够保证各领域模型精度，应对不同领域的需求，提高模型的综合性能。

人工智能设计中融入 RAG 技术，将知识检索与生成相结合，通过 RAG 模型，可以从海量文献中精准提取所需信息，并生成相应的回答，有助于文本数据中隐性知识的发现。部分古籍文本的语言晦涩、数据结构非标准化，理解这些古籍内容的难度相对较大。为构建兼容性强的人工智能模型，研究者可以利用自然语言处理技术对古籍文本进行深入的语义分析和结构解析，提取关键术语和句式结构。通过继续预训练方法，将大量文本输入模型，使其在学习通用语言的同时，增强对专业术语的理解和应用能力。此外，融合有监督学习策略，利用专家标注的高质量数据集进行微调，确保模型输出的准确性和可靠性。通过以上方法，人工智能可解读古籍文本，为研究者和实践者提供精准、易于理解的知识服务，从而有效克服文本处理的难题。

三、训练与调优

人工智能需要在多种不同的任务和数据集上进行适应和微调，以满足不同的应用需求。LoRA 和监督微调是常用的两种微调策略。LoRA 技术主要是应用于 LLM 中，通过引入低秩适应机制，在保持模型参数量不变的情况下，实现对不同任务的高效适应；在通用 LLM 基础上，运用 LoRA 技术对模型进行微调，使其能够更好地适应不同的任务，有助于实现较低算力成本下的模型性能提升。LLM 的构建需要不断进行优化和调整，以适应不断变化的应用需求和数据环境。监督微调技术通过在特定任务的数据集上进行进一步训练，使预训练模型能够更好地适应特定任务的需求，并通过标注数据集进行监督训练，提高 LLM 在特定任务中的性能。

四、计算资源优化

在人工智能的开发过程中，算法效率和计算资源的优化是实现模型高效运行的关键因素。首先，针对目标领域的特殊需求，可通过分布式计算框架，采用数据并行、模型并行等模式，将大规模的数据处理和模型训练任务分散到多个计算节点上，提高计算效率，并减少单个任务的处理时间。同时，还可利用 GPU 加速技术对模型训练过程进行加速，缩短训练周期。其次，为了优化模型的存储和计算性能，可采用知识蒸馏技术或模型量化技术，减小模型规模，降低计算资源消耗，将复杂的模型简化，保持模型性能，使其更适合在资源受限的环境中部署和运行。此外，考虑到数据特有的层次性和非结构性，还应实时监控模型的性能和计算负载，动态调整算法参数和计算资源分配。

第五节　人工智能在医学中的发展和应用

人工智能的概念最早在 1950 年由数学家阿兰·图灵提出，而"人工智能"这一术语则在 1956 年的达特茅斯会议上被正式提出。在这一阶段，人工智能研究者开始尝试将人工智能技术应用到医疗领域，例如使用规则引擎来辅助诊断，但受限于当时的计算能力和数据量，这些尝试大多停留在理论探索和基础研究阶段。当前，AI 技术在医疗领域应用广泛，如医学教育、临床科研、药物研发、健康管理、辅助诊疗等。

1990 年至 2000 年，随着计算机技术的快速发展和医疗数据的不断积累，人工智能实现了技术突破，医疗 AI 开始进入数据驱动阶段，神经网络等机器学习技术开始被用于医疗影像的识别和分析，如心电图的解释、心肌梗死的诊断等。同时，一些简单的 AI 系统也被用于辅助医生进行疾病预测和健康管理。

2010 年以来，随着深度学习技术的兴起和计算能力的进一步提升，医疗 AI 进入了快速发展期。深度学习技术在医疗领域的应用日益广泛，包括医学影像的智能识别、智能诊疗、医疗机器人的研发、药物智能研发等多个方面。医学影像智能识别技术通过分析医学影像数据，帮助医生进行病灶区域定位，减少漏诊误诊问题。智能 AI 诊疗系统通过学习和模拟医生的诊疗过程，为病人提供可靠的诊断和治疗方案。医疗机器人外科手术、康复护理等领域的应用日益成熟，提高了医疗服务的效率和安全性。药物智能研发系统依托大数据和深度学习技术，快速筛选和挖掘适合的药物，加速了新药研发进程。如美国 Intuitive Surgical 公司开发的达芬奇外科手术系统在泌尿外科、心脏瓣膜修复和妇科等复杂手术中得到了广泛应用，显著提高了手术精度和患者恢复速度。IBM 开发的 Watson 肿瘤系统能够分析海量的医学文献和临床数据，为医生提供个性化的治疗建议。

过去的 10 年，人工智能在医学和健康领域的研究迅速增长，当今大数据时代的医疗保健生态系统为人工智能开发者提供了许多可能性，人工智能是目前降低成本和提高医疗保健服务效率最有效的方法。经过多次测试和验证的人工智能技术可以减轻医护人员的管理任务，允许他们把自己的精力集中在培养核心专业能力上。

2017 年，我国发布《新一代人工智能发展规划》，明确提出加强 AI 技术在医疗领域的应用，发展智能医疗。2022 年，《关于加快场景创新以人工智能高水平应用促进经济高质量发展的指导意见》提出，要在医疗健康领域探索与 AI 技术相匹配的应用场景，积极打造医疗影像智能辅助诊断、临床诊疗辅助决策支持、智能医疗设备管理等场景。虽然当前国内医学人工智能得到重视并快速发展，但整体来看，我国人工智能尚面临医疗数据标准化程度不高、人工智能辅助处理疑难杂症较困难以及智能化应用不足等问题，相关人工智能技术的研发应用仍需不断进步。

2024 年 10 月 8 日，诺贝尔物理学奖授予给美国普林斯顿大学的约翰·霍普菲尔德和加拿大多伦多大学的杰弗里·辛顿两位专家，以表彰他们"为推动利用人工神经网络进行机器学习作出的基础性发现和发明"。这一荣誉彰显了人工智能领域的重大成就，该领域已深刻改变全球及我们的日常生活。人工智能的影响力还将持续扩大，对教育、科技与人才培养产生深远影响。鉴于此，高度重视新兴科学、技术与医学的交叉融合，致力于探索这一领域的无限可能，推动医学与现代科技的结合，是为人类健康谋福祉的重要举措。近年来，人工智能算法已被证明在检测和诊断疾病方面非常可靠。许多算法已获得美国食品和药物管理局的批准，可安全用于医疗保健领域，其中大部分算法已在放射学、病理学、心脏病学、肿瘤学、内分泌学和皮肤病学领域开发。除了疾病检测和诊断，美国和加拿大的许多医院也开始使用 ML 进行预测分析，用于医院管理（例如预测不良事件、死亡率、急诊科患者数量）。这种可预测性使医院能够提前几天对预见的事件采取积极措施。加拿大政府开发了一个名为“数字健康与发现平台”的联盟，该联盟由加拿大各地的 100 个合作伙伴组成。该网络与加拿大放射医师协会以及加拿大各地的医疗机构、私营企业和大学合作，共同开发一个尖端的、广泛的加拿大健康数据平台，以推进精准医疗的发展。该平台将整合各种数据源，包括来自加拿大多家医院的基因组学、成像和电子病历，以发现新的治疗干预措施，如人工智能生物标记，用于癌症的个性化诊断和治疗，并最终用于其他疾病的诊断和治疗。中国正在成为全球人工智能领域的强国，中国学者在人工智能科学领域的论文发表量呈上升趋势。中国已将医疗机器人广泛应用于医疗场所的接待和引导；企业正在积极与医院合作，提供人工智能驱动的实验性诊断服务。例如腾讯公司的人工智能医学影像软件对食道癌的初步诊断准确率超过 90%，目前已在全国 100 多家医院使用。据估计，到 2025 年，人工智能可能会为全球医疗保健节省 1 500 亿美元。

当前，全流程诊疗模式已初步形成，其作为一种综合性医疗服务模式，涵盖患者从就诊到康复的整个过程。其中，筛查阶段是患者及疑似患者人群在与医生沟通治疗前的服务阶段，包括对就诊人疾病风险评估预测、分诊判断及病情症状整理等。诊疗阶段是医务人员为患者诊断疾病严重程度以及开展相关治疗的医疗服务阶段，包括患者病情严重程度的辅助分析诊断等。预后、新药研发阶段是患者在医疗机构接受治疗后开展相关健康管理，以及相关药企为帮助患者更好地康复而进行新药开发辅助治疗的过程阶段，包括患者诊疗后康复随访管理、新药研发等方面。

一、疾病筛查

基于影像技术的疾病风险预测基于大数据分析、算法计算、深度学习等形式，AI 技术可较精确快速地收集大量过往病例和数据，并通过整理预测，分析得出潜在发病风险概率，帮助医生在诊疗前明确患者诊疗方案。

1. *乳腺癌和肺癌筛查*　韩国某公司研发了系列癌症筛查产品 LunitIN-SIGHT，其中包括乳腺癌 AI 检测技术 LunitIN-SIGHTMMG 和胸部 X 射线透视分析 LunitIN-SIGHTCXR。前者通过对 24 万余条乳腺 X 射线检查病例（含 5 万余个乳腺癌病例）的机器学习后，再对乳腺 X 射线图像进行高精度分析，提供疑似乳腺癌的病变位置和异常评分，协助医生筛查，准确率达 96%～99%。后者通过对 350 余万条临床电子计算机断层扫描（computed tomography，CT）验证案例的大规模数据训练实现肺癌早期筛查，精确度达 97%～99%。

2. *消化道癌症检测*　日本某 AI 公司通过与 100 多家医疗机构和专业内窥镜医生合作，收集大量疾病图像并建立数据库，运用深度学习等技术研发内窥镜 AI 系统。该系统覆盖整个消化道，同时可检测胃癌、结直肠癌和食管癌。2019 年 3 月一项胃炎诊断研究结果显示，其内窥镜 AI 诊断 23 699 张图像仅需 261 秒，筛查速度更快。该公司基于论文和临床数据研发 AI 症状检查器，由疾病筛查需求者自助输入症状，3 分钟即得个性化检测报告，帮助用户了解自身状况，便于后续就医过程中医生快速了解病史和症状。该公司还研发了由 AI 驱动的面向医院患者的医疗问卷软件，支持在专家监督下创建临床记录文档。患者就诊前回答 AI 医疗问卷软件提出的问题，答案被翻译成电子健康档案（electronic health records，EHRs）系统兼容的文本后交给医生，从而减轻医生诊疗前期工作量。

3. ChatGPT　ChatGPT 是 OpenAI 开发的一个基于 GPT 架构，使用深度学习技术生成自然语言文本的大型语言模型，该模型运用监督学习和强化学习策略，可以生成连贯的、语法正确的文本，为目前人工智能的重要发展成果。ChatGPT 可以用于研究和开发，分析大量医疗数据提供当前最佳临床实践的见解，并预测未来研究趋势。

ChatGPT 已在临床实践中得到应用，将 ChatGPT 集成到现有的 EHR 系统中有可能提高诊断准确性、治疗效果和患者预后。ChatGPT 还能通过智能问答提供有关疾病的信息或讨论临床试验结果，在临床实践中使用智能问答对卫生保健系统有各种好处，例如支持卫生保健专业人员和患者、分诊、疾病筛查、健康管理、咨询和卫生保健专业人员培训。对于医疗服务提供者来说，撰写医疗文件是一个冗长而耗时的过程，ChatGPT 是医疗文档的有效工具，使用 ChatGPT 作为语言助手或提供模板，可以显著缩短临床医生撰写医疗文档的时间，提高准确性，包括生成患者门诊信函、放射学报告、医疗笔记和出院摘要。

在可预见的未来，ChatGPT 将持续服务于医学应用领域，特别是以下几个方面：第一，ChatGPT 正在探索如何分析和解释连续性监测数据（实时数据流，如生命体征、实验室结果和可穿戴设备数据），识别模式、趋势和异常变化，实现疾病早期发现和主动干预；第二，ChatGPT 可以提供及时警报、风险评估和预测分析，使医疗保健专业人员能够及早干预，并在集成到监测系统中时预防不良事件；第三，ChatGPT 可以分析患者的特定数据，包括遗传信息、生物标志物和治疗历史，从而产生量身定制的治疗建议，并预测个体对治疗的反应；第四，ChatGPT 可以通过分析复杂的数据集和生成个性化的治疗建议来帮助医生和患者；第五，ChatGPT 可进一步开发模型，通过大规模基因组和临床数据来提供更准确的治疗结果预测，确定最佳治疗方法，协助临床试验匹配精准医疗计划；第六，随着远程医疗的不断发展，ChatGPT 可进行开发虚拟医患互动，以帮助医疗保健专业人员对患者进行分类，提供初步评估，并为家庭护理提供远程指导；第七，ChatGPT 可以被训练来解决病人的问题，提供健康教育，并支持家庭自我保健。未来研究可将 ChatGPT 集成到 EHR 系统中，以实现智能数据提取、汇总和分析，以支持临床研究、质量改进计划和循证实践。

尽管 ChatGPT 在临床实践应用评估研究中表现出色，但其潜在的负面影响不容低估，包括隐私、伦理、偏见和歧视。如，ChatGPT 能够有效加速创建具有高度可信度的虚假证据和材料，甚至会产生幻觉（“幻觉”指的是由模型生成的内容并非基于现实，从而创造出完全虚构的故事或事实）或虚假信息。此外，ChatGPT 可能会复制在其上训练的数据中的偏见。在医疗领域中,信息的准确性至关重要,信息中存在错误或不准确的情况将导致医疗决策失误。为了确保ChatGPT的安全可靠使用,必须执行严格的人工审查流程,且工作流程中的人工参与也至关重要;必须遵循相关标准和规范,如准确性、可靠性、可解释性、可理解性和用户接受度基准。监管机构或专业组织有必要研制用于评估医疗领域人工智能系统的相关指南,并将其应用于ChatGPT,这对于保证其在临床实践中的安全性和有效性至关重要。

虽然ChatGPT功能强大,并在逐步应用于临床实践,但仍存在局限性。首先,它缺乏理解疾病和治疗之间复杂关系所需的医学专业知识和背景,因为它不是专门为回答医学问题而设计的,因此,ChatGPT产生的推荐质量需要从临床专家的角度进行评估。其次,ChatGPT的训练数据仅限于网络可获取的信息,以及使用者所提供的信息,信息来源不够全面,输出结果存在偏见,鉴于医学研究的快速发展和进步,缺乏最新信息可能会影响其在临床实践中的可用性。在确保数据准确性的同时,保持ChatGPT的培训数据最新,对于解决这一限制并增强其在临床环境中的应用至关重要。最后,ChatGPT目前依赖于人工输入信息,需要未来的迭代来实现从电子病历中自动提取数据,而不需要人工输入。然而,在这种情况下管理患者数据带来了重大挑战,必须制定严格的法规来确保患者隐私并防止信息滥用,细致的数据存储和访问管理至关重要。

二、诊疗辅助

1. *临床诊断支持*　基于机器学习的临床诊断支持隐马尔可夫模型(hidden Markov model, HMM)是机器学习领域中常用的理论模型。摩洛哥某大学研究团队利用该模型研发了咳嗽语音识别系统,通过语音识别分类、共振峰频率和音高分析技术,研究病毒感染者的咳嗽变化,其中包括5个HMM状态、8个高斯混合分布模型、13个基本梅尔频率倒谱系数和39维的整体特征向量,进而区别患者和健康者咳嗽声音状况,实现共振峰频率和音高提取值间的比较,确认咳嗽识别系统结果。该系统能鉴别健康人和病毒感染者的咳嗽声,辅助医生区分无症状感染者,筛选病情严重患者。

2. *辅助医学影像分析*　基于深度学习的辅助医学影像分析阶段,AI技术可利用算法精准地从影像数据库中提取有效信息并分类解析,帮助医生辅助诊断,避免主观因素导致的误诊或漏诊,提高医疗服务质量和医务人员工作效率,目前在放射科、病理科等科室得到应用。新加坡某中心牵头开发了眼疾筛查系统,使用世界上第一个、也是最大的数据集来评估机器学习技术在眼部疾病中的应用。该系统运用深度学习技术对视网膜图像进行分类。相较于现有检测方法,该系统可更精准快速地辨别患者是否患有糖尿病视网膜病变、青光眼和老年性黄斑变性,不仅减少了医务人员工作量,也加快了患者就医进程。

3. *人工智能语音技术和助手*　语音是人类最直观、最自然、最普遍的交流方式。人工智能语音技术正在改变人机交流的本质,使人们更容易获取、理解、使用和存储健康信息。语音界面有可能优化用户体验,帮助他们克服基于文本的信息交流或复杂系统操作中存在的障碍。语音技术已广泛应用于各行各业,并开始融入医疗保健领域,以解决医疗专业人员和患者所面临的一些信息挑战。目前的电子病历系统既复杂又难用,因此许多电子病历供应商和医疗服务提供商正在将语音技术融入电子病历系统，以简化临床记录流程。在消费者医疗保健管理领域，Alexa、Siri、Cortana 和 Google Assistant 等人工智能助手已经掌握了在医疗保健领域执行特定常规和简单任务的“技能”，例如提醒患者何时服药和安排预约。

4. 辅助手术机器人 人工智能辅助手术机器人是最常用的医疗机器人之一，它可以分析术前病历数据，在手术过程中实时为外科医生的器械提供物理引导。这类手术机器人经常用于神经、骨科和腹腔镜手术，可在本地或远程操作。与传统手术相比，机器人辅助手术是微创手术，可以缩短住院时间、减少并发症和错误。

三、预后管理

基于 AI 技术的辅助医疗护理医疗机器人、健康管理平台等应用可辅助医疗护理过程，减少医务人员护理回访压力，缓解医患矛盾。医疗机器人可以帮助进行外科康复、社交互动、辅助生活等，如帮助中风病人康复，协助照顾老年人，以及运送医疗用品和设备。

肾脏综合护理平台。美国某肾病健康管理服务公司通过建立 AI 技术驱动的技术平台，利用多个数据集和机器学习技术来识别肾衰竭或有其他不良事件的肾病患者，为其提供肾脏综合护理服务。该 AI 驱动平台通过整合临床服务和技术可以延迟或预防肾脏疾病发展，并且提高患者生命质量以及医患护理协调性。

健康评估系统。英国某数字医疗公司通过 AI 技术在医疗保健范围内为个人提供医疗信息化服务。其人工智能健康评估系统围绕知识库、综合健康记录、概率图形模型和模拟 4 个模块在全周期服务中收集信息并跟踪会员的健康状况，不断改善会员的护理管理状况。

四、新药研发

基于算法模拟的新药研发利用 AI 技术的计算和数据分析能力，可辅助分析药物结构、模拟药物拟合状况以及后期药物作用效果，有效减少药物研发实验次数，降低实验成本。目前使用较多的领域是心血管、肿瘤等疾病新药开发和疫苗研制。

1. BigRNA 模型 加拿大某公司特有的 BigRNA 模型是首个用于发现和开发核糖核酸生物学和疗法的转换器神经网络，由近 20 亿个可调参数组成，可在包含 1 万亿个基因组信号的数千个数据集上进行训练，代表了可应用于各种不同 RNA 治疗发现任务的新一代深度学习 AI 模型。BigRNA 可从许多个体的配对基因型和高分辨率 RNA 表达数据中学习，还可应用于一系列下游任务，如预测 RNA 结合蛋白和 microRNA 结合位点。此外，BigRNA 可帮助设计不同类型、基于 RNA 的治疗药物，包括空间阻断寡核苷酸(steric blocking oligonucleotide, SBO)，加快新药研发过程。

2. Lunit SCOPE 平台 韩国某公司研发 Lunit SCOPE 作为癌症治疗的 AI 生物标志物平台。该 AI 平台可通过量化载玻片图像中的肿瘤浸润淋巴细胞和基质中肿瘤浸润淋巴细胞，生成免疫表型图谱，并得出用于相应肿瘤预测的 AI 分数。如果分数高于临界值，则表示患者更有可能呈阳性并对免疫治疗有反应，这也加速了临床试验和药物开发过程。

第六节 临床证据智能转化现状

一、循证证据转化的需求

循证医学是临床医生和政策制定者进行医疗决策的最佳方法，即综合当前已发表临床研究结果、医生的临床经验、患者的意愿来确定哪些医疗干预措施更有利于患者获益。据统计，Web of science 数据库收录的首篇临床研究至今，该数据库已有累计超 139 万篇临床研究发表，且发表趋势图显示临床研究发表量将持续上升，临床研究平均每年增加 28 412.41 篇(图 2-6)。

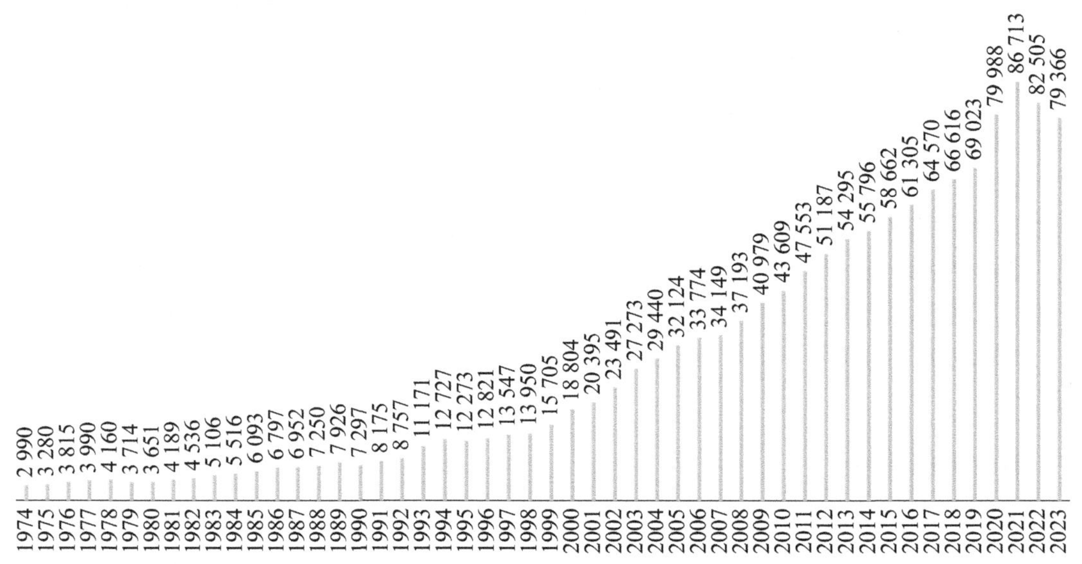

图 2-6 Web of science 数据库中临床研究历年发表量(篇)

将临床研究转化为对临床实践有用的系统评价，需要明确临床问题，全面收集证据，对证据中的关键信息进行提取，最后通过人工整理、合并，应用分析软件实现多项研究结果的合并，并按照系统评价报告规范撰写研究报告。虽然通过大量工作处理的系统评价结果可为医疗专业人员提供实践指南，应用于临床医疗决策、指南政策制定、医保目录的遴选，最终实现患者受益的目的，但由于干预措施的复杂性以及需要纳入的已发表证据的数量，需要被整理合并的研究证据从几十、几百甚至上千不等，系统评价研究人员传统的手动审阅方法跟不上随之而来的工作量。因此，系统评价研究成为一项非常耗时耗力的工作。研究估计，一篇系统评价的生成从证据检索到撰写完成证据报告，平均需要 67.3 周，平均需要 5.3 名研究人员参与，此外，证据综合结果发布后的定期证据更新工作也是一项繁重的任务，证据综合过程中的每一步都需要在证据更新中重新开展。工作耗时过长导致了临床研究证据转化不及时，导致证据综合结果存在滞后性、时效性差的问题，使本应被提高的医疗质量大打折扣。Cochrane 建议系统评价的最后一次检索应在出版后 6

个月内进行，然而目前发表的系统评价均在发表时就已经过时了。

证据综合的耗时性、证据综合结果的滞后性、低时效性也加大了指南研制工作的困难，导致了指南意见的不完善。据统计，指南的平均更新时间长达 35 个月，超 25%的指南更新时间超过 60 个月，这个更新时长与指南的建议更新时间相比相差甚远。

由此可见，通过人工开展的证据综合和指南制定的严重延误给患者造成了不可避免的利益损失。人工智能技术亟需被应用于循证决策领域，以更好地解决证据综合、指南制定过程中耗时耗力的成本问题以及证据更新过程的时效性问题。

二、循证证据智能转化的应用场景

机器学习、自然语言处理、人工智能语音技术、人工智能助手和机器人技术等人工智能技术的开发和应用为循证证据智能转化带来了希望。系统评价中的许多任务都适合智能化，筛选标题和摘要、获取纳入研究的全文、数据提取，甚至 Meta 分析结果的整理都是自动化的沃土。自然语言处理、文本挖掘和机器学习的产生的新算法，可以更快、成本更低地准确模仿人类在系统评价中的工作。

(1) 简化检索和引文筛选的工具可用于快速确定是否已开展新的、合格的研究，并应触发 SR 的更新。

(2) 临床问题的构建可以通过自然语言处理、聚类、主题建模等方式，识别临床问题中的 PICO 四要素。

(3) 在构建临床问题的基础上，证据检索可以通过自然语言处理、信息检索、同义词、近义词智能推荐系统等方式，智能推荐检索词，并形成检索式，实现多个数据库之间的智能检索，以及检索结果下载、获取。

(4) 文献筛选，在检索结果的基础上，通过自然语言处理、语义识别、智能筛选决策的方法，形成文献纳入、排除标准，对检索结果进行 AI 全文阅读，一一核对 PICO 四要素，智能过滤掉与临床问题无关的文献。

(5) 数据抓取，明确需要的数据字段，通过语义识别、规则识别、符号识别等方法对文献中的关键信息进行抓取。

(6) 数据分析，建立底层分析逻辑、撰写不同数据分析方法的分析代码，将代码中的变量信息与抓取的数据字段形成关联，实现分析结果、图片、表格的一键输出。

(7) 证据报告，制定证据报告规范模板、报告逻辑、结果解读规则，对临床问题、证据检索、文献筛选、数据抓取及数据分析的过程及结果进行 AI 智能描述，生成证据报告。

目前，人工智能在循证医学领域被越来越多提及与应用，通过将静态证据变成“活”的动态证据，并部署自动化程序来实现证据智能转化，是循证医学发展的必经之路。人工智能与循证医学相结合，可以加速把单项研究成果转化为证据综述，减少研究成果转化所需的时间以及人力、物力，实现快速智能决策。

为了减少时间和资源的浪费，应用最先进的人工智能技术来实现自动化证据转化的相关研究已被多个组织开展。但这些自动化工具的创建相对较新，大多数工具仍处于开发的早期阶段，要实现这些自动化工具的开发、测评和持续优化，首先要关注核心问题，且测评还应包括研究内部团队以及外部用户的测试。实现证据智能转化的核心在于建立证据转化自动化过程中的计算机科学概念体系、梳理证据智能转化任务。梳理证据智能转化任务在于全面地理解完成系统评价中的每项任务、步骤及所需的过程，甚至需要明确用户使用哪些工具来完成这些任务，此类信息可以促进工具的开发，并提高系统评价制作者和开发者的沟通效率。

第七节 | 证据智能转化数据库开发现状

一、Cochrane Library

Cochrane Library 是全球领先的循证医学数据库，包含不同类型的高质量、独立的证据来为医疗决策提供信息。Archie Cochrane 是当时英国内科医师及著名的流行病学专家，他对于流行病学发展的伟大贡献，以致 Cochrane Collaboration 以他的名字命名以表达对他的敬意。该数据库是以医护人员为对象，提供高质量的系统评价。该数据库专为临床医务工作者设计，充分考虑到他们的职业特征，因此是循证医学重要的信息源，是循证医学的金标准，并且提供有关最新医疗的最客观信息。

Cochrane Library 包含有三个高质量数据库：Cochrane 系统评价数据库（cochrane database of systematic review, CDSR）、Cochrane 临床对照试验中心注册数据库（cochrane central register of controlled trials, CENTRAL）、Cochrane 临床解答（cochrane clinical answers, CCA）。

1. *Cochrane 系统评价数据库*　Cochrane 系统评价数据库是医学保健领域系统评估的领先资源，提供 Cochrane 系统评价全文（包括方法，结果和结论）以及研究方案。它们旨在帮助面临医疗保健问题的医生、患者、决策者和其他人士做出选择。CDSR 几乎涵盖临床医学各专业。包含 8 000＋篇综述、2 000＋篇研究方案计划书和部分社论和副刊。在 2019 年发布的 JCR 报告中，CDSR 在“临床医学”类别的 160 种期刊中排名第 11 位，总引用量排名第 5 位。

2. *Cochrane 临床对照试验数据库*　Cochrane 临床对照试验数据库提供了大量研究的引文信息，包括会议论文和目前其他文献数据库中未列出的其他来源的论文，包含 130 000＋篇临床试验内容，是国际公认系统评价撰写不可或缺的内容。

3. *Cochrane 临床解答*　Cochrane 临床解答为读者提供了一个易查询的、可读性强的、以临床为中心的严谨可靠的研究数据库，同时，还便于操作，有利于为即时诊断的决策提供信息。共含有 1 800＋条临床解答，每条 CCA 都包含一个临床问题，一个精简的回答，以及来自 Cochrane 评论的结果，这些结果被认为与我们的目标受众和医疗保健专业人员最为相关。

二、系统评价自动化国际合作组织

Cochrane 协作网已意识到人工证据转化面临的困难，并开始支持证据转化自动化的研究。而后，系统评价自动化国际合作组织成立，致力于实现证据转化的自动化。该组织是一个跨学科小组，其共同目标是最大限度地利用现代人工智能技术来帮助科学研究成果转化为实践和决策。主要专注于可应用于各个科学领域研究成果智能转化的自动化研究工作，旨在培养对科学证据进行快速、准确和高效转化的能力。其成员认为，如果没有一种自动方法来同时评估数千篇研究文章（包括每年发表的许多研究文章），那么在制定新政策时，新研究结果可能会被忽视，政策适用性可能会降低。拥有用于系统审查的自动化工具能够实现更加透明和及时的审查，最大限度地发挥识别研究成果并将其转化为实际应用的潜力。

为此，系统评价自动化国际合作组织于 2015 年 10 月在维也纳举行了第一次会议，建立了一套原则来开发自动化工具并将其集成到工具包中。

该组织制定的自动化开发工具原则为：①系统评价自动化四项主要任务为检索相关证据、评估研究、综合证据和发布评论；②自动化应可协助完成所有任务，从范围检索到筛选、纳入研究以及统计分析方法确定到系统评价的撰写和传播；③每项任务的操作流程应该被不断地优化，以实现更加高效、更加准确的目标；④自动化应实现系统评价报告的智能产出，在开发和测试时，应遵守最新的 PRISMA 声明和 Cochrane 手册；⑤自动化工具间的自由组合也应被实现，不同的用户使用不同的界面；不同类型的系统评价有不同的生成步骤；⑥不同专业知识的研究小组间应加强沟通与合作；⑦每种自动化技术都应该共享，减少重复的研究；⑧所有自动化技术和工具都应使用推荐的和可复制的方法进行评估，并由第三方独立测评。

第二次会议于 2016 年 10 月 3 日至 4 日在美国宾夕法尼亚州费城举行，此次会议明确了宗旨是将证据智能转化方法应用于所有科学领域，包括但不局限于临床健康、公共卫生、临床前研究、食品生产、生态、野生动物和环境健康等；明确了该组织在自动化工具开发过程中的角色，工作目标是创建一个可以共享多种工具的平台，促进开发一个系统连接各个自动化工具，促进不同研究团队之间的开放协作，最大限度地提高自动化工具的使用范围。

第三次会议于 2017 年 10 月 17 日至 18 日在英国伦敦举行，会议主要围绕工具集和数据集的增长、使用可用工具创建工作流的问题、获得工具认可的方法三个主题进行讨论；并确定了下一阶段目标：①建立网站，链接 SR 工具集，提高系统审查社区对可用资源的认识，避免重复工作；②提供如何创建语料库、允许访问语料库或链接到其他人使用的语料库的指导；③成立工作组，制定两到三份方案出版物，以指导系统审查中自动化任务的评估和报告。

2019 年 11 月 5 日至 6 日，第四届会议在荷兰海牙举行，旨在探讨系统评价自动化的进展与挑战。会议围绕四个主要目标展开：①识别跨领域工具的可转移性；②研究设计识别的自动化；③自动化工具的评估方法；④系统评价团队使用自动化工具的现状。同时展示了 Cochrane 在开发用于临床研究分类系统的进展，探讨了非传统研究领域中自动化工具的应用前景。

三、卫生系统证据数据库

政策制定者、利益攸关方和研究人员无法使用易于理解的主题分类找到有关卫生系统的研究证据，无法知道他们何时对与他们相关的许多类型的研究证据进行了全面搜索，也无法在搜索结果中快速识别与决策相关的信息。麦克马斯特健康论坛为了解决这些问题，提出了为有关卫生系统的研究证据建立“一站式商店”的理念——构建了卫生系统证据数据库(health system evidence, HSE)，见图2-7。该数据库主要收录来自Medline、OVID、Cochrane系统评价数据库、期刊、listservs和网站的系统评价、系统评价方案和综述衍生产品，并通过制定卫生系统主题的分类法，利用现有的分类方案对研究证据进行分类和不断改进。此外该数据库还为纳入研究提供“附加价值”(例如根据进行纳入研究的国家对系统评价进行编码)，并扩大符合纳入条件的证据类型(例如经济评估和卫生系统描述)，并可实现七种语言的自由切换，不断更新证据。

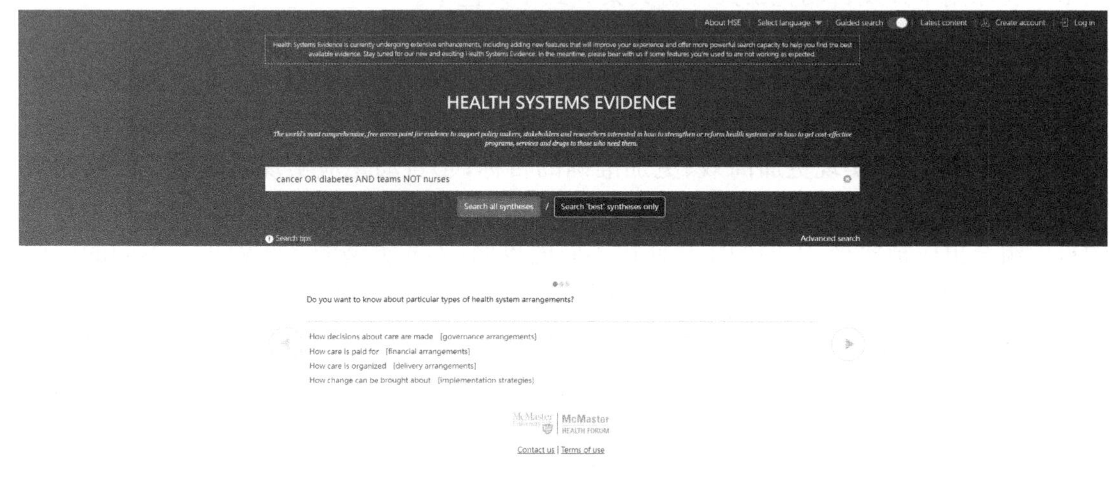

图2-7 卫生系统证据数据库

HSE现在包含证据摘要、系统评价概述、系统评价、系统评价方案、注册系统评价标题、经济评价和成本研究、卫生改革描述和卫生系统描述的综合清单以及相对应的增值编码。HSE工作组定期安排手动搜索、直接提要和其他方法不断更新数据，并定期将新内容翻译成阿拉伯语、中文、英语、法语、葡萄牙语、俄语和西班牙语，旨在使卫生系统决策者、利益攸关方和研究人员可以使用易于理解的主题分类工具查找有关卫生系统的研究证据，明确何时需要对所研究领域的研究证据进行了全面检索、评价、更新，并在检索结果中迅速获得有用的信息。

当前，HSE仍存在着一定的局限性：卫生系统主题的分类法过于复杂；部分综述衍生产品可能收录不全，特别是证据摘要；用户界面操作不够便利，需要新用户适应。

四、中医药循证研究证据库系统

随着“大数据”时代的来临，数据规模呈膨胀式发展，全球医学科学研究将越来越依赖于海量临床证据的共享与利用，信息技术与中医药的融合将成为必然，中医药循证共享数据信息库建设已发展成为一种产业和战略需求，是未来信息科技的方向。在这一需求导向下，天津中医药大学循证医学中心团队与中国循证医学中心、兰州大学循证医学中心、中国科学院自动化研究所等相关机构开展合作，于 2017 年启动了“中医药循证研究证据库系统(evidence database system，EVDS)”项目，下辖多个子数据库。

(一) 智能化中成药临床证据数据库

智能化中成药临床证据数据库(AICED－CPM)由天津中医药大学循证医学中心牵头构建，并以国家超级计算(天津)中心作为算力支撑平台，充分发挥了多学科交叉服务于中医药发展的创新优势。区别于万方医学网、Cochrane library 等医学领域的综合研究文献收录数据库，该数据库是当前收录中成药 RCT 文献数量最多，且唯一的中成药 RCT 专项研究收录平台，见图 2－8。该数据库基于临床决策“证据金字塔概念”(临床研究证据的等级高于细胞、动物实验证据；临床研究又包括病案报告、病例系列、队列研究、随机对照试验等；其中，随机对照试验证据级别最高)，选择 RCT 作为 AICED－CPM 纳入的研究类型，目前已纳入 73 000 余篇中成药 RCT 文献。该数据库具有以下功能特点：

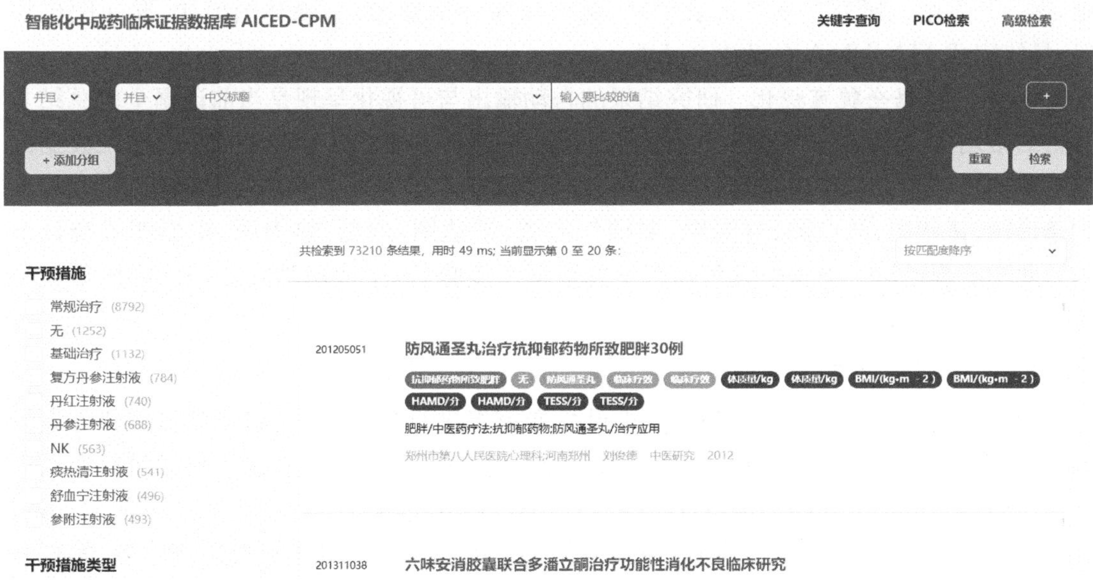

图 2－8　智能化中成药临床证据数据库

1. 实现文献的全面收录、精准检索　AICED－CPM 的文献来源整合了知网、万方、SinoMed 等多个公开数据库的收录资源，做到了中成药 RCT 文献的全面收录。基于中成药 RCT 文献特征，将单篇文献的关键信息进行结构化拆分，以患者信息、干预措施、对照措施、结局评价指标(patient，intervention，control，outcome，PICO)为关键要素，并将全部信息字段设置为可检索的条件。技术上基于 Lucene 的搜索服务器，采用 Elasticsearch 提供分布式的、多用户能力的全文搜索引擎，以求达到实时、稳定、可靠、快速的检索效果。

2. 实现文献数据智能抽取及文献质量智能评价　通过 RoB 量表对文献方法学质量进行评价；通过 CONSORT 报告规范量表对文献的报告质量进行评价。基于预设的评价规则逻辑和智能抽取技术实现了文献质量的智能评价，并可将评价结果通过可视化图表集成展示。测试AI智能抽取涉及的121个数据抽取/评价字段，平均准确率已在73.4%以上，并辅以严格流程的人工审核，确保了输出结果的可靠性。

方法学质量和报告规范是评估一项RCT研究的结果是否科学、可靠，其结果是否可读、可用的关键，而证据高质量转化的前提是要通过科学、通用的评价方法对文献进行评估，继而区分不同质量的证据，根据证据质量的不同分别开展相关工作。而人工评估往往存在评价尺度不一致的情况，面对大量文献时，耗时较长，效率不足，智能评价的特点在于，在AI迭代的代际内，智能评价尺度始终保持一致，控制了证据评价的人为偏倚性。

3. *实现MA/NMA自动化生产* MA与NMA作为当前较高级别的证据总结，中医药领域的研究也已广泛开展，为中医药循证评价提供了丰富的证据资源。然而，MA/NMA研究的质量和效率仍然不高，同一项RCT被多个研究纳入分析，在资料提取、质量评价、数据分析等环节造成了大量低水平的重复劳动，造成科研资源，包括人力、物力、财力、时间的严重浪费；此外，系统评价员技术水平参差不齐，导致系统评价引入了更多的偏倚和混杂，大大降低了研究结果的价值。为此，本研究以数学、统计学模型和R语言为基础，逐一开发纳入研究基本特征表模块、偏倚风险评估图模块、森林图模块、漏斗图模块等，最终完成MA/NMA自动生产功能。

4. *实现证据全貌可视化* 研究结果的自动输出与可视化呈现是当前证据全貌总结与分析的常用方式，通过嵌入的可视化分析模块，可生成基于AICED-CPM已纳入数据的统计图和统计表，包括数据的计量统计和质量评价等，已实现折线图、柱状图、条形图、堆积条形图、饼状图、散点图、气泡图、多轴气泡图、雷达图、地图、热力图、矩形图等统计形式。此功能现已用于支撑中成药临床研究证据年度报告、中成药治疗专病的临床研究证据报告以及相关科研论文的撰写。

（二）中药安全性证据库

中药安全性证据库的搭建基于需求设立专家组进行顶层设计、制定项目实施方案及标准，见图2-9。中药安全性证据库的数据来源于公开发表于中文医学权威数据库的以中药注射剂为治疗措施的出现不良事件（adverse events，AE）/不良反应（adverse reaction，AR）的文献单病例报道，对证据进行系统的结构化提取及严谨的不良反应判定后，实现常用中药注射剂临床不良反应单病例数据的存储；提供实时处理计算框架来支持安全性评价实时分析，采用数据分析方法实现证据的自动化利用，实现在线数据的质量控制，保证研究的质量和信息的时效性。

通过设立的中药注射剂临床专家组、循证方法学专家组、文献学专家组结合项目团队确立了项目的顶层设计，包括文献检索策略、单病例文档结构、字段特征、功能模块、业务流程的分析设计等。由数据库网络技术团队进行数据库平台搭建开发，实现文献检索、证据筛选、结局指标的量化提取，通过数据的集成、清洗、融合等来确保文献数据提取质量。项目组结合各专家组的共识意见，对数据库搭建中的关键环节（包括临床一致性、方法学一致性、网络技术关联性等）进行拟定，以确保项目的规范性、全面性、有用性、可行性及本系统的准确性和可信度。其中，证据库内共嵌入12个板块，工作台、人员权限、证据管理、

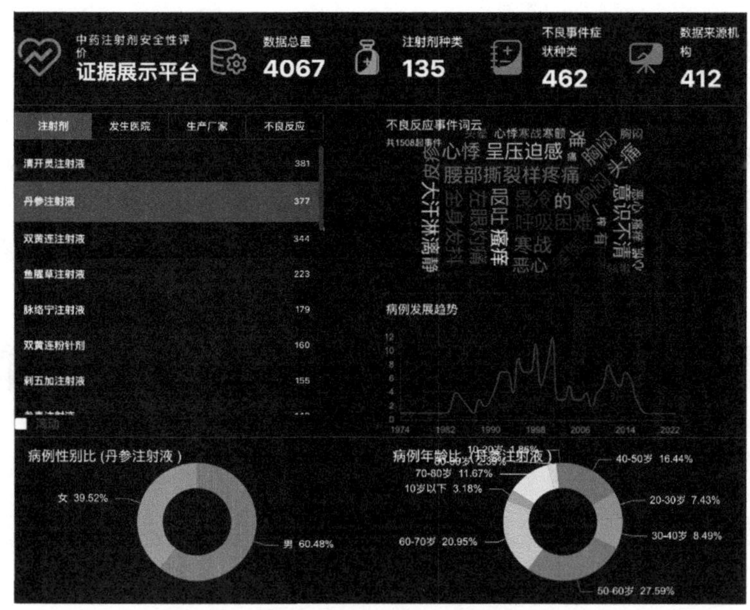

图 2-9 中药安全性证据库系统界面

数据查询、质疑管理、数据库、数据核查、医学编码、稽查痕迹、数据导出、统计分析以及证据可视化分析。

该数据库目前已搭建完成了全生命周期管理的中药注射剂安全性评价平台，通过严格的人工录入与自动比对功能对已发表的不良反应文献单病例报道中的文献基本信息、患者基本信息、药物信息、AE/AR 信息进行提取，可进行文献报道质量分析、不良反应人群特征分析、药物安全评价、不良反应规律总结等，不断更新的药物不良反应（adverse drug reaction，ADR）术语数据为构建中医药医学编码提供了原始积累。支持实时展示数据库的数据总量、注射剂种类、不良事件症状种类、数据机构来源等信息，并以数字滚动、图文并茂的形式对不良反应人群特征、病例年份趋势、生产厂家统计、不良事件名称、病例发生地区等信息进行呈现。

目前，数据库已收录近千篇中药注射剂不良反应案例报道，覆盖全国 20 多个省市和 47 个地区，涉及注射剂种类 130 余种、制药企业近百家，400 余家机构报告不良反应事件 4 067 例，涉及不良反应事件类型 462 种。

（三）针灸临床证据库

针灸临床证据库（clinical evidence database of acupuncture，ACU - CED）项目立足行业研究者的共同需求，通过整合 EBM、大数据和人工智能（artificial intelligence，AI）技术方法，旨在构建符合针灸特点的系统化、规范化、智能化针灸临床循证评价数据库，实现针灸系统评价/Meta 分析自动生成、证据可视化展示、证据指数分析及智能转化。ACU - CED 系统的建成将为本领域从业者及研究人员提供一个可靠的针灸临床证据资源平台，不但能够避免临床决策者“见证用证”的“实用主义”思想，保证了临床决策的科学性和客观性，更将大大加速证据利用与转化，进而为临床指南、专家共识、临床决策及临床研究设计提供快速而可靠的证据支撑，对促进证据转化、资源共享、推动针灸国际化具有重要意义。

ACU－CED 系统于 2017 年启动建设，2020 年投入使用，数据覆盖中英文医学权威数据库收录的公开发表的针灸临床研究，截至 2022 年已收载 900 余部期刊收录的 3 万余个针灸临床试验报告（图 2－10）。ACU－CED 主要功能模块包括数据管理、清洗、分析、报告。数据字段覆盖 2 095 个疾病名称和 8 大类目 20 余项亚类目针灸疗法，基于证据资源整合、结构化语料库及高效系统评价分析，为研究设计优化、诊疗方案评估及循证决策提供快速精准的证据支持。

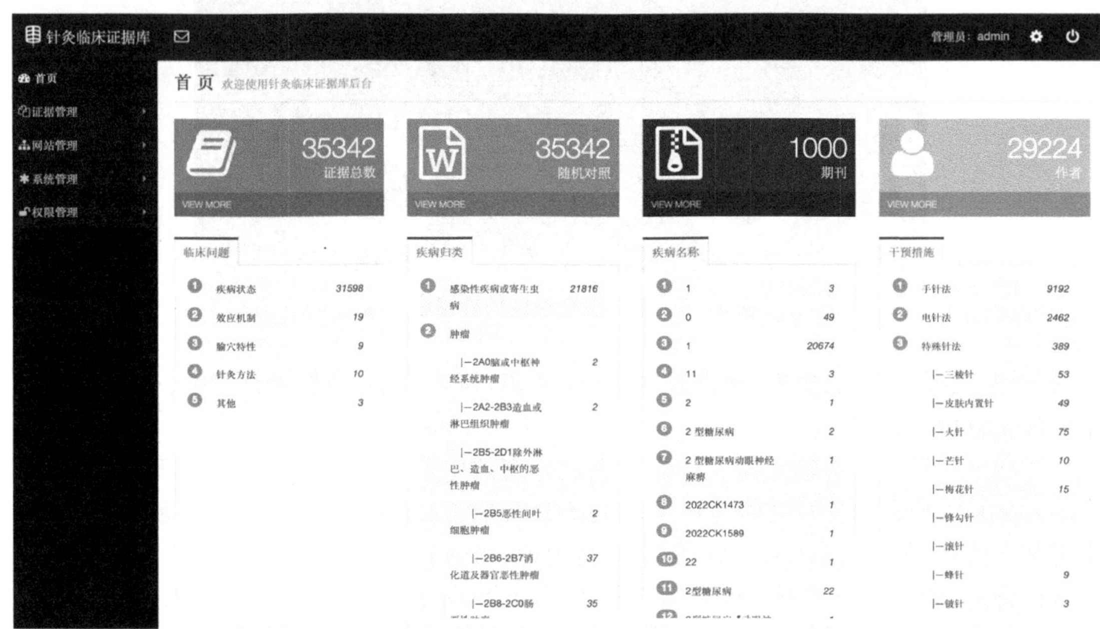

图 2－10　ACU－CED 系统界面

ACU－CED 数据流转涉及的核心流程有：自动数据检索、获取、结构化提取、分析、评价和输出，全程采取人机结合的方式进行管控。基于系统评价流程，采用机器深度学习、语义识别等技术，分别整合或借鉴相应的模块和算法，实现自动检索文献（检索词模块、Spider 模块和共引算法）、自动筛选文献（支持向量机、Abstrackr 和 Rayyan）、自动提取数据（自动提取算法、OCR 识别和 Robot Reviewer）、自动质量评价（ROB 模块、CONSORT 模块、STRICTA 模块），并嵌入 MetaEasy 或 MetaXL，实现数据自动提取与自动分析；嵌入 RevMan HAL、GRADE 模块实现可视化呈现系统评价结果。

（四）中医药系统评价/Meta 分析证据库

中医药系统评价/Meta 分析证据库（SMD－TCM 证据库）是 EVDS 数据库旗下专门针对 SR/MA 构建的数据库，见图 2－11。SMD－TCM 证据库借助大数据分析，实现系统评价和再评价证据自动生成等功能，为中医药防治相关疾病提供证据基础，为临床决策及相关政策制定提供有效支撑，且具有独创性和先导性的特点。SMD－TCM 从证据库的软硬件建设、证据的来源、证据录入及评价、证据质量保障、证据转化输出等方面，构建了中医药二次研究的全流程，旨在对中医药二次研究的现有证据进行全面总结，解决资源整合问题，并对中医药 SR/MA 的质量进行评价，解决质量评价不一致、不准确的问题，提高中医药证据生产质量和利用效率。

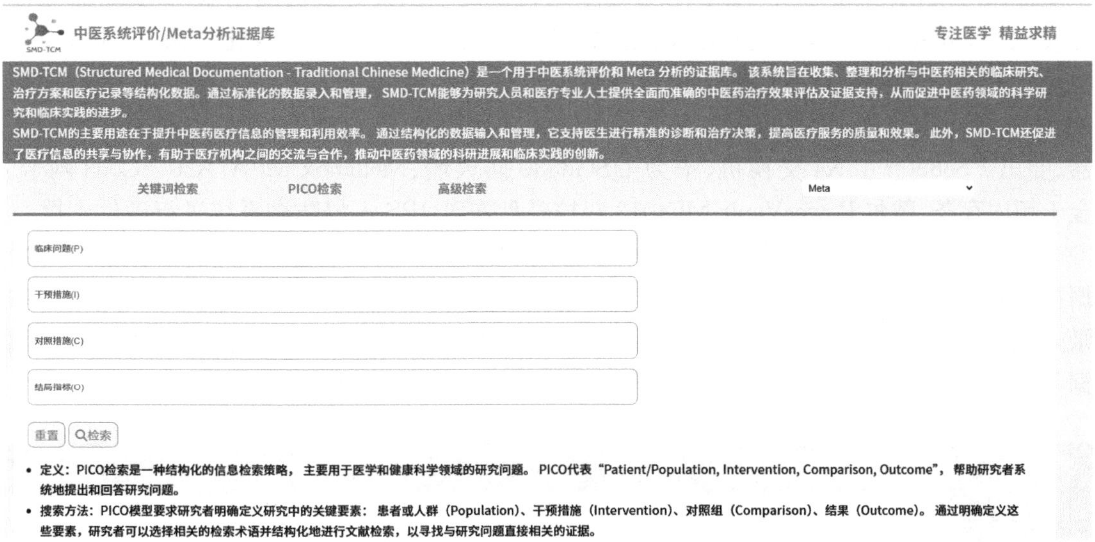

图 2－11　SMD－TCM 证据库

SMD－TCM 平台架构分为前台和后台两部分。前台包括检索管理、数据挖掘；后台包括证据管理、网站管理、系统管理、权限管理。SMD－TCM 平台分别实现相关功能并关联整合。SMD－TCM 平台搭建的硬件包括：Web 服务器、数据库服务器、应用服务器、交换机、防火墙、路由器、磁盘阵列、入侵检测器等。在软件方面借助 Spring、MyBatis、jQuery、Bootstrap、Ajax、Redis 和 Activiti 等技术进行。系统采用集群方式部署服务器，由负载均衡服务器负责接收用户请求并分发至后端不同应用服务器进行处理。后端系统数据库、应用服务器数据、文件数据在不同服务器间互备，同时定期自动上传至远程阿里云服务器进行备份。平台数据采用双录入、双核对的方式保障数据录入准确性和评价一致性。SMD－TCM 后台包括：首页轮播、资讯管理、疾病分类、干预措施、会员管理等功能模块。首页轮播功能可实现站内头条新闻的滚动播放；资讯管理功能可在众多信息中选择需要在首页公布的信息；疾病分类、干预措施功能为用户提供检索条件；会员管理可对用户权限进行管理，普通用户登录后可进行检索和查阅；会员用户可应用平台生成 SR/MA 的再评价报告。

截至目前，该数据库共纳入中医药 SR/MA 超 6 000 篇，并通过专家组讨论确定“分析报告”输出的内容、条目及模板格式，形成了“SR 再评价研究报告模板”，实现了 SR/MA 再评价的自动化。经测试，SMD－TCM 平台整体架构及各部分功能已可正常运行；证据库前台网站已上线运行，并已开启部分检索功能，后期将陆续开放“再评价自动生成”等其他权限。

（五）G－TCM 库

G－TCM 库是 EVDS 数据库旗下专门针对指南构建的指南证据库。其目的是解决中医药指南可及性差、利用率低的问题，旨在为指南数据的获取和利用提供平台基础。该库由临床指南专家、循证方法学专家和文献学专家组合的专家团队承担顶层设计工作，参照“RIGHT 清单”确定数据库主体框架、字段特征，并制定指南收集、信息提取、数据管理和质量控制等规范；数据库技术团队基于专家组提出的模块设计及功能需求，负责平台主体开发、运行及维护，实现数据集成、清洗、分析步骤的畅通和智能化。采用 Spring+Mybatis+Spring MVC 进行框架搭建，Redis 数据库实现对分布式数据的高效存储，采用 Apache Web 服务器、思科数据库服务器、Jboss 应用服务器、群晖 DS3617xs 网络存储服务器、斐讯 FS6850 - 48X4 交换机、华为 USG6530 防火墙、Mellanox MFA7A20 - C003 网卡、金士顿内存条、戴尔 PowerVault ME4012 双控磁盘阵列、IPS 入侵防御系统进行硬件支撑。

G - TCM 数据库由数据管理、评价管理、系统管理和权限管理四个模块构成，具有数据提取和导出功能，见图 2 - 12。其中，数据管理模块包含两部分功能：①指南数据的提取录入，包括发表信息和病证与治疗信息；②数据审核，用于数据录入过程的质量控制及数据复核；评价管理模块，包括指南方法学质量评价及报告规范评价。

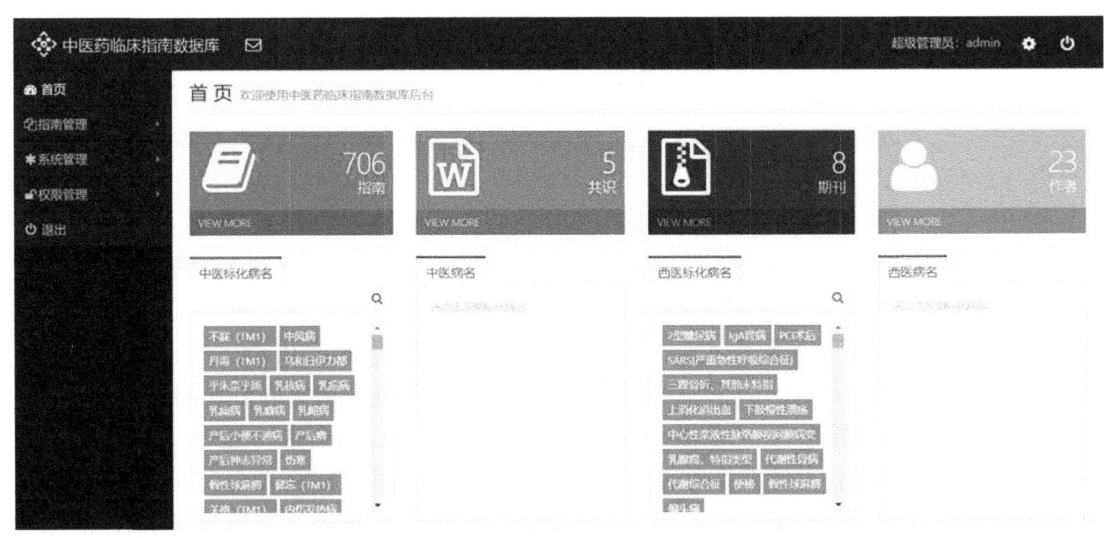

图 2 - 12　G - TCM 库

截至目前，G - TCM 数据库已收录 658 部中医药指南，并完成了相关数据的录入、疾病名称和疾病系统的标化、指南的评价和数据的核查等工作。G - TCM 数据库后台已经上线运行，可实现快速获取疾病/病证相关的中医药指南信息和指南推荐的中医药疗法，包括指南中方法学专家对该疗法证据级别和推荐级别的评级。用户可通过查看指南的方法学和报告规范的评价结果，快速评估相关指南的质量和获取推荐意见，从而提高指南应用效率和利用率，也可实现指南间的纵向和横向比较，指导指南制订者对较久远或应用范围不合适的指南进行修订。

五、AutoMeta 平台

MERGE(merge evidence-based research and artificial intelliGent to support smart dEcision)是一个专注于循证研究并融合人工智能辅助智慧决策的工作组,该工作组构建了 AutoMeta(http://www. autometa. org. cn/),该平台可以为利益相关人员提供一个可实现传统 Meta 分析、逆方差 Meta 分析、网状 Meta 分析和诊断试验准确性 Meta 分析及其 GRADE 证据分级的一站式、半自动化、交互式平台,可加快系统评价的制作和证据转化并为用户制作系统评价提供指导,见图 2-13。该平台目前具备数据上传、证据自动合成、证据自动分级功能。与 Cochrane 协作网开发的 RevMan 软件相比,该平台可实现 Meta 回归、Egger's 检验和 Begg's 检验等功能,在交互式便捷操作的基础上能够极大地节省用户在 RevMan 软件中手动新建系统评价、添加纳入研究、导入数据和添加偏倚风险等步骤的时间;与在 R 软件 Stata 软件中直接操作相比,用户在使用该平台时无需编码或掌握专业统计分析知识,只需按照格式要求将数据格式化并导入即可生成分析结果。同时,相较于传统 Meta 分析软件(RevMan、R 和 Stata),该平台可显著提升 Meta 分析和证据分级的效率。此外,在实现 Meta 分析的基础上,该平台通过文献调研和专家共识对 GRADE 降级因素量化,实现对分析结果证据确信度的自动分级,并且在必要的时候用户可自行调整降级结果,使得分级结果更加客观、可信。在用户确认最后分级结果后,可将证据确信度评估结果导出为".doc"格式的证据汇总表文件以便用户在撰写文章时使用。

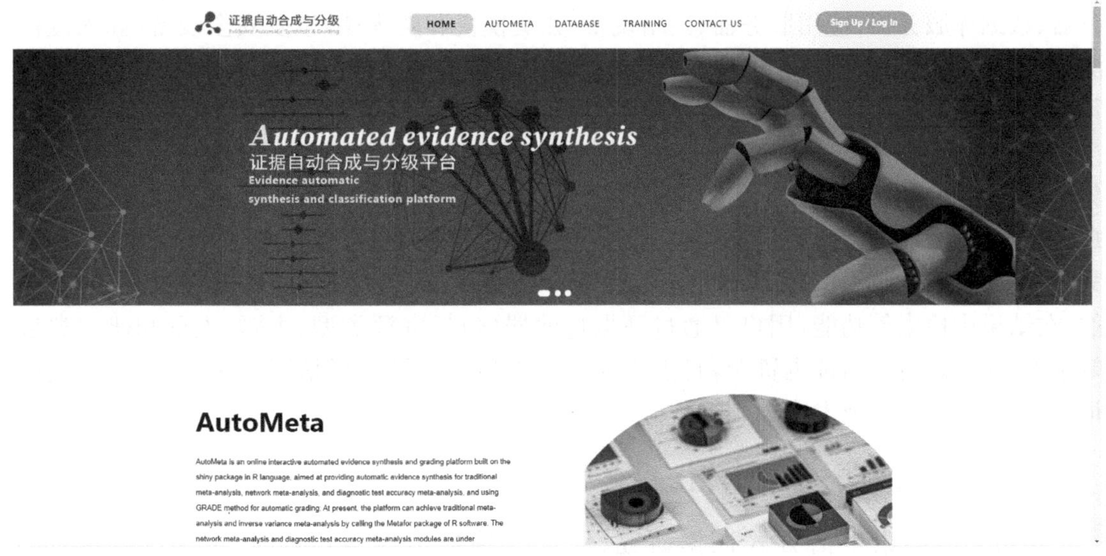

图 2-13　AutoMeta

当前,AutoMeta 平台仍存在着一定的局限性:①在上传数据前,用户必须按照指定格式整理数据,将待分析的数据与偏倚风险评估结果同时上传,否则平台无法识别字段进而无法产生分析结果;②在证据合成过程中,用户需逐一切换统计模型或分析方法以获取最终结果;③在证据确信度分级过程中,该平台所设置的降级规则可能与 GRADE 指导原则有所差异,用户可能需要结合 GRADE 指导原则,在自动分级基础上自行修改分级结果;④尽管可以应用平台规则对 GRADE 降级标准进行了量化,但仍不可避免地存在用户的主观性,因此用户在使用时还需对评估结果进行可重复性测试。

六、全球卫生政策与管理研究证据数据库

为贯彻“将健康融入所有政策”理念，提升政策制定的科学性、有效性和目标性，兰州大学全球卫生政策与管理研究工作组启动构建全球卫生政策与管理研究证据数据库(global health policy and management evidence clearinghouse, HPME)。该数据库拟采用系统化的方法论，对全球卫生政策与管理相关最佳实践和科学研究成果进行收集、评估和整合，旨在辅助政策制定者在处理错综复杂的医疗卫生议题时，能够作出更加基于证据的明智决策，并增强其应对多样化健康挑战的能力。

该证据库在遵循科学性、严谨性、可访问性、用户友好性、动态更新和安全性等核心原则，确保系统的学术严谨性和实践有效性的基础上，通过提供易于访问且内容丰富的证据资源，覆盖卫生系统、医疗保障、药械管理、医疗服务、公共卫生和其他等多个卫生相关主题领域，以满足全球范围内政府机构及非政府组织的政策制定者、公共卫生及相关领域专家学者，以及参与临床实践或疾病预防控制的医务工作者等不同用户群体对证据的多元化需求。采用 JavaScript 语言和 JavaEE 标准，确保前后端的高效协同；采用 Vue.js 和 Element-UI 快速构建响应式前端界面，提高用户交互体验；后端则采用 Spring 框架简化企业级应用开发，结合 MyBatis 实现高效的数据处理。在硬件方面，本系统部署于 Web 服务器、数据库服务器、应用服务器、网络设备(如交换机和防火墙)以及安全设备(如入侵检测系统)等关键组件构成的设施上。此外，HPME 系统集成认证授权机制、数据备份恢复策略、日志记录监控以及灾难恢复计划，以保障数据安全和系统稳定性。

HPME 系统后端架构设计围绕 7 个功能模块展开，包括证据登记与审核、证据资源采集发布、证据专题管理、证据元数据管理、数据工作流管理、数据管理与维护以及系统管理，旨在提供全面、高效的证据管理方案。系统前端界面简洁，包括数据库、证据图谱、政策简报、循证卫生政策决策案例和政策法规 5 个板块，提供简单检索、高级检索、分面导航、在结果中检索等功能，用户可通过证据过滤器(包括资源类型、主题、人群和研究类型等维度)快速定位所需证据资源，且点击目标证据后可跳转至详情页查阅证据摘要、关键词、质量评价结果以及发表期刊等其他详细信息。

七、健康生活方式证据转化系统

兰州大学健康生活方式证据研究、评价与传播工作组(health lifestyle evidence group, HLSE group)立足于“健康中国”战略，聚焦医学主要关注的生活方式 5 个维度(营养、运动、心理、环境和睡眠)，综合考虑公众健康素养、疾病谱变化、死亡危险因素和人群生活方式等多方面因素，构建健康生活方式证据转化系统(下文简称“HLSE 系统”, https://hlse.cn/)，通过系统收录与传播国内外研究证据，旨在为公众提供基于最佳证据的健康生活方式建议。同时，也可为生活方式和健康促进实践指南的制订者和政策制定者提供证据快速获取途径。本系统遵循实用性、安全性、先进性、用户友好性、可扩展性、科学性和动态更新 7 项原则，全面考虑功能定位、人员经验和技术可行性，采用 JavaScript 语言、JavaEE 标准和 Spring、MyBatis、Vue、Element-UI 等软件，搭建由 Web 服务器、数据库服务器、应用服务器、交换机、防火墙、路由器、磁盘阵列、入侵检测器等硬件支持的、基

于 Web 环境的证据转化系统。HLSE 系统包括证据管理、网站管理、系统管理和权限管理 4 个核心功能模块(图 2-14)。纳入证据基本信息字段在参考系统评价和 Meta 分析优先报告条目(preferred reporting items for systematic reviews and Meta-analyses, PRISMA)清单及国际实践指南报告规范(reporting items for practice guidelines in healthcare, RIGHT)清单基础上,经专家讨论达成共识,以确保纳入证据信息收集及录入的规范性、科学性;方法学质量评价字段参照系统评价质量评价工具(a measurement tool to assess systematic reviews, AMSTAR 2)和指南研究与评价工具(AGREE Ⅱ)设置,分别用以评价系统评价和指南的方法学质量。HLSE 针对营养、运动、心理、睡眠和环境 5 个领域,分别由多学科、不同学历层次人员相结合成立工作组以完成文献检索与筛选、信息录入、质量评价和信息审核等工作。系统Ⅰ期构建过程中,证据转化系统已录入系统评价和指南近 13 000 篇,完成运动领域证据的质量评价,并对其中 7 000 余篇文献进行审核发布,证据的录入、发布、检索和更新仍在持续进行中。

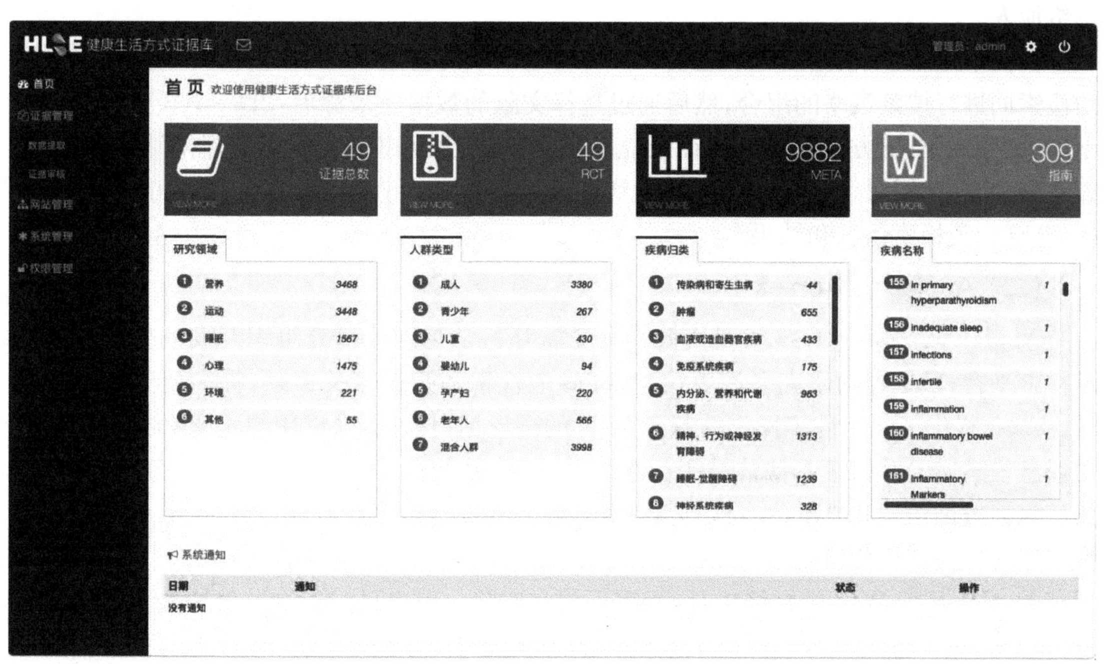

图 2-14 健康生活方式证据转化系统

第八节 | 人工智能支持 Systematic Review 工具系统

一、文献自动化检索软件

(一) 2Dsearch

2Dsearch 是一款结构化、系统化搜索平台,旨在为研究人员快速、准确地搜索所需文献信息，实现了与 PubMed、IEEE Xplore、ACM Guide、ERIC、IDEAS 等数据库以及 Trip Database、Google、Yandex 等搜索引擎的互联互通，同时加入了人工智能技术，可以为用户提供更加精准的文献检索结果，引入了更多的机器学习算法和自然语言处理技术，提高了自动化和智能化程度。

2Dsearch 是一款基于网络的在线应用程序，不需要下载或安装，用户可通过访问 2Dsearch 官方网站（https://www.2dsearch.com），点击“LAUNCH 2DSEARCH”运行程序，创建账户登录即可开展信息检索。

2Dsearch 的操作界面非常简洁，可进行检索、下载、保存、导入和导出等工作。①搜索栏：用户按照 PICO 原则输入关键词，关键词输入后该软件可以自动构建与不同数据库相匹配的检索表达式，实现不同数据库的自动搜索准备工作；②结果栏：以缩略图列表形式呈现搜索结果，用户可以滚动页面或点击分页按钮进行导航；③上传文件：用户上传本地文件并在 2Dsearch 上进行搜索；④共享功能：用户将搜索结果通过电子邮件或社交媒体分享给他人。

在检索过程中，根据研究主题的 PICO 确定检索词后，2Dsearch 会自动根据用户设置的检索词进行搜索策略的组合，然后通过选择文献的数据库来源后，2Dsearch 会自动匹配不同数据库的检索方案并将检索结果显示在屏幕上，展开搜索结果可以在所检数据库中查看相关文献，同时可以下载 tds 格式到本地以供下一次直接打开使用，还可以保存、下载、分享相关检索信息和结果。

（二）Apples to Apples

Apples to Apples (A2A)是由澳大利亚联邦科学与工业研究组织开发的生物医学文献检索平台，旨在帮助研究人员更快速、准确地检索和筛选相关文献，提高研究效率和质量。A2A 提供了一个易于操作的基于 Web 的图形用户界面，允许用户定义和执行生物医学信息检索实验并探索其评估结果。A2A 首先对用户输入的查询语句进行分析和理解，然后根据查询语句和文献内容的匹配程度，对文献进行排序和筛选。A2A 平台还可以根据用户的反馈来优化检索结果，提高检索效果。

A2A 是基于 Web 的在线工具，无需下载和安装。用户只需在浏览器中输入 https://a2a.csiro.au/benchmarking，即可进入 A2A 应用平台，注册账户后即可使用平台提供的文献检索功能。

A2A 提供了一个易于使用的应用界面，界面提供 5 个功能按钮：①“My job”：提供用户完成所有项目的视图界面，包括执行状态和成功完成项目的简短结果报告。该工具栏提供了用于删除或切换到特定项目的详细视图的按钮：单个项目视图：除了表格视图中已有的信息外，该页面还报告输入参数的完整列表、逐个主题的评估结果以及提交给检索引擎查询的最终版本，还提供了一个用于下载 TREC 格式的检索和评估结果文件的链接。结果视图（通过单个项目视图访问）：允许用户浏览给定成功完成请求的前 50 个（每个主题）结果的页面；②“New request”：提供用于指定新实验运行的参数并请求其执行的界面；③“Resources”：包含指向其他资源下载链接的界面：TREC 主题文件、用于主题处理和查询公式的示例脚本以及这些脚本生成结果的一些示例（修改后的主题文件）；④“About”：

提供系统基本信息;⑤“Log out”:退出。

(三) Researchr

Researchr 是基于自然语言处理技术的文献信息管理平台,旨在帮助研究人员更加高效地管理、检索和浏览文献信息。该软件由荷兰 Delft 理工大学软件工程研究小组开发,涵盖了医学、经济学、计算机科学等众多领域的内容。

Researchr 是一个在线应用平台,用户只需要访问 Researchr 的官方网站(https://researchr.org/publication/Visser2010)即可使用该平台的各项功能。

用户可以在 Researchr 平台上浏览、检索和管理文献信息。平台提供了作者、期刊、团队等检索字段,同时提供了文献过滤器,用户可以通过年份、作者等过滤文献,获取所需研究主题文献。在“explore”页面上用户可以根据 Tags、Journals、Conferences、Authors、Groups 等标签检索该网站所涵盖的文献信息;在“calendar”页面上(New Conferences、Events、Deadlines),用户可以查看特定会议的信息,包括日程安排、会议地点等。

(四) Yale MeSH Analyzer

Yale MeSH Analyzer 是由美国耶鲁大学医学图书馆开发的自动化 Meta 分析工具,该工具利用了美国国家生物技术信息中心(National Center for Biotechnology Information, NCBI)提供的 PubMed 文献数据库和 MeSH(Medical Subject Headings)词表系统,通过计算每篇文献对应的 MeSH 词在词库中的频率、覆盖范围等指标,产生一个可视化的 MeSH 分析网格,将多篇文献的关键词特征以图表形式呈现,方便用户更快速、更直观地掌握文献的主题、研究方向、学科交叉等情况。

Yale MeSH Analyzer 是基于 Web 的在线工具,无需下载和安装。用户只需访问官网(https://mesh.med.yale.edu)即可使用。

在 Yale MeSH Analyzer 主界面,将待分析的 PubMed 论文列表中文章的 PMID 复制至文本框中,勾选想要纳入网格分析的选项,点击“Go!”按钮,系统将自动获取每篇文章的 MeSH 词并生成一个 MeSH 分析网格。生成的 MeSH 分析网格支持以网页 HTML 形式展示,也支持直接导出为 Excel 格式。

用户可以选择在生成的分析网格中包含或排除某些元素:①Subheadings(副标题)可以完整显示、以两个字母的代码显示,也可以不显示;②Article titles(文章标题)可以完整显示、截断或不显示;③Journal titles(期刊名称)可以完整显示、缩写显示或不显示;④Abstracts(摘要)可以显示或不显示;⑤Author-assigned keywords(作者指定关键字)可以显示或不显示;⑥Major topic indicators (the asterisk)(主要主题指示符)可以显示或不显示;⑦The field name column(字段名称)可以显示或不显示。

MeSH 分析网格可以通过以易于扫描的表格格式显示文献在 MEDLINE 数据库中的索引方式,以帮助识别检索策略中的问题。通常,网格中的每一列代表一篇文章,文章的标识信息如 PMID、标题、作者和出版年份等均显示,以便于研究者快速浏览相关信息。

(五) Publish or Perish

Publish or Perish 是由英国伦敦密德萨斯大学国际管理学 Anne-Wil Harzing 教授开发的一款免费的文献检索工具,旨在帮助研究人员快速地检索和分析学术成果,它主要通过 Google Scholar 和 Microsoft Academic Search 搜索引擎获取学术成果，然后对其进行分析并提供论文数量、引用次数、H-index 等内容。Publish or Perish 可帮助研究者快速进行文献回顾，以确定特定领域中被引用次数最多的文献和(或)学者，研究人员可以使用该软件确定已经在特定领域开展的相关研究或评估特定主题的文献随时间的变化情况，并基于分析结果确定研究方向。

Publish or Perish 软件可通过官网(https://harzing. com/resources/publish-or-perish)网站下载，该软件支持 Windows、Mac OS 和 Linux 操作系统。双击下载的文件启动 PoP8Setup. exe 安装程序，一般会出现一个安全警告对话框。确认发布者名称为 Tarma Software Research Ltd 后，点击继续或是，按照屏幕上的说明确认接受许可协议，启动在计算机上安装 Publish or Perish 软件。安装完成后，点击开始菜单按钮中的所有程序，在所有程序中点击 Publish or Perish 即可打开 Publish or Perish 程序界面。

支持通过 Crossref Search、Google Scholar Search、OpenAlex Search、Semantic Scholar Search 等查询获取引文信息，然后对其进行分析并转换为统计数据。统计结果可复制到 Windows 剪贴板(用于粘贴到其他应用程序)或保存到本地文件。Publish or Perish 主窗口中重要的区域有：①Navigation panel(导航面板)：该区域包含引文分析页面和各种程序资源的链接。点击链接可转到指定页面或执行操作。点击标题可以折叠节标题，通过再次点击同一标题行来恢复它们；②Announcements panel(公告面板)：此区域显示有关 Publish or Perish 软件或相关主题(如引文分析)的公告。要阅读有关特定公告主题的更多信息，请点击“More information...”链接；③Sponsors panel(赞助商面板)：此区域显示支持 Publish or Perish 软件开发的赞助商的徽标。点击徽标可访问赞助商的网站；④Articles and books found(找到的文章和书籍)：此区域显示与检索查询匹配的文章和书籍列表。有关此区域的更多主题信息，请参阅结果面板：⑤Calculated statistics(计算统计)：此区域显示根据检索查询的结果计算的统计信息；⑥Query panel(查询面板)：此区域包含检索查询的输入字段，字段选择取决于检索类型；进行一般文献/引文查询检索时，其查询面板里包含 Cites、Author(s)、Title、Year、Source、Publisher、DOI、Journal ISSN、Volume、Issue、CitesPerYear、CitesPerAuthor、AuthorCount、Abstract 等字段。点击右侧工具栏“Copy results”可将所有当前选定的结果以及相应的指标复制到 Windows 剪贴板，然后可将它们粘贴到另一个应用程序中进行统计分析。点击工具栏“File”可弹出各种保存命令的菜单，可将统计信息保存为 BibTex、CSV、EndNote、RIS 等多种格式，也可将其存储为多种参考文献格式(APA、Chicago、CSIRO、MLA 等)以供写作引用。

二、文献自动化筛选软件

(一) ASReview

ASReview 是由荷兰乌得勒支大学的研究团队开发的开源 Python 软件包，用于基于人工智能技术和机器学习算法实现文献的自动化筛选。该软件采用主动学习策略，可根据用户的反馈不断地学习和优化筛选结果，从而减轻人工筛选文献的工作量。此外，ASReview 还可以根据筛选结果实时更新其模型，提高预测能力，减少无关文献的数量。

ASReview 是一款开源的 Python 软件包，可以在 Python 环境中运行。以下是 ASReview 的下载和安装步骤：①安装 Python 环境：在安装 ASReview 之前，需要在电脑上安装 Python 环境。在 Python 官网（https://www.python.org）下载对应操作系统的 Python 安装包，并按照官方的指引进行安装。安装完成后，需要添加 Python 到系统环境变量中。此外，使用 pip 工具安装需要的 Python 包和 Python 库，如使用“pip install numpy”命令安装 NumPy 库。建议使用 Python 3.7 以上版本，并推荐使用 Anaconda 发行版，因为它包含了很多科学计算所需的库；② 安装 ASReview：打开命令行窗口（Windows 用户按下 Win＋R 并输入“cmd”，Mac 用户按下 Command＋Space 并检索 Terminal），输入“pip install asreview”命令，并按下回车键，等待安装完成：③ 运行 ASReview：在命令提示符或终端中输入“asreview”，按 Enter 键运行。如果 ASReview 成功安装，则会看到可用的命令列表；④启动 ASReview：ASReview 有两种操作界面：命令行界面和 Web 界面。命令行界面是在终端中通过命令行进行操作的界面，需要用户具备一定的命令行使用经验。另一种方式是使用 ASReview 提供的基于 Web 的界面，不需要用户具备命令行操作经验。若想在 Web 界面中使用 ASReview，请输入“asreview web”命令，并按 Enter 键启动。启动后，ASReview 会在默认浏览器中打开 Web 界面。

ASReview 的 Web 图形用户界面提供了更直观和友好的操作方式，可以方便地进行文献导入、筛选、标注和导出等工作。在操作界面中，有以下几个核心功能：①首页：展示已有的项目列表，可以新建项目或者进入已有项目进行筛选；②项目页面：包括数据导入、标注和筛选等功能，以及当前项目的状态和进度展示，用户可以上传文献数据集、设置筛选参数，然后开始筛选；③设置页面：可以设置筛选参数，如关键词、文献的筛选顺序、标注方式等；④帮助页面：提供关于 ASReview 使用的文档、FAQ 及 ASReview 论坛的链接等信息。

在筛选过程中，ASReview 会自动根据用户设置的参数进行文献的自动筛选，并将已筛选过的文献显示在屏幕上，以供用户进行标注。用户对文献进行标注后，ASReview 会根据用户的标注结果自动调整模型参数，并进行下一轮文献的自动筛选。同时，用户还可以选择多种筛选算法，如基于机器学习的主动学习算法、基于人工智能的深度学习算法等。筛选完成后，ASReview 会输出筛选结果并生成一份包含所有筛选文献的列表。用户可以查看已标注的文献并进行进一步的筛选和标注工作，也可以将筛选结果导出为 CSV 格式，以便后续的分析和评估。

（二）Rayyan

Rayyan 是一款在线文献管理软件，由卡塔尔计算机研究所推出，该软件主体免费，用户只需通过邮箱注册后即可使用。Rayyan 旨在帮助研究人员更高效地完成文献筛选工作，它具有多种文献格式导入功能，提供直观的用户界面和丰富的筛选功能，支持基于关键词、摘要和全文的自动化筛选，同时可以根据用户的反馈和输入不断学习和优化筛选结果。此外，Rayyan 还提供了一系列管理功能，如标签和注释，方便用户对文献进行分类和整理。Rayyan 采用盲法处理文献筛选，规范了 Meta 分析文献筛选的过程。它具有标引关键词、设置文献排除理由等功能，可以根据文献特征（发表年份、作者、杂志、发表类型、语言、国家、研究主题等)统计论文发表数量、上传 PDF 全文等功能。目前,Rayyan 已经被广泛应用于医学、社会科学、教育等各个领域的研究,并因其高效、易用和可定制的特点受到研究人员的青睐。

Reyyan 是一款基于云端的在线文献管理软件,无需下载和安装。用户只需在浏览器中访问 Reyyan 的网站(https://app. reyyan. io),注册并登录账户,即可开始使用。由于 Reyyan 是基于云端的软件,它可以在任何操作系统和设备上运行,并且可以与其他工具集成,非常灵活方便。此外,Rayyan 还提供了 API 和 Python 库以便于扩展和定制。用户可以通过 API 调用 Reyyan 的各种功能,从而与其他工具或系统集成。对于有编程经验的用户,可以使用 Python 库对 Reyyan 进行自定义扩展和二次开发。

Rayyan 的界面简洁、易用,操作流程简单明了,使得文献筛选工作更加高效、准确。用户登录 Rayyan 账户后,首先可以创建一个新的项目,项目名称和项目描述可以随意设置以便于对项目进行区分和分类。在新建的项目中,用户可以通过上传多种文献格式的文件,包括 PDF、Word、EndNote 等,也可以通过 PubMed、Scopus、Web of Science 等在线数据库检索文献,并将检索结果导入到项目中。

在导入文献后,用户可以使用 Rayyan 的丰富的筛选功能进行文献筛选,支持基于关键词、摘要、全文的自动化筛选,同时也可以进行手动筛选。与 ASReview 相似,Rayyan 的自动化筛选功能同样可以根据用户的反馈和输入不断学习和优化筛选结果,从而提高筛选的准确性和效率。同时,Rayyan 还支持多人协作进行文献筛选,多名筛选人员可以共同参与项目的筛选工作,并且可以对筛选结果进行比较和整合。除了文献筛选功能,Rayyan 还提供了一系列文献管理功能,如标签和注释,方便用户对文献进行分类和整理。用户可以根据自己的需要对文献进行标注和注释,以便于后续的管理和分析。同时,Rayyan 支持跨平台运行,用户可以在任何设备上使用,便于多地点工作和多人协作。

(三) Covidence

Covidence 是一款用于系统评价的协同工具,提供文献筛选、数据抽取、质量评估和风险偏倚分析等多种功能,可极大地简化研究人员的工作流程。此外,它还支持协作办公,让多个研究人员在同一个系统中共同完成工作,从而提高研究的可靠性和准确性。同时,Covidence 还可以导入和导出数据,与 EndNote、Mendeley 等软件进行集成,以及提供多种报告和图表功能。目前,Covidence 已被广泛应用于医学领域,尤其是在制作系统评价方面。Covidence 在推出第一个版本后不久,便与 Cochrane 合作开始开发新功能和改进软件。2019 年,Covidence 正式成为 Cochrane 的官方合作伙伴,并被推荐为 Cochrane 系统评价的首选工具。此外,Covidence 官方网站提供了大量的使用指南和帮助文档,让用户可以轻松上手使用该软件。

与 Rayyan 软件类似,Covidence 是一款基于云端的在线文献管理软件,无需下载和安装。只需访问 Covidence 官方网站(https://www. covidence. org),点击“Sign in”按钮注册账户并登录即可开始使用。如果您已经有 Covidence 账户,直接登录即可。

建议使用 Google Chrome 浏览器登入 Covidence,并安装 Covidence 的 Chrome 浏览器插件。在项目主页面的左侧菜单栏中,选择“Tools”,然后选择“Download Covidence

Chrome Extension”。安装 Chrome 插件后,即可开始使用 Covidence 的文献导入和管理功能。

Covidence 的操作界面简洁明了,主界面会展示当前正在进行的项目。当需要创建一个新的项目时,只需点击左上角的“Start a new review”按钮即可。接下来,填写项目名称、评价类型、研究领域以及作者信息等基本信息,并点击“Create review”按钮即可完成新项目的创建。

选择具体项目后,用户可看到该项目的进展情况。在 Review Summary 界面中,可以查看文献筛选的总体情况和进度,并获得筛选结果的详细统计信息。该界面中会显示当前项目的总文献数量、已筛选的文献数量、待筛选的文献数量以及每个筛选阶段的文献数。同时,界面中还会显示每个筛选阶段及数据提取阶段的比例和进度条,方便研究者掌握整个文献筛选过程的进展情况。此外,还可以在该界面中进行筛选阶段的设置,包括添加、编辑和删除筛选标准、标记重复文献和设定筛选优先级等操作,从而提高文献筛选的准确性和效率。

(四) EPPI-Reviewer

EPPI-Reviewer 的主要功能是帮助用户管理和筛选大量文献,并支持对筛选结果进行复核和数据提取。EPPI-Reviewer 的主要特色在于其强大的筛选和管理功能,目前,该软件最新版本为 EPPI-Reviewer Beta,使用体验和功能方面都有较大的改进和提升。用户可以通过该软件轻松管理大量文献,并通过高级检索和过滤功能快速找到需要的文献。在文献筛选过程中,EPPI-Reviewer Beta 采用智能化的算法和人工审核相结合的方式,使得筛选过程更加准确和高效。此外,与 Covidence 相似,该软件还支持多人协作,允许多个用户同时参与文献筛选和数据提取的过程,大大提高了工作效率和质量。此外,EPPI-Reviewer 还提供了丰富的数据可视化工具,如直方图、森林图和筛选漏斗等,帮助用户更好地理解和展示筛选和数据提取的结果。

EPPI-Reviewer 软件基于 Web 的在线文献筛选和数据提取工具,用户不需要下载和安装任何软件,通过浏览器访问 EPPI-Reviewer 网站(https://eppi. ioe. ac. uk/cms/Default. aspx? alias=eppi. ioe. ac. uk/cms/er4&)使用。用户需要先注册 EPPI-Reviewer 账户,然后开始使用 EPPI-Reviewer, EPPI-Reviewer 官网提供了完整的在线帮助文档和视频教程,用户可以通过这些资源了解如何使用该软件。

在 EPPI-Reviewer 的主界面,用户可以创建新的项目并导入文献,也可以访问已有项目进行文献筛选和数据提取等操作。点击“Create Review”按钮创建新项目,输入项目名称、描述和其他相关信息,选择要使用的文献库类型,如 PubMed、Embase 等,以及文献库的检索条件,点击“Create Project”按钮即可创建新项目。

选择具体的 Review 后的项目界面,主页中的 5 个标签页分别是:①Review home,为软件的主界面,用户可以在这里查看所有已经创建的项目和项目的进度等信息,同时,用户也可以在这里创建新的项目和导入文献。其中,Coding Progress 是指研究人员在 EPPI-Reviewer 软件中进行文献编码的进度,可以实时地跟踪文献编码的完成情况,包括文献的筛选、标签的添加、文本的摘录等。在 Coding Progress 页面中,用户可以看到当前项目的总文献数、已筛选文献数、已编码文献数、未编码文献数以及已添加标签的文献数等信息。这些信息可以帮助研究人员及时调整编码策略，提高编码效率和准确性。同时，Coding Progress 页面还提供了可视化的进度条和饼形图，直观地展示了文献编码的进展情况，让用户可以一目了然地了解项目的进度；②References，可查看已经导入的所有文献，用户可以在这里对文献进行筛选、标注、分类等操作，用户也可以在这里进行全文检索、关键词标注和注释等功能，方便用户更好地管理和阅读文献；③Reports，可生成项目报告和数据报告。在项目报告中，用户可以查看项目的基本信息、筛选结果、文献分布情况等；在数据报告中，用户可以查看文献的基本信息、关键词分布情况、文献引用关系等数据分析结果。用户还可以将报告导出为 PDF 格式或者 Excel 格式，方便后续分析；④Search & Classify，可进行文献的全文检索和关键词标注，同时还可以使用机器学习算法对文献进行自动分类和主题分析，提高文献分类的效率和准确率；⑤Collaborate，可邀请其他用户共同编辑和管理同一项目，提高工作效率。用户可以设置不同的权限，控制不同用户对项目的访问和编辑权限。同时，用户还可以在此处进行项目讨论、留言和通知等操作，方便沟通和协作。

（五）DistillerSR

DistillerSR 是由加拿大的 Evidence Partners 公司于 2008 年开发的软件，可帮助用户高效准确地进行文献筛选管理和数据提取标注。该软件拥有丰富的筛选工具和自动去重功能，还支持自定义筛选规则，能够帮助用户快速定位所需文献，提高筛选效率。DistillerSR 也支持多人协作和历史版本管理，方便用户进行团队协作和版本比较。

DistillerSR 与人工智能结合，使得文献筛选和数据提取更加自动化和智能化。该软件内置了人工智能算法，如基于机器学习的文献自动分类、自动标注和自动归纳等功能。此外，DistillerSR 还提供了一些高级功能，如自然语言处理和人工智能语义分析，能够智能地识别和提取文献中的关键信息和数据，大大缩短了时间和减少了工作量。

DistillerSR 还提供了灵活的报告生成工具，能够自动生成系统化的报告，并且支持将报告导出为 Word 或 Excel 格式。DistillerSR 还支持和其他常见软件的数据交换和共享，如 EndNote、Reference Manager 和 Zotero 等。DistillerSR 需要付费使用，价格相对较高，可能会限制一部分用户的使用。

DistillerSR 是一款基于云计算的在线系统，不需要下载和安装。用户只需访问 DistillerSR 官网，注册账号并购买相应的服务套餐即可使用。在注册账号后，用户可以上传文献，设置筛选标准，制定筛选流程，并邀请团队成员共同参与筛选。用户可以在云端对文献进行标注、分类和汇总，同时可以进行质量评估和决策分析。

DistillerSR 的界面主要分为 4 个部分：导航栏、工具栏、检索结果列表和文献预览窗口。导航栏提供了主要的功能选项，包括项目管理、标签管理、设置和帮助等。工具栏提供了一些常用的操作按钮，如新建项目、导入文献、保存和导出等。检索结果列表显示了所有符合检索条件的文献，可根据标签或关键词进行筛选和排序。文献预览窗口显示选中文献的详细信息，包括标题、作者、摘要、全文等。用户可以通过界面上的不同区域进行各种操作，如筛选文献、进行标注、生成报告等。

使用DistillerSR进行文献筛选，首先需要导入已检索到的文献列表。用户可以通过手动导入、复制粘贴、XML格式等多种方式导入文献，软件会自动去重，减少用户的工作量。接下来，用户可以根据需求自定义筛选规则，如根据关键词、出版时间、文献类型等进行筛选。此外，该软件还支持引用文献的筛选，用户可以通过输入已知文献的DOI或PMID号等方式，自动筛选其引用文献，提高筛选效率。

DistillerSR还支持智能筛选功能，结合人工智能和自然语言处理技术，自动识别文献中的关键信息，提高筛选效率和准确性。如该软件可以自动识别文献中的摘要、标题、作者、期刊名称等信息，帮助用户更快速地了解文献内容，从而更好地进行筛选。在项目中，用户可以对文献进行标注、筛选、分类和关联等操作。DistillerSR支持多种标注方式，包括全文标注、摘要标注和标题标注等。用户可以为文献添加标签和注释，以便后续的分析和汇总。

三、偏倚风险评估辅助软件

（一）JBI SUMARI

SUMARI（System for the Unified Management, Assessment and Review of Information）系统全称为"文献信息的管理、评估、评价集成系统"。2014年，JBI决定应用现代信息技术和网络手段对既往JBI系统评价软件进行组合重建，将不同类型的系统评价工具整合在一个平台上，形成了丰富的整合式证据综合在线工具。该软件命名为JBI SUMARI，于2016年正式上线JBI平台，以帮助研究者开展各类别系统评价，适应证据综合迅速发展的需求。

JBI SUMARI是以JBI的方法学为指导，研发人员采用AngularJS开发Web页面的框架、模板以及数据绑定和丰富UI组件，并在原有JBI系统评价软件的基础之上，研发了一个RESTful API构架，该架构整合了4个原有软件包：QARI（用于质性研究的系统评价）；MAStARI（用于队列研究、时间序列研究及描述性研究Meta分析）；ACTUARI（用于经济学研究的系统评价）；NOTARI（用于专家意见及文本报告的系统评价），这4个包的整合形成了JBI SUMARI的初始版本。

随着系统评审方法的不断发展，JBI研究团队不断发展和完善JBI SUMARI，该目前已经可以支持至少10种系统评价（有效性的系统评价、质性研究的系统评价、成本/经济学研究的系统评价、发生率/流行率研究的系统评价、诊断准确性试验的系统评价、病因/风险研究的系统评价、文本报告和专家意见的系统评价、混合性系统评价、伞形综述以及范围综述）的所有步骤（撰写计划书、文献筛选、质量评价、数据提取、数据分析）的在线操作。此外，JBI SUMARI也支持用户自己制定系统评价的各个步骤。

JBI SUMARI是Web应用程序，可在JBI OVID数据库中，选择"EBP"菜单下的"JBI SUMARI"软件，亦可通过官方网址（https://www.jbisumari.org）进入登录页面。

JBI中心及分中心成员可以通过jbi@adelaide.edu.au进行身份验证进行注册登录。普通用户需要订阅后，方可创建账号注册登录，软件也提供用户14天的免费试用。

对于新用户，JBI SUMARI首页仅呈现"Create Project"按钮与课题检索框，而旧用户则增加呈现了既往课题。用户上传检索文献时，需以“. xml”格式文件上传。JBI SUMARI 通过以下操作实现系统评价的质量评价：

纳入评价研究界面：该界面呈现了纳入质量评价的所有文献，用户可以通过下拉菜单选择纳入研究的研究类型，包括“Randomized Controlled Trial”“Quasi-Experimental Study”“Cohort Study”“Case Control Study”“Analytical Cross-Sectional Study”“Case Series”“Case Reports”“Prevalence Study”“Text and Opinion Study”“Diagnostic Test Accuracy”“Systematic Review and Research Syntheses”“Economic Evaluation”“Qualitative Research”“Cochrane Risk of Bias”。研究类型选择框呈现了质量评价的进度，主要分为“Start”（待开始）、“In Progress”（进行中）以及“Completed”（完成）。当“Start”显示为蓝色时，点击它即可开始质量评价。JBI SUMARI 最多允许 3 位用户进行质量评价，因此，有 3 个“Start”按钮。质量评价完成后可点击右上角“Export DOCX”导出自动生成的质量评价结果的 Word 文件。

质量评价界面：进入质量评价界面后，JBI SUMARI 会根据用户选择研究类型自动给出相应的文献质量评价工具。用户基于纳入研究的内容对相应问题回答“Yes”“No”“Unclear”或“N/A”，同时可以点击“Comment”就判断依据给出说明。用户可根据评价结果在该界面最底部选择是否纳入该研究，当选择“Exclude”时，要求用户必须填写排除理由。当评价结果不一致时，系统会显示不一致的评价条目，提示研究者间需进行协商或者第三方判定。所有质量评价结束后，用户可点击“Save”保存评价结果，点击“Back”回到纳入评价研究界面。

（二）Robvis

Robvis（Risk of Bias Visualization）既是一个开源的 R 包，也是一个开源的 Shiny 的 web 应用程序，它允许用户快速、轻松地创建可用于出版的偏倚风险评价结果图。Robvis 最初基于命令行的 R 编程环境设计，但为了扩大其潜在用户群体，研发小组基于 Shiny 开发了一个交互式 web 应用程序，允许用户进行菜单式操作，而不需要下载 R 或输入任何命令。

首先，安装 R 软件：在 R 官网（https://cran. r-project. org）下载对应操作系统的 R 安装包，并按照官方的指引进行安装。为便于使用，需要继续安装 RStudio，在 RStudio 官网（https://posit. co/products/open-source/rstudio）可以下载免费、对应操作系统的安装包，并按照官方的指引进行安装。安装过程中，用户可以根据自己的需要更改工作路径。其次，安装“Robvis”包：用户可以从 CRAN（https://cran. r-project. org/package=robvis）下载稳定版的 R 包；亦可通过 GitHub（https://github. com/mcguinlu/robvis）访问和贡献支持该包的开源代码。在 RStudio 控制台输入“install. packages（"robvis"）”安装“Robvis”包，在安装过程中 R 会自动安装相关的其他 R 包。最后，加载“Robvis”包：在 RStudio 控制台输入“library（robvis）”加载后即可开始使用 Robvis。当用户未下载 R 软件或者不熟悉命令行使用时，可通过其官方网站（https://mcguinlu. shinyapps. io/robvis）直接访问使用 Robvis 的 web 应用程序。

R 中主要通过以下操作实现 Robvis 的偏倚风险评价结果可视化：①查看 Robvis 实现

可视化的数据录入格式：用户可以在 RStudio 控制台输入“rob_tools()”查看 Robvis 支持的评价工具。选择恰当的评价工具后，在 RStudio 控制台中输入“data_XX”(XX 为对应工具名称)，即可查看该评价工具对应的输入数据格式；②数据录入：将整理好的数据导入到 R 中，以 Excel 文件为例，可运行代码“<-read. xlsx(file="Excel 文件的路径",1)”读取数据；③生成偏倚风险评价结果图：使用“rob_traffic_light()”生成研究偏倚风险图，使用“rob_summary()”生成研究偏倚风险总结图。用户可以通过命令修改生成的图片，使其更加美观、简洁；④导出偏倚风险评价结果图：用户调整完偏倚风险评价结果图后，可通过“Exprot”导出图片，支持 PNG、TIFF、JPEG、SVG 等 7 种格式。

Robvis 的 Web 用户界面提供了更直观和友好的操作方式，可以方便地进行文件上传，同时给出了各评价工具相应数据输入格式范例。主要通过以下操作实现 Robvis 的偏倚风险评价结果可视化。①上传数据：用户点击“Upload your data”进入数据上传页面，用户在“Select assessment tool”下拉框中选择需要的评价工具后，即可在“load data”中上传相应格式的数据。此外，用户可以在“Data options”中选择上传的数据中是否包含“Overall”列和“Weight”列；②生成偏倚风险评价结果图：用户“Generate Plots”进入偏倚风险评价结果图界面。研究偏倚风险评价结果图和偏倚风险评价结果总结图页面可以互相切换。用户可以在“Options”中选择配色类型(Cochrane 配色和色盲友好配色)和图片和文字大小；③导出图片：用户调整完图片后，可在“Download”下拉框中选择导出图片类型，目前支持 PNG、TIFF、JPEG、EPS 4 种格式。

四、数据辅助提取软件

(一) Web Plot Digitizer

Web Plot Digitizer 由美国诺特丹大学化学与生物分子专业的博士 Ankit Rohatgi 开发，是一个半自动化工具，可以从各种图片中提取数据信息，包括二维 X-Y 图、二维条形图、极坐标图、三元相图、地图等图形。

Web Plot Digitizer 是一款开源的在线(https://automeris. io/WebPlotDigitizer/index. html)/离线应用程序，该工具的主页为用户提供了直观的操作界面，可使用在线版本或下载后使用离线版本，可切换不同语言。

Web Plot Digitizer 操作界面具有以下几个核心功能：①首页：对该程序的功能进行了简介，用户选择合适的语言后即可开始运行程序；②项目界面：包括了数据图导入、根据导入数据图选择相应的图表类型、确定所要捕捉的数据范围、定点、取值等功能。用户可点击左侧的 File 或右侧的 Load Image 导入数据图，根据导入数据图选择相应的图表类型进行数据提取；③设置界面：可以设置数据提取的不同参数，如数据图的取点方式，取点密度，背景/前景颜色的选择，基础数据值的呈现方式等；④帮助界面：提供了关于 Web Plot Digitizer 的新手教程、用户手册、GitHub 页面及 Web Plot Digitizer 的链接等信息。

在数据提取过程中，Web Plot Digitizer 程序会根据用户设置的参数进行数据的自动取点，生成基础数据，若对于自动取点不满意可选择手动取点定位，并进行调整，最后根据用户需求导出相应的数据类型进行分析。用户导出数据后，关闭数据导出界面即可进行后续操作。

(二) Getdata Graph Digitizer

Getdata Graph Digitizer是由俄罗斯研究团队开发的一款功能相当全面实用的图像数字化软件。该工具采用先进的自动化数值算法,不仅能快速进行数据的转化,还能帮助用户快速地将多种格式的图片进行数字化转化,即从图片中获取原始(x, y)数据,支持TIFF、JPEG、BMP以及PCX4种图像格式,并且可以将获取的数据以TXT (text file)、XLS (MS Excel)、XML、DXF (AutoCAD)和EPS (PostScript)格式导出文件,基本实现了自动化操作。GetData Graph Digitizer并非开源软件,但用户可以在21天的测试期内免费使用该软件,在这个测试期之后,用户必须注册后才能继续使用该软件。

GetData Graph Digitizer支持的操作系统有Windows 10、Windows 8.1、Windows 7。以下是GetData Graph Digitizer的下载和安装步骤:官网购买或试用(http://getdata-graph-digitizer.com),成功下载软件包后,解压再运行"exe文件",双击打开,进入安装向导,根据指示进行软件安装,安装完成,点击Finish,退出安装向导,完成后打开软件即可使用。

GetData Graph Digitizer的用户界面提供了直观的操作方式,可方便地进行多种格式图片导入、多种方式提取数据、支持同时提取多个线条数据和导出等工作。在操作界面中,有以下几个核心功能:①首页,操作工具栏以图标和文字的形式展示了相关的操作项目,右侧可以实时显示提取的原始数据以及选取线的放大图,使得数据提取更加准确,操作也更方便;②项目界面,包括数据图导入、设定尺标刻度、提取数据[如Auto trace lines(自动跟踪线段)、Digitire area(数字化区域)、Point capture mode(点捕捉模式)、Data points eraser(数据点移除器)]。用户根据自己喜好设置好语言后,可选择不同数据提取方式进行取点,进行基础数据提取。针对同一图片多个线条数据,可在界面右上角点击当前状态后添加线段,设置数据线颜色,然后根据需要提取数据,数据提取结束后用户根据自身需求导出合适的文件格式;③帮助界面,提供了关于GetData Graph Digitizer的简介、许可协议、软件使用教程、用户权限及GetData Graph Digitizer的链接等信息。

从图表中提取数据时,该工具提供自动取点和手动精确取点等多种方式提取数据,用户可根据图片情况选择合适的方式进行数据提取,若对于自动取点不满意时可选择数据点移除器擦除不精准的数据点,然后再选择点捕捉模式进行手动取点定位,并进行调整。此外,该工具支持同时提取多个线条数据,不同数据可用不同的颜色区分,数据提取后用户根据需求导出相应的数据类型进行分析。

(三) Unitex/GramLab

Unitex是一个使用语言资源和工具来分析自然语言文本的程序集,提供了一种从词汇语法表自动构建语法的方法。Unitex可以被看作是一个工具,用户可以将语言资源放入其中并加以使用。它的技术特点是可移植性、模块化、可以处理使用特殊书写系统的语言,且代码开源。

Unitex是一款免费软件,程序的源代码与软件一起发布,任何人都可以修改和重新发布,且代码遵循LGPL协议,该工具需要在Java环境中运行。以下是Unitex的下载和安装步骤：①安装 Java 环境：Unitex 由一个用 Java 编写的图形界面和用 C/C++编写的外部程序组成。所以在安装 Unitex 之前，需要在电脑上安装 Java 环境。在 Java 官网(http://java. sun. com)下载对应操作系统的 Java 安装包，并按照官方的指引进行安装，安装完成后即可使用；②安装 Unitex：Unitex 安装程序可从 http://releases. unitexgramlab. org/latest-stable 下载，以 Windows 系统为例，下载的文件将被命名为：Unitex-GramLab-3. 3_win32-setup. exe；Unitex-GramLab-3. 3_win64-setup. exe。双击打开文件，进入安装向导，根据指示进行软件安装，安装完成，点击 Finish，退出安装向导；③运行 Unitex：安装完成后，第一次在 Windows 系统使用 Unitex 时，该程序会要求选择一个个人工作目录，可以在"Info＞Preferences…＞Directories"中更改。需要创建目录，点击显示文件的图标即可。

Unitex 软件功能非常强大，可以进行分析文本，文本检索、图形编辑、语法应用、文本自动化、使用 ELAG 程序消除词汇项的歧义等。用户界面提供了较为直观的操作方式，可以方便地进行多种文件格式导入。在操作界面中，有以下几个核心功能：①首页：操作工具栏以图标和文字的形式展示了相关的操作项目，左侧为项目列表，右侧为操作画框；②项目界面：Unitex 的主要功能之一是在文本中检索表达式。文本必须经过预处理，进行无歧义的形式标准化，并将文本分割成句子，随之电子词典应用到文本中，最后就可使用语法在文本中进行更有效的检索。用户根据自己需求选择合适的语言后，就可进行数据处理。默认情况下，Unitex 处理的文本文件必须用 Unicode Little-Endian 编码。Unitex 也接受 Unicode Big-Endian 或 UTF-8 文件；③帮助界面：提供了关于 Unitex 的软件使用教程、软件简介及 Unitex 的链接等信息。

五、辅助撰写软件

(一) Systematic Review Accelerator

Systematic Review Accelerator(SRA)是由澳大利亚邦德大学循证医疗保健研究所开发和管理的自动化辅助撰写工具，该工具旨在加快系统评价过程中的多个步骤，包括文献检索、文献筛选和结果撰写等过程。SRA 是一款基于网络的在线工具，不需要下载或安装。用户通过访问 SRA 官方网站(https://sr-accelerator. com/#)，注册账户登录后即可在线使用 SRA 工具。

SRA 软件界面主要涵盖 9 个模块，包括方法向导、词频分析、文献检索、去重、筛选、争议分析、文献引用和文件生成等，后续可能还会有增加更多工具，用户可依据自身需求选择合适的工具进行使用：①Methods Wizard：是 SRA 的方法向导模块，可以帮助用户完成系统评价的方法设计。用户可以根据自己的研究问题和研究类型选择不同的方法，然后按照向导进行操作。Methods Wizard 还提供了实用的工具和资源，如 PICO 框架建立、流程图设计、报告撰写等；②Word Frequency Analyser (WordFreq)：是 SRA 的词频分析模块，可以帮助用户分析文献中的关键词和主题。用户可以将文献导入 WordFreq，然后进行词频分析、主题识别、关键词提取等操作。WordFreq 还提供了可视化工具和报告生成功能，方便用户更好地理解和展示分析结果；③SearchRefinery：是 SRA 的文献检索模块，可以帮助用户优化检索策略和结果。用户可以将检索式导入 SearchRefinery，然后进行筛选、去重、分类、排除等操作。SearchRefinery 还提供了检索式编辑、检索历史记录等功能，方便用户管理和优化检索过程；④Polyglot Search Translator 是 SRA 的多语言检索模块，可以帮助用户进行跨语言文献检索。用户可以输入关键词、同义词等进行检索，Polyglot Search Translator 会自动翻译并生成多语言检索式。Polyglot Search Translator 还提供了检索式编辑、检索历史记录等功能，方便用户管理和优化跨语言检索过程；⑤Deduplicator：是 SRA 的去重模块，可以帮助用户快速去除重复文献。用户可以将文献导入 Deduplicator，然后进行去重操作。Deduplicator 还提供了自动去重、手动去重、去重报告等功能，方便用户管理和优化文献；⑥Screenatron：是 SRA 的筛选模块，可以帮助用户进行文献筛选。用户可以将文献库导入 Screenatron，然后进行初筛、全文筛选等操作。Screenatron 还提供了可视化工具和报告生成功能，方便用户更好地理解和展示筛选结果；⑦Disputatron：是 SRA 的争议分析模块，可以帮助用户进行系统评价中的争议分析。用户可以将不同的观点和证据输入 Disputatron，然后通过交互式界面进行分析和讨论。Disputatron 还提供了可视化工具，帮助用户更好地理解和展示争议分析结果；⑧SpiderCite：是 SRA 的引文检索模块，可以帮助用户快速检索和导入文献。用户可以输入关键词、作者、期刊等信息进行检索，并可以设置检索范围和筛选条件。SpiderCite 还提供了自动去重、批量导入等功能，方便用户快速建立引用文献库；⑨RevMan Replicant：是 SRA 的 RevMan 复制模块，可以帮助用户自动创建 RevMan 文件。用户可以在 SRA 中输入文献、数据等信息，并根据需要进行筛选、评估、提取和分析。RevMan Replicant 会自动将这些信息转换为 RevMan 文件，方便用户在 Cochrane Collaboration 中进行系统评价。SRA 每个模块的使用，官方都提供了详细的说明指导，用户访问 https://sr-accelerator. com/#/help 即可查阅。

（二）Qiqqa

Qiqqa 是由剑桥大学博士生 James Jardine 开发的一款自动化辅助撰写工具，用于组织、管理和阅读文献的软件。Qiqqa 的主要原理是建立文献数据库，对 PDF 文献进行全文检索，同时提供检索、阅读、评论、突出显示、注释、标记等功能，帮助用户更加方便地管理和利用文献资源。用户可以通过该软件的搜索引擎，快速找到所需的文献，并对其进行整理和分类。此外，Qiqqa 还具有自动引用和参考文献生成的功能，可以大大提高研究人员的工作效率。

用户通过浏览器访问 https://jimmejardine. github. io/qiqqa-open-source-website/网站，下载及安装 Qiqqa 软件。注册账户后，可以将文献导入 Qiqqa，开始使用软件的各项功能。

Qiqqa 安装后打开软件即可看到操作手册指引，其提供了多种实用工具，可帮助用户更有效地进行文献管理和撰写论文：①添加文献：Qiqqa 允许用户将其研究主题相关文献及其描述性元数据保存到"Qiqqa 文献库"来完成文献导入，该软件默认设置一个主要的"文献库"，注册账户后用户可根据需要设置多个独立的"文献库"，以便于工作优化和管理；②书签与笔记：Qiqqa 允许用户对导入文献创建书签和笔记，并对其进行标记和归档；③参考文献生成：Qiqqa 软件可以根据不同的引用格式（如 APA，MLA 等）自动生成参考文献;④标签与分类:用户可对导入的文献进行标签管理,支持自定义标签以及检索结果的标签筛选等功能;⑤智能引用:Qiqqa 集成了 Google Scholar 和 Microsoft Academic Search,可以迅速定位到相关的学术期刊和文章,并在文献中进行引用。以上是 Qiqqa 最主要的功能,此外,还有突出显示、查找重复文献、高级检索等其他功能。

(三) PRISMA Flow Diagram Generator

PRISMA Flow Diagram Generator 是一款免费的用于生成高质量且符合 PRISMA 标准流程图表的工具,旨在帮助研究人员更轻松地创建符合 PRISMA 标准的流程图。用户填写完成相关文献数据后,该工具可自动基于 PRISMA 流程图的原理生成符合 PRISMA 标准的流程图。

PRISMA Flow Diagram Generator 提供了一个基于 Web 的应用程序及基于 Github 的 PRISMA2020 流程图 R 包插件,用户无需下载安装,直接访问 https://estech.shinyapps.io/prisma_flowdiagram 即可使用该工具。

PRISMA 流程图是系统评价/Meta 分析的一个重要组成部分,有助于研究者快速理解纳入研究选择流程和选择方法。它不仅是一个静态图形,也是确保研究报告透明性和可重复性的必要元素。流程图一般由输入、过程和输出 3 部分组成,流程图中的"节点"(即方框)包含每个阶段纳入或排除的详细记录数量,箭头表示从记录来源到最终纳入研究的流程。对于每个节点,都有研究筛选所用方法和相关记录的详细信息。例如,在全文筛选阶段中排除的记录数量以及排除原因。

通过点击"Create flow diagram",用户可在左侧输入详细的文献获取和筛选信息,包括文献数据来源情况(数据库数量、注册研究平台数量及其他来源数量),初步排除文献数量(重复文献数量、其他不符合的文献数量),纳入筛选的文献数量,根据标题或摘要以及全文筛选的排除文献数量,最终纳入的文献数量等,该软件会根据用户输入的各项数据信息自动生成 PRISMA 流程图,同时该软件还提供了多种下载格式(PDF、PNG、SVG、HTML 等),用户可根据需求导出相应格式。

(四) RevMan HAL

RevMan HAL 是由英国 Cochrane Collaboration 开发的一款用于协助撰写系统评价和 Meta 分析的软件,其前身为 RevMan 5,在前者的基础上新版 RevMan HAL 进行了优化,包括使用智能学习算法自动提取数据,快速加入 Meta 分析图表等特点,旨在帮助研究人员更加快捷地生成符合 Cochrane 系统评价内容。当前 RevMan HAL 主要有以下两个功能:①自动文本生成,能够编写摘要、检索结果、干预效果和讨论部分;②语言管理,通过创建和编辑语言文件,可以用多种语言编写章节。RevMan HAL 是基于 JAVA 开发的,在 JAVA 环境下只需解压下载的 ZIP 文件即可使用。

用户从 Cochrane Collaboration 的官方网站 RevMan HAL v. 4 | Cochrane Schizophrenia 中下载并安装该软件。

打开 RevMan HAL 应用软件后,可按照以下步骤进行操作:①添加新语言:依次点击"管理语言"和"添加新语言",用户将看到用于创建新语言的界面;②编辑语言:选择"管理语言",点击"编辑现有语言",弹出编辑语言的界面,支持英语、西班牙语和中文三种语言版本。加载要编辑的语言文件，空格将填充语言文件中的文本；③自动生成文本：点击“自动生成文本”，在自动文本生成界面选择审阅文件和要使用的语言文件。如果要创建文件的备份，点击“创建文件的备份副本”复选框。选择要自动生成的部分，然后点击“Go”，即可生成创建文本。

参◇考◇文◇献

[1] 阮依涵，王巍，孟小虎，等. 人工智能技术在国际医疗领域的应用与启示[J]. 医学信息学杂志，2024，45(8)：41 - 44.

[2] 萧文科，宋驰，陈士林，等. 中医药大语言模型的关键技术与构建策略[J]. 中草药，2024，55(17)：5747 - 5756.

[3] 闫温馨，胡健，曾华堂，等. 人工智能大语言模型在基层医疗卫生服务中的应用与挑战[J]. 中国全科医学，2025，28(1)：1 - 6.

[4] 陈子佳，彭文茜，张德政，等. 大语言模型在中医药领域的应用、挑战与前景[J]. 协和医学杂志，2025，16(1)：1 - 8.

[5] Amezcua-Prieto C, Fernández-Luna JM, Huete-Guadix JF, et al. Artificial intelligence and automation of systematic reviews in women's health [J]. Current opinion in obstetrics & gynecology, 2020, 32(5):335 - 341.

[6] Elaine B, Justin C, Guy T, et al. Making progress with the automation of systematic reviews: principles of the International Collaboration for the Automation of Systematic Reviews (ICASR) [J]. Systematic Reviews, 2018, 7(1):77.

[7] Chen M, Decary M. Artificial intelligence in healthcare: An essential guide for health leaders [J]. Healthc Manage Forum, 2020, 33(1):10 - 18.

[8] Liu J, Wang C, Liu S. Utility of ChatGPT in Clinical Practice [J]. J Med Internet Res, 2023, 25(1): e48568.

[9] 田晨，杨水华，杨克虎，等. 构建全球卫生政策与管理证据库，助力循证决策与卫生治理可持续发展[J/OL]. 协和医学杂志，1 - 8. https://link.cnki.net/urlid/11.5882.R.20241025.1529.002

[10] 田晨，王勇，晏毅龙，等. 健康生活方式证据转化系统的搭建与测试[J]. 协和医学杂志，2024，15(6)：1413 - 1421.

[11] 陆瑶，张迁，程千吉，等. 中国患者决策辅助工具开发流程与方法[J]. 协和医学杂志，2024，15(6)：1422 - 1431.

[12] 田晨，晏毅龙，王勇，等. 证据智能合成与分级：AutoMeta 平台开发与验证[J]. 中国循证医学杂志，2024，24(4)：459 - 465.

[13] 季昭臣，胡海殷，彭德慧，等. 中医药领域信息化平台建设进展[J]. 天津中医药，2024，41(8)：1005 - 1011.

[14] 季昭臣，胡海殷，彭德慧，等. 中成药临床证据知识图谱元素关系与延展路径[J]. 中国中药杂志，2024，49(3)：836 - 841.

[15] 李楠，庞稳泰，金鑫瑶，等. 中医药临床实践指南库(G - TCM)的设计与构建[J]. 中国循证医学杂志，2021，21(5)：601 - 605.

[16] 杨丰文，庞博，欧益，等. 中医药临床有效性证据库构建与应用[J]. 中国循证医学杂志，2021，21(3)：308 - 312.

[17] 季昭臣，杨丰文，胡海殷，等. 中医药系统评价/Meta 分析证据库的构建[J]. 中国循证医学杂志，2020，20(1)：98－101.

[18] John NL, Michael GW, Kaelan AM, et al. Developing and refining the methods for a 'one-stop shop' for research evidence about health systems [J]. Health Research Policy & Systems, 2015, 9(2):10.

[19] O'Connor AM, Tsafnat G, Gilbert SB, et al. Still moving toward automation of the systematic review process: a summary of discussions at the third meeting of the International Collaboration for Automation of Systematic Reviews (ICASR) [J]. Syst Rev, 2019,8(1):57.

[20] O'Connor AM, Glasziou P, Taylor M, et al. A focus on cross-purpose tools, automated recognition of study design in multiple disciplines, and evaluation of automation tools: a summary of significant discussions at the fourth meeting of the International Collaboration for Automation of Systematic Reviews (ICASR) [J]. Syst Rev, 2020,9(1):100.

[21] O'Connor AM, Tsafnat G, Gilbert SB, et al. Moving toward the automation of the systematic review process: a summary of discussions at the second meeting of International Collaboration for the Automation of Systematic Reviews (ICASR) [J]. Syst Rev, 2018,7(1):3.

[22] Hanafy N, Leporatti S, Kemary ME. Extraction of chlorophyll and carotenoids loaded into chitosan as potential targeted therapy and bio imaging agents for breast carcinoma [J]. Int J Biol Macromol, 2021,182:1150－1160.

第三章　中医药证据智能转化技术与方法

天津中医药大学研究团队在中医药循证研究证据库系统的基础上，充分利用人工智能技术、文本挖掘技术、统计学模型、大数据分析技术，并以国家超级计算中心作为算力支撑平台，发挥多学科交叉服务于中医药发展的创新优势，开展"智能化中成药临床证据数据库"的构建与应用。

本章将全面介绍智能化证据转化模式中所涉及的软硬件应用及底层图谱构建逻辑，从智能检索与筛选、智能提取、智能评价、智能分析、智能决策5个方面介绍证据智能转化技术，并以AICED-CPM的构建过程进行介绍。

第一节　证据智能转化软硬件建设及底层图谱设计

一、智能化架构的软硬件

智能化构建所使用的软硬件方案，可通过组建交叉学科专家团队共同决策。天津中医药大学构建的AICED-CPM数据库，主要由来自天津、北京、浙江等地的中医药、计算机领域专家，结合团队研究需求与预期讨论决定。AICED-CPM数据库于2017年启动建设，至今已完成了第二代架构升级、技术更新。第一代证据库系统采用了经典的多层架构设计，通过整合多种开源框架和工具，构建了一个高效、灵活且可扩展的系统体系。该系统通过合理的规划软硬件配置，为大规模数据处理和复杂应用开发提供了坚实基础。第二代证据库系统在保留第一代系统优势的基础上，进行了全面的技术升级和架构重构，引入了先进的人工智能和大数据技术，构建了一个更为智能化、高效化的现代证据管理平台。

（一）软件架构

第一代证据库系统借助Spring、MyBatis、jQuery、Bootstrap、Ajax、Redis、Activiti等技术框架进行计算机技术支撑，具体方案如下：

为应对复杂的上层应用开发，选择Spring MVC＋Spring IOC作为底层框架：开源框架Spring适用于开发复杂性功能，"分层架构"是其优势特点之一。Spring MVC打造的web层框架主要由Model、View以及Controller构成，包括：前端控制器、处理器映射器、处理器适配器、处理器、视图解析器和视图等 6 个核心组件。

为在开发与使用过程中高效对接各类接口，选择 MyBatis 作为持久层框架：MyBatis 避免了几乎所有的 JDBC 代码和手动设置参数以及获取结果集，可以使用简单的 XML(可扩展标记语言)或注解来配置和映射原生类型、接口和 Java 的 POJO(Plain Old Java Objects，普通老式 Java 对象)为数据库中的记录(http://www.mybatis.org/mybatis-3/zh/index.html)。

为具备广泛兼容性，选择 jQuery+Bootstrap 作为前端框架：JavaScript 是一种功能全面、灵活的计算机语言，不需额外的框架就可创建丰富的互联网应用程序，但是由于不同浏览器对 JavaScript 的支持有较大的差异，造成其使用的不便利性。为更好地保证代码的标准性与完备性，同时缩小各层次脚本开发人员书写代码的性能差距，"JavaScript 框架"应运而生，jQuery 作为一个 JavaScript 工具库，极大地简化了 JavaScript 的编程。Bootstrap 提供了一个套响应式、移动设备优先的流式栅格系统(栅格系统是在网页设计中用固定的格子进行页面布局，是一种清晰工整的设计风格)，随着屏幕或视窗(viewport)尺寸的增加，系统会自动做出响应，并自带了 13 个 jQuery 插件，包括模式对话框、标签页、滚动条、弹出框等。

为提升用户的使用体验，选择 Ajax 引擎作为平台交互方式：Ajax 引擎采用了异步交互的方式，在用户和服务器之间引入中间媒介，独立于用户与 Web 服务器之间的交互。其负责转发用户界面和服务器之间的交互，从而改变了同步交互过程中的"处理—等待—处理—等待"模式，使平台响应更加高效。

为满足后期大量用户同时使用，选择 Redis 作为内存数据库：Redis 是 NoSQL(非关系型数据库)的一种，具有良好的并行读写性能，作为系统的业务缓存库，支撑大量用户、高并发下的查询分解和数据缓存，是底层关系型数据库的有效补充。

为匹配多项智能化数据处理的需求，选择 Activiti 作为自动化处理方案：Activiti 工作流技术具有灵活性强、可扩展的特点，是高性能计算平台中对其子系统的算法运行进行管理的一种新方法。

为满足数据精准获取，配套复杂检索功能，选择 Elasticsearch 作为搜索引擎：Elasticsearch 是一个分布式、免费和开放的搜索和分析引擎，用于所有类型的数据，包括文本、数字、地理空间、结构化和非结构化数据。

第二代证据库系统最显著的变革是采用了前后端分离的架构设计。前端采用 Vue 与 ElementUI 作为核心框架，实现了更加灵活的用户界面开发和交互体验；后端则基于 Spring Boot 构建应用层框架，简化了配置，提升了开发效率。数据层面依然保留了 MySql 与 Redis 的组合，分别承担关系型数据库和缓存系统的角色，但在架构与使用方式上进行了优化。

新系统同时引入了人工智能技术栈。系统集成了大型语言模型，为证据提取、智能检索和智能质控等核心业务提供 AI 能力支撑。在 AI 框架选择上，系统采用了 LangChain 作为开发框架，在此基础上开发了流程管理、Agent 功能、RAG(检索增强生成)和提示词管理等关键 AI 特性。为支持向量化检索，系统引入 Milvus 作为向量数据库，为证据的底层存储提供了全新的技术支撑。

知识表示与管理方面，新系统引入了知识图谱技术，采用 Neo4j 作为图数据库，并结合知识图谱与大模型的 RAG 方法，实现了知识图谱的智能增强，使系统对证据间复杂关系的理解和表达能力得到了质的提升。

随着历史系统运行多年累积的海量日志和分析数据，新系统引入了 ELK（Elasticsearch、Logstash、Kibana）架构，用于高效收集、存储、搜索、分析和可视化这些信息，为系统运维和业务决策提供了数据支持。

技术优化方面，新系统抛弃了旧架构中 jQuery、Bootstrap、Activiti 等不再适应新业务需求的技术框架，使得系统更加健壮和易于维护。

（二）硬件组合

第一代系统的硬件架构以集群部署为核心，致力于保障系统的高可用性与数据安全性。核心硬件设备包括 Web 服务器、数据库服务器、应用服务器、交换机、防火墙、路由器、磁盘阵列和入侵检测器等。

系统部署采用了负载均衡策略，通过负载均衡服务器将用户请求分发至多台应用服务器，应用服务器再连接数据库服务器进行数据处理，而文献附件则存储于独立的文件服务器中。为确保数据安全，系统实现了数据库、应用数据和文件数据在服务器间的互备机制，并定期自动上传至远程云服务器，构建了完善的数据安全与灾备体系。

第二代系统在充分利用现有服务器资源的基础上，增加了 GPU 服务器，部署了 DeepSeek 蒸馏版本的小型语言模型。这一配置主要用于处理敏感数据和本地文档的向量化，包括文档解析、分块和 OCR 识别等任务。针对非敏感数据如常规文献等，系统则采用云端大模型 API 进行检索召回等操作，平衡了数据安全性与模型性能需求，充分利用了运动模型的强大算力和丰富的模型切换能力，实现了最优的处理效果。

（三）架构整合与技术协同

整体来看，第二代证据库系统的一个显著特点是技术的深度整合与协同。系统将传统数据库技术、向量数据库、图数据库与大型语言模型有机结合，构建了一个多模态、多维度的证据处理平台。例如，通过将知识图谱与 RAG 技术结合，系统能够同时利用结构化知识和非结构化文本的优势，提供更加准确和全面的证据检索与分析结果。

同时，实现了本地模型与云端模型的协同工作模式，根据数据敏感性和处理需求的不同，灵活调用不同计算资源，既保障了敏感数据的安全性，又充分利用了云端大模型的强大能力。第二代证据库系统通过架构重构和技术升级，从传统的数据管理系统演进为智能化的证据处理平台，不仅提升了系统性能和用户体验，也显著增强了证据提取、分析和管理的智能化水平，为证据库系统的进一步发展奠定了坚实的技术基础。

二、底层图谱构建

智能化底层图谱的主要数据来源为已发表的文献（后文以中成药 RCT 为例）。因此需要根据文献的特点进行字段设置、标注、抽取，并梳理字段间的关系。

（一）临床数据之间的关系

中成药 RCT 各数据字段的命名实体采用传统的 BIO 序列标注策略进行识别，并从非结构化和半结构化数据中获取实体、属性、关系等信息进行知识抽取。知识抽取完成后，将获取的知识进行知识融合，可消除歧义、剔除重复和错误信息，从而确保知识质量，并利用"实体对齐"(数据标准化)，使中英文等同义数据指代一致(包括全称、缩写等)。

中成药RCT数据(知识)图谱的构建过程中，每个节点均为本体实体，可视为一个知识元素，而每条边则表达数据字段之间的关系。与现存的中医药领域知识图谱不同，中成药RCT数据基于循证中医药学理论体系抽取，其关系将遵循PICOS原则和证据等级进行表达。

(二) RCT要素之间的关系表达

PICO作为RCT研究的关键要素，需要一定的逻辑关系进行限定和表达。PICO要素之间的关系表达示意，见图3-1。

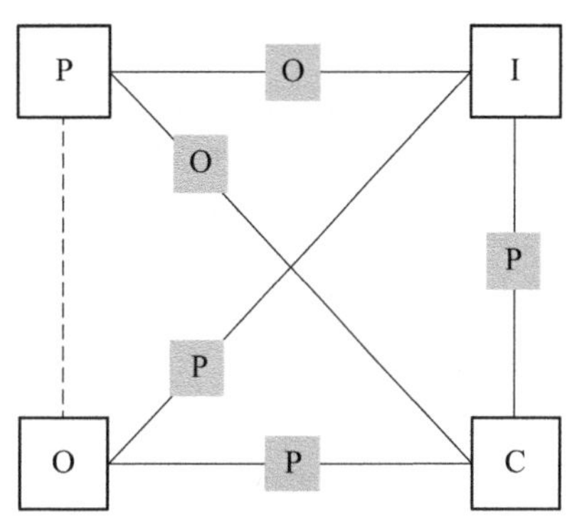

图3-1 PICO要素之间的关系表达示意

疾病：疾病与干预措施(P-I)、对照措施(P-C)之间的疗效和安全性关系需要通过结局指标的结果进行完整表达，此时，结局指标的结果(阳性/阴性)则是P-I、P-C两组节点元素之间的逻辑关系，可表达为P-(O)-I、P-(O)-C，如：速效救心丸(干预措施)在心绞痛发作时间方面(结局指标)对冠心病心绞痛(疾病)具有明显疗效(阳性结果)。

干预/对照措施：干预措施和对照措施(I-C)之间的对比关系需要在同一疾病下完整表达，此时，疾病名称(P)则是I-C两组节点元素之间的逻辑关系，可表达为I-(P)-C，如稳心颗粒(干预措施)对比复方丹参滴丸(对照措施)治疗稳定型心律失常(疾病名称)的疗效观察。

结局指标：结局指标与疾病(O-P)往往成从属关系，以疾病为主体，可归纳整理出多个核心结局指标，即核心指标集(COS)，如心绞痛发作频率、心绞痛发作持续时间作为最能体现稳定型心绞痛治疗效果的核心结局指标(O)，在临床研究中与稳定型心绞痛(P)密不可分。故在结局指标与干预/对照措施(O-I/C)之间的效果表达也需要在同一疾病(P)下完整表达，可表达为O-(P)-I/C，如麝香保心丸联合曲美他嗪(I)较曲美他嗪单用(C)可减少稳定型心绞痛(P)的心绞痛发作频率(O)。

(三) RCT要素内部的关系表达

同一研究要素，在不同研究中的本体均可能存在差异，在知识图谱构建的数据清洗环节，如何整理数据并使元素间形成有效关系十分重要。

疾病：在不同研究中，疾病种类可能不同，涉及相同病种的多项研究，其病种的分期、分型、纳入的患者基线等也可能不同。此时，应以疾病种类为核心，以分期、分型、纳入患者群体、未分类(原始研究信息不支持分类)等不同分类方式对其原始研究中报告的具体信息进行归类并标准化。以肺炎为例，其存在多种疾病分类方式，各分类下还可能出现从属的亚组分类，全面获取各类肺炎相关疾病的信息，预先对肺炎相关病名进行标准化并构建病名之间的相互关系，疾病(肺炎)关系表达示意，见图3-2。故以疾病的不同分类方式作为其内部的逻辑关系表达，以疾病名称、疾病亚型名称作为两端元素节点较为合理，可表达为 $P_{疾病名称}$-(分类方式)- $P_{疾病亚型名称1/2\cdots/N}$，如：肺炎-(按“获得途径”分类为)-社区获得性肺炎/医院获得性肺炎。

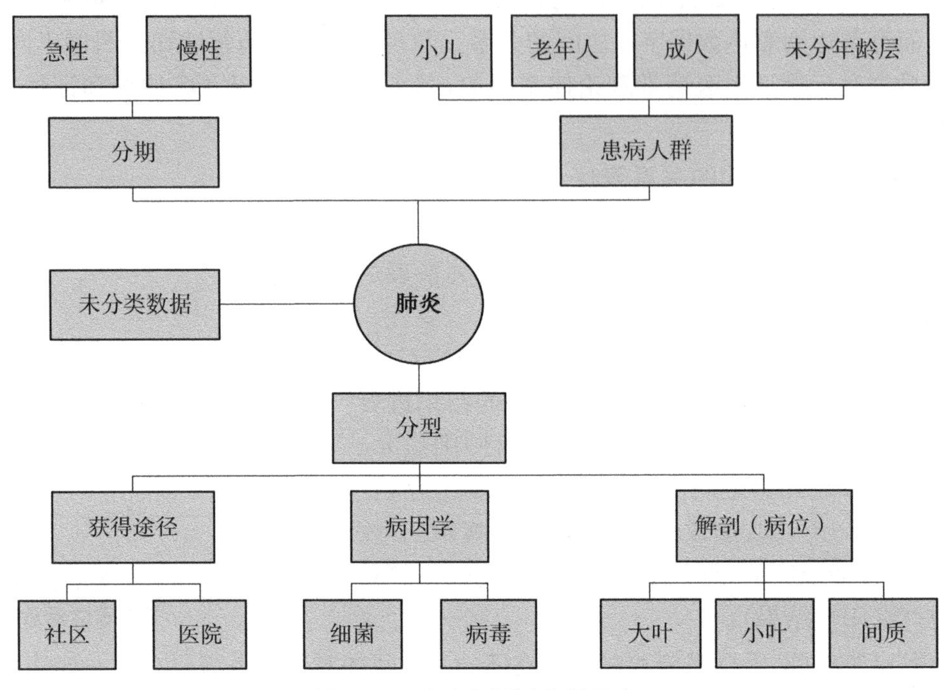

图 3-2　疾病(肺炎)分类示意

独家药：该类药可将药名本体及相关说明书信息直接作为节点元素，无需额外标准化，可通过“知识卡片”形式予以表达。

相关信息一致的非独家药：该类药属于“混杂小数据”，可将药名本体作为核心节点元素，并将涉及的多个生产厂商及其说明书信息作为分类节点元素进行关系表达；各厂商及其相关信息之间不产生交叉关系。

药名相同或相似，但剂型、组成或功效可能不同的中成药：该类中成药需重点区分，预先组建药品信息清单，清单项目包括：节点元素编号、药名、药监局统一编号、生产厂商、商品名/商标、批号、功能主治/适应证、主要成分、辅料、剂型、规格、性状、用法用量、注意事项、药物相互作用、不良反应、禁忌、储藏条件、有效期、生产地址等。以清单中每项内容作为一个节点元素分别与对应药名建立关系；对药名进行语义拆分，将药名中涉及的体现“剂型”的字段单独识别，并作为第一级别的亚组分类条件。

以“龙胆泻肝”为例，与其相关的药监局备案药名就包括：龙胆泻肝丸、龙胆泻肝丸(水丸)、龙胆泻肝丸(浓缩丸)、龙胆泻肝胶囊、龙胆泻肝软胶囊、龙胆泻肝颗粒、龙胆泻肝口服液、龙胆泻肝片等，以上中成药名共涉及生产厂商 264 家(数据查询于药监局官网)，不同剂型的“龙胆泻肝”所报告的药品信息也有所不同。按预先组建的药品信息清单项目构建知识图谱的模式层，并在模式层基础上输入数据层信息；模式层相对固定，原则上不随数据变化而变动，数据层以“龙胆泻肝颗粒”为例予以展示，见图 3-3。

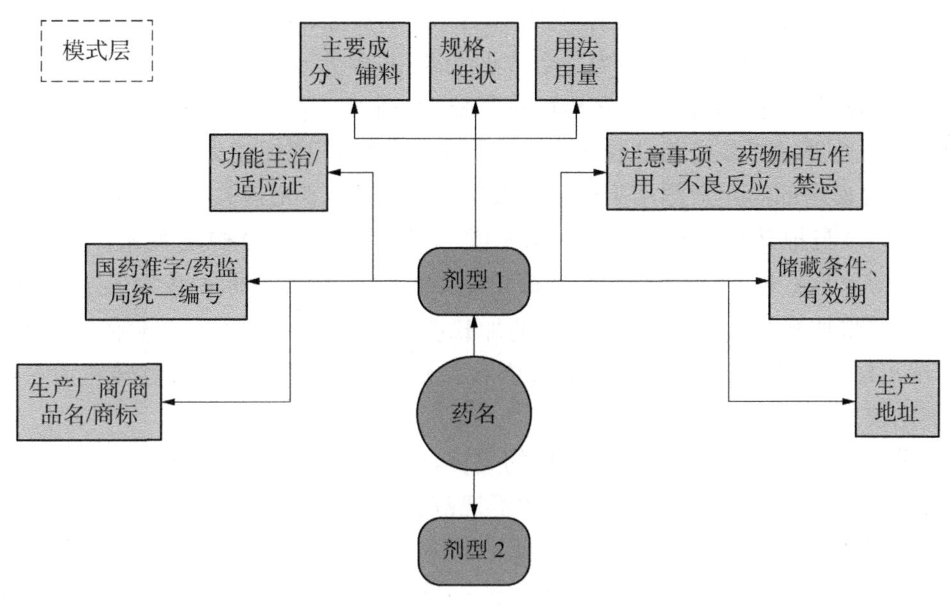

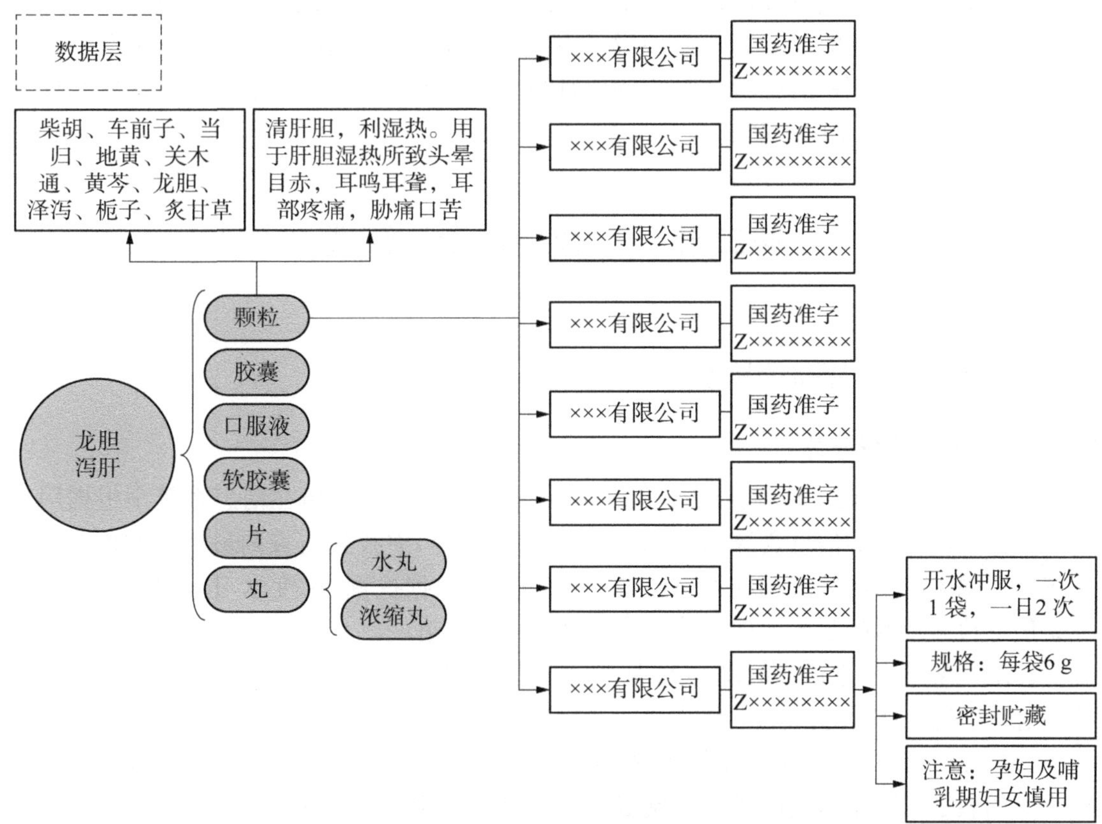

图 3－3　中成药关系表达示例

干预及对照措施设计：在中成药临床试验中，对照关系的合理表达有助于突出研究目的，体现研究价值。

在对照关系的设计方面，可归纳为：A vs B、A＋B vs B、A vs A 模拟剂、A vs 空白对照等直接比较模型，每种比较模型即为一个节点元素，其中 A 为目标药物。在临床证据信息预处理时，则需要分别将干预及对照措施进行梳理，通过二者对比的形式确定所属的比较模型并做标注处理，如“参松养心胶囊＋胺碘酮 vs 胺碘酮”则标注为“A＋B vs B”。

当研究要素内部的元素作用于证据等级转化（研究类型元素关系）时，需要将“比较模型”（节点元素）与拟转化的研究类型（MA 或 NMA 节点元素）构建关系。目标关系为 S_{RCT} -（Model）- S_{MA} 时，比较模型中的加载设计无需加工处理；目标关系为 S_{RCT} -（Model）- S_{NMA} 时，需要将加载设计（A＋B vs B）中的加载项（A＋B）统一视作一个整体“a”，即获得 a vs b、b vs c、b vs d 等多组比较关系，通过网状关系，以干预措施 b 为节点转化为 a vs c vs d 的间接比较。

结局指标：结局指标是药物疗效评价的关键，也是药物临床精准应用的重要参考。而当前临床研究中报告的结局指标存在表述不规范、应用随意性大等问题，不能充分突出药物的优势与证据。每个指标作为一个节点元素，对大量杂乱指标进行合理应用需先将指标间建立内在关系。可将指标分为两个部分，一部分表述明确的指标（多见于理化检测指标），可将指标名称本体直接作为节点元素进行表达；另一部分表述不清楚的指标（多见于以“有效率”进行表述的二分类指标）则需归纳并标准化后才可进行表达，而这部分表述不同的指标之间建立关系的逻辑则是相同的评价内容和标准，通过一致的评价内容和标准将同、近义指标表述予以关联。

第二节 | 智能检索与筛选

一、智能检索与筛选技术

（一）智能检索技术

1. *检索技术概述*　检索技术（information retrieval，IR）是指在信息系统中根据用户需求（查询）从大量的信息资源（如文本、数据库、图像等）中找到与查询最相关的内容。它不仅仅局限于简单的关键词匹配，还包括语义分析、数据挖掘、深度学习等多种技术。以下是信息检索技术的基本原理及其在智能检索中的应用。

传统框架下，信息检索的基本原理：传统的信息检索系统通常基于文档表示、查询表示、相似性计算、排序过滤四个基本步骤。

（1）文档表示：在信息检索中，首先需要将文档和查询转化为计算机可以处理的形式。最常见的表示方法是通过向量空间模型（VSM）来表示文档和查询。每个文档被表示为一个向量，其中每个维度表示一个特征（如词频、词频-逆文档频率等）。

词频-逆文档频率（term frequency-inverse document frequency，TF - IDF）是一种加权策略，用于衡量某个词项在文档中的重要性。TF - IDF 结合了词项频率（TF）和逆文档频率（IDF）来增强对特定词语的检索相关度，如式（3 - 1）所示。

$$\text{TF-IDF}(t, d) = \text{TF}(t, d) \times \log\left[\frac{N}{\text{DF}(t)}\right] \quad (3-1)$$

其中，TF：某个词在文档中出现的频率。IDF：词语在整个文档集合中出现的稀缺度。N 是文档总数，$\text{DF}(t)$是包含词 t 的文档数。

(2) 查询表示：用户输入的查询也需要转化为向量形式，以便与文档进行比较。在传统模型中，查询通常采用与文档相同的表示方式，即将查询中的关键词提取并根据其在文档集合中的分布生成查询向量。

(3) 相似度计算：通过计算文档和查询之间的相似度来判断检索结果的相关性。常用的相似度计算方法包括余弦相似度和内积等。

余弦相似度(Cosine Similarity)通过计算查询向量与文档向量之间的夹角来衡量它们的相似度，基本公式如式(3-2)所示。

$$\text{cosine similarity}(A, B) = \frac{A \cdot B}{\| A \| \, \| B \|} \quad (3-2)$$

其中，A 和 B 分别是查询向量和文档向量，$\| A \|$ 和 $\| B \|$ 是它们的模。

内积：用于衡量两个向量的线性相关性。

(4) 排序与过滤：基于计算出的相似度值，检索系统会将相关度较高的文档排序并返回给用户。这通常通过简单的排序算法实现，如基于相似度值从高到低排序。

2. 典型的检索技术　随着计算机科学的进步，信息检索技术不断发展，采用了更复杂的模型和算法，以下是一些扩展的检索技术。

(1) 布尔检索模型(Boolean model)：布尔模型是最早的检索方法之一，文档和查询通过布尔表达式(如“AND”“OR”“NOT”)进行匹配。在这个模型中，文档的匹配是精确的，要么包含查询中的某些关键词，要么不包含。布尔检索模型适合于那些对结果准确度要求高但不关心排序的场景。

(2) 向量空间模型(vector space model, VSM)：向量空间模型提供了一种基于数学向量的文档表示方法，通过向量运算(如余弦相似度)来计算文档和查询之间的相似性。它适合于处理模糊查询，如查询中关键词的不同形式或同义词。

(3) 隐语义分析(latent semantic analysis, LSA)：隐语义分析是一种基于矩阵分解的技术，用于发现文本中的潜在语义结构。LSA 通过奇异值分解技术对文档—词矩阵进行降维处理，减少噪声，揭示词语之间的潜在关系，使得检索系统可以识别出语义相似的词汇，即使这些词汇在表面上不同。

3. 检索技术智能化　随着大数据和人工智能技术的发展，智能检索在医学领域，尤其是中医药领域的应用越来越广泛。智能检索技术的核心目标是通过先进的技术方法，帮助用户更高效、准确地从大量医学文献、病例、药方等信息中提取所需数据。在中医药领域，智能检索技术的应用面临诸多挑战，例如中医药的文献复杂性、语言的多义性、症状与病因之间的复杂关系等。因此，传统的基于关键词的检索方法往往不足以满足需求，而更先进的人工智能方法，尤其是深度学习和生成式智能，正在逐步取代传统方法，提高检索的准确性、全面性和智能化水平。

人工智能检索技术利用机器学习和自然语言处理等技术，帮助计算机“理解”和“推理”信息，而不仅仅是进行基于关键词的匹配。AI检索的核心在于通过模型的训练，使其能够处理语言的多样性和复杂性，进而提供更加精准和个性化的检索结果。

语义理解与文本处理：在传统的文本检索中，系统仅仅依赖于关键词匹配，无法识别同义词、反义词或上下文中的隐含含义。而AI检索技术可以利用自然语言处理技术，使系统具备理解文本语义的能力。中医药领域的文本处理尤其具有挑战性，因为中医文献往往使用复杂的术语、古文及隐晦的表达方式。因此，深度的语言理解是实现精确检索的基础。

(1) 分词与词性标注：文本处理的第一步是分词，即将长句分解为一个个词语或短语。传统的分词方法可能会出现歧义，特别是在中医药文献中，许多词汇具有多重意义（例如“寒湿”在不同语境下可能代表不同的病理状态）。因此，现代AI通过深度学习算法，如循环神经网络或长短时记忆网络，能够通过上下文信息来自动判定词语的正确切分和词性，从而提高分词的准确性。

(2) 语法解析与依存关系：语法解析的目的是识别句子中的各个成分及其相互关系。依存句法分析是一种常用的技术，它能够揭示句子中不同单词之间的依存关系。例如在中医药文献中，“脾胃虚弱”和“脾胃气滞”是两种不同的病理状态，依存关系分析可以帮助系统区分这些表面相似但实际不同的概念。

(3) 语义分析与推理：语义分析进一步推动了文本理解的深度。通过Word2Vec或GloVe等词向量技术，AI系统可以将每个词语表示为一个高维向量，这些向量能够反映词语之间的语义相似度。在中医药领域，句向量模型（例如，BERT）的应用尤其重要，因为它能捕捉上下文中词语之间的关系，甚至能够理解多义词、同义词之间的差异。例如，“头痛”和“头晕”在不同的病症中可能有不同的意义，通过上下文理解，AI可以更加准确地关联症状与可能的疾病。

信息检索模型：传统的信息检索模型基于关键词匹配，但随着人工智能的发展，检索技术逐渐转向基于语义的检索。

(1) 词频-逆文档频率（term frequency-inverse document frequency，TF－IDF）：TF－IDF是传统信息检索中常用的算法。其核心思想是通过衡量某一词汇在文档中的频率与在所有文档中出现的稀缺度来评估该词的重要性。在中医药文献中，虽然TF－IDF依然有用，但其局限性在于无法理解文本的深层语义和上下文关系，因此现代系统往往结合语义分析来提高检索精度。

(2) 向量空间模型：在VSM中，文档和查询均表示为向量，计算它们之间的相似度来进行检索。在AI检索系统中，深度语义模型（例如，BERT、RoBERTa）被用于生成查询和文档的向量表示，这些模型能够从更高层次上理解文本的语义，并解决传统VSM中无法处理的多义性问题。

4. 深度学习技术在检索中的应用 深度学习是人工智能的一个重要分支，广泛应用于图像识别、语音处理和自然语言处理等领域。在信息检索中，深度学习通过训练深层神经网络，能够自动提取数据中的高层次特征，从而提高检索的准确性和智能化水平。

自学习特征提取：深度学习模型，如卷积神经网络、循环神经网络、长短时记忆网络等，能够从大量的标注数据中学习到高层次的抽象特征，这对于处理中医药领域的复杂数据尤为重要。

(1) 卷积神经网络：CNN 在处理图像时能够有效捕捉局部特征，类似地，在文本数据中，CNN 可以通过滑动窗口方式扫描文本中的词汇，提取局部的语义特征。例如，在中医药文献的检索中，CNN 可以帮助识别疾病名称、药方、症状等关键要素，并通过不同层次的卷积操作提取更为深层的特征。

(2) 循环神经网络与长短时记忆网络：RNN 和 LSTM 在处理序列数据时表现尤为突出，因为它们能够捕捉到数据中的时序关系。在中医药病例分析中，患者的症状和病情常常是按时间顺序变化的，使用 RNN 或 LSTM 可以帮助系统理解症状变化的规律和疾病的发展过程。例如 LSTM 可以处理长时间间隔的症状信息，挖掘症状之间的长期依赖关系，帮助识别潜在的疾病模式。

(3) Transformer 架构：基于 Transformer 架构的语言模型，能够从双向上下文中捕捉文本的深层语义。这些模型已经被广泛应用于文本分类、实体识别、关系抽取等任务。中医药领域的检索任务通常涉及大量复杂的文本数据，BERT 及其变种模型能够处理这些文本中的长依赖关系和复杂的语义信息，进而提高检索的准确性。

强化学习与个性化检索：强化学习(reinforcement learning)是一种通过奖励与惩罚机制训练模型的学习方法。在中医药个性化治疗方案推荐中，强化学习可以用于优化药方推荐。通过用户的反馈(如疗效的好坏)，模型能够不断调整推荐策略，提高后续推荐的准确性。

5. 生成式智能在检索中的应用 生成式智能主要指能够根据输入条件生成新内容的技术。这一技术在信息检索中，特别是在中医药领域，具有广泛的应用前景，包括个性化治疗方案生成、药方推荐和医学文献总结等。

生成模型的工作原理：生成模型通常通过训练数据学习如何生成新的数据。在生成式智能中，常见的模型包括变分自编码器、生成对抗网络，以及基于序列到序列的模型(如 GPT 系列)。

(1) 变分自编码器：VAE 是一种生成模型，通过编码器将输入数据压缩成潜在空间的低维表示，再通过解码器重建数据。VAE 适用于生成新的中医药治疗方案或药方，它能够从中医药数据库中学习潜在的药方规律，并生成符合中医治疗原则的药方组合。

(2) 生成对抗网络：GAN 通过对抗训练的方式优化生成器和判别器。生成器通过生成新的样本，判别器则判断样本是否真实。在中医药领域，GAN 可以用于生成新的药方配伍方案，或根据病情生成个性化的治疗建议。

(3) GPT 系列模型(自回归模型)：GPT 系列模型能够基于给定的文本生成与之相关的新内容。在中医药检索中，GPT 可以用于根据病症或症状生成相关的治疗方案、药方或医学文献摘要。

(二) 智能筛选技术

1. 筛选技术概述 筛选技术在信息处理和决策支持中扮演着重要角色，特别是在面对海量数据时，筛选能够帮助快速、高效地找到最相关、最有价值的信息。与传统的检索技术不同，筛选技术不仅仅是对数据进行简单的匹配或排序，它更多的是在大量数据中自

动识别出符合特定需求的内容，这种需求可以是用户的行为、偏好、条件或其他隐性目标。

在智能筛选中，主要依赖的数据类型包括结构化数据（例如，数据库、表格）和非结构化数据（例如，文本、图像、音频等）。与检索技术的侧重点不同，筛选技术更注重在数据中根据特定标准、条件或算法，从原始数据中提炼出符合要求的信息，往往以减少不相关信息的方式来提高数据的有效性。在中医药领域，智能筛选的应用显得尤为重要。例如，在中医病例分析中，筛选技术能够帮助医生快速从大量病例中找到与患者症状相似的历史病例或药方。

文献筛选是分析的第一步，目的是从现有的文献中筛选出符合特定标准的研究。这个过程通常分为三个阶段：

（1）初步筛选：根据预设的关键词和文献数据库（如 PubMed、Cochrane Library、Web of Science 等）进行广泛的文献搜索。通过使用包括主题词、标题和摘要的自动检索，收集尽可能多的相关研究。

（2）文献筛选：对每篇研究进行详细的评审，通常根据纳入标准和排除标准进行筛选。

（3）数据筛选：从已筛选的研究中提取所需的原始数据或统计量，通常包括效应量（例如，均值差、相对风险、优势比）、样本大小、标准误差、置信区间等。数据提取过程中，研究者需要遵循严格的标准，确保数据的一致性和准确性。

2. 典型筛选技术　筛选技术的实现可以基于不同的算法和方法，根据不同的数据特征和筛选目标，选择适合的技术。以下是几种典型的筛选技术。

基于规则的筛选：规则筛选是一种最为基础且直观的方法，主要依赖人工设定的一系列规则或条件对数据进行过滤。这些规则可以是基于关键词的过滤，也可以是基于更复杂的逻辑条件。例如，在医学文献筛选中，可以根据“疾病名称＋药方”的规则，筛选出包含指定药方的文献。

基于特征选择的筛选：特征选择是一种筛选技术，通常用于高维数据。通过选择数据中最具代表性的特征，去除冗余特征，简化数据维度，以提高筛选的准确性。例如，在处理中医病例时，可以基于症状、病因、药方等特征进行筛选，从而在大量病例数据中提取出与患者症状相关的病例。

基于排序和评分的筛选：这种筛选方法通过对文档、数据或内容进行排序，选择相关性最高的项。常见的排序方法包括基于相似度评分、TF - IDF、余弦相似度等。例如，在中医文献筛选中，采用排序算法可以根据病症与药方的匹配度，对药方或文献进行优先级排序。

基于聚类的筛选：聚类是一种将数据划分为若干组（簇）的技术，筛选技术可以通过聚类将相似的数据分为同一组，进而从各个簇中选择出符合筛选条件的内容。聚类方法可以帮助发现潜在的关联模式，特别适用于中医药文献的筛选，其中很多病症、药方的表现有一定的规律性。

3. 筛选技术的智能化　智能筛选技术相较于传统的基于规则的筛选方法，其最大的优势在于能够通过机器学习和数据分析自动识别模式、提取特征，基于数据的实际含义进行高效筛选。与传统方法不同，智能筛选可以处理更为复杂的数据，并在过程中进行自我学习和优化。

智能筛选通常包括以下关键技术：

数据预处理与特征提取：智能筛选的第一步是对原始数据进行清洗和转换。文本数据往往需要通过自然语言处理技术进行分词、词性标注等操作，提取出文本中的关键特征。比如在中医药领域，通过 NLP 技术提取文献中的症状、疾病、药物等信息。对于结构化数据，例如，病例数据或药方数据，特征提取可以帮助自动识别和标记关键字段，如药品成分、药方类型等。

机器学习与模型训练：智能筛选系统通常使用监督学习或无监督学习模型进行训练。通过标注的数据，模型学习如何根据给定条件筛选出相关内容。例如，在医学领域，通过学习大量历史病例和药方，模型能够自动识别病症、病因与治疗之间的关系，从而根据患者的具体病情筛选出合适的治疗方案或药方。

模式识别与关联分析：智能筛选技术依赖于强大的模式识别能力。通过分类算法（例如，支持向量机、决策树、随机森林）或聚类算法（如 K-means、DBSCAN），模型能够从大规模数据中挖掘出潜在的规律。例如，通过聚类分析，系统可以将病症相似的病例分为同一组，再从中筛选出最相关的案例。

强化学习与自适应筛选：智能筛选不仅依赖于静态的规则或模型，它还能够根据实际应用中的反馈进行动态优化。强化学习可以使筛选系统根据用户反馈或点击行为不断调整筛选策略。例如，当用户对某些筛选结果不满意时，系统可以通过反馈机制优化筛选条件和模型参数，以提高筛选结果的准确性。

4. 深度学习在筛选中的应用

（1）筛选应用到的常见技术：深度学习作为一种能够自动从数据中提取特征并进行高效学习的技术，广泛应用于智能筛选中，尤其在处理复杂数据和高维数据时具有优势。

卷积神经网络：CNN 是深度学习中常用于图像数据处理的算法，但也适用于文本数据的处理。在智能筛选中，CNN 可以用来从文档或病例中提取局部的有用特征，例如，在中医药文献中，CNN 可以帮助提取关键症状、疾病名称、治疗方法等信息，从而准确筛选出与用户需求相关的文献或案例。

循环神经网络与长短时记忆网络：RNN 和 LSTM 在处理序列数据时具有天然的优势，尤其适用于需要理解时间依赖性的任务。例如，在中医药病例筛选中，RNN 和 LSTM 可以帮助捕捉症状、病情、治疗过程等之间的时间性关联，并据此筛选出与病程相符的病例。

Transformer 模型：Transformer 等基于自注意力机制的深度学习模型，能够高效地处理和理解文本中的长期依赖关系。在筛选任务中，这些模型能够根据上下文理解词汇和句子之间的深层次语义关系。BERT 模型，尤其在医学文本筛选中，能够基于症状、药方、病因等信息，自动提取与患者病情最相关的文献或治疗方案。

深度排序学习：深度学习还可以用于对筛选结果进行排序，确保最相关的项排在前面。例如，基于深度神经网络的排序学习方法，能够通过优化算法模型，将筛选结果相关性排序，提高筛选的精确度。

（2）深度学习在文献筛选中的应用：深度学习在文献筛选中解决或提升了效率、准确性、自动化程度、数据抽取等方面关键问题，见图 3－4。

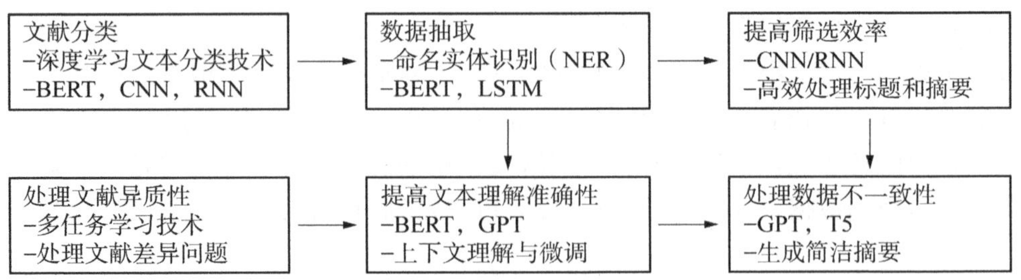

图 3-4　深度学习在文献筛选中的重要应用示意图

在文献分类方面，深度学习文本分类技术被广泛应用。该技术的基本原理为通过神经网络模型(卷积神经网络 CNN、循环神经网络 RNN、预训练语言模型 BERT 等)对文献的标题、摘要或全文进行训练，使模型能够根据文献的内容判断其是否符合纳入标准。通过采用深度神经网络自动提取文本特征，解决了人工筛选效率低、主观偏差等问题，从而提高了文献筛选的速度和准确性。例如，基于 BERT 模型的自动化筛选系统，可以根据训练数据自动识别符合研究目标的文献，减少了人工审阅的工作量。

在数据抽取方面，命名实体识别技术被广泛应用。该技术的基本原理为通过训练深度学习模型，识别文献中的关键实体信息，例如，研究对象、干预措施、结局指标等。通过采用长短期记忆网络、BERT 等深度学习模型对文献内容进行标注，解决了手动提取数据费时费力、数据提取一致性差等问题，从而自动化提取文献中的关键信息，提升了数据整理的效率。例如，利用 BERT 模型，可以自动从大量的医学文献中提取疾病类型、治疗方法和研究结论等信息，为 Meta 分析提供精确的数据支持。

在提高筛选效率方面，卷积神经网络和循环神经网络技术被广泛应用。该技术的基本原理为 CNN 通过卷积操作自动提取文本中的局部特征，RNN 和 LSTM 则通过处理文本序列数据，捕捉文献中的长程依赖信息。通过采用深度学习模型高效处理标题和摘要文本，解决了人工筛选工作量大、筛选速度慢的问题，从而显著提高了文献筛选的效率。例如，CNN 被用于标题和摘要的快速筛选，RNN 和 LSTM 则可用于处理较长的文献摘要或全文，进一步提高筛选的自动化程度。

在处理文献异质性方面，深度学习中的多任务学习技术被广泛应用。该技术的基本原理为通过设计联合学习框架，使模型能够同时解决多个相关任务，如文献分类、信息抽取和质量评估等。通过采用多任务学习模型，解决了文献之间因研究设计、数据质量差异导致的异质性问题，从而更好地处理不同文献间的差异。例如，在 Meta 分析的文献筛选过程中，通过多任务学习模型同时判断文献的研究设计类型、偏倚风险和结果质量等，提升了对文献多维度分析的能力。

在提高文本理解准确性方面，BERT 和 GPT 等预训练语言模型被广泛应用。该技术的基本原理为在大规模语料库上进行预训练，通过上下文建模理解单词或短语在句子中的深层含义，然后通过微调来适应具体任务。它通过采用预训练模型，解决了传统模型对长文本理解能力有限的问题，从而提高了文献筛选中的文本理解准确性。例如，BERT 模型通过双向编码器获取上下文信息，能够更准确地理解复杂文献的意思，并辅助研究人员进行文献筛选。

在处理数据不一致性方面，文本生成和摘要技术被广泛应用。该技术的基本原理为通过深度生成模型（例如，GPT、T5 等），根据文献内容生成简洁的摘要或总结，从而提取核心信息。通过采用文本生成技术，解决了不同文献数据表达不一致、结构差异大的问题，从而帮助研究者快速判断文献的相关性。例如，GPT 模型可以生成简明扼要的文献摘要，使得研究人员能够更高效地评估文献的核心内容，减少因文献格式差异带来的筛选困难。

（3）深度学习在数据筛选中的应用：深度学习在数据筛选中解决或提升了效率、准确性、自动化程度、数据一致性等方面的关键问题。

在数据预处理方面，卷积神经网络技术被广泛应用。该技术的基本原理为通过卷积层从输入数据中自动提取局部特征，进而减少人工特征提取的工作量，并提高数据处理的准确性。CNN 通过在数据的不同层次上捕捉特征，解决了传统特征工程中的手工操作繁琐、效率低下的问题，从而加速了数据预处理过程，并提高了特征选择的自动化水平。例如，利用 CNN 对图像数据进行特征提取，能够在训练模型之前自动化地筛选出关键特征，极大提高了后续数据分析的效率。

在数据清洗方面，循环神经网络技术被广泛应用。该技术的基本原理为通过处理数据的序列信息，捕捉数据间的时间或上下文关系，从而对不完整或噪声数据进行修复。RNN 通过对历史数据的记忆和更新，能够解决传统数据清洗方法中忽视数据时序性和长期依赖性的问题，从而提高数据清洗的准确性和一致性。例如，使用 RNN 进行时序数据修复时，能够根据上下文信息填补缺失的值，减少数据清洗中的错误。

在异常检测方面，自编码器（autoencoder）被广泛应用。该技术的基本原理为通过一个编码器—解码器结构将输入数据压缩成低维表示，再通过解码器重构输入数据。自编码器能够有效地从输入数据中学习到最重要的特征，并检测与这些特征不一致的数据点，从而发现异常数据。通过学习数据的正常模式来检测异常，解决了传统方法中对异常数据依赖规则过多、准确度较低的问题，从而提升了异常检测的自动化和准确性。例如，在金融交易数据中使用自编码器检测欺诈行为，能够自动识别出偏离正常模式的交易，快速检测潜在的欺诈行为。

在数据归一化方面，生成对抗网络技术被广泛应用。该技术的基本原理为通过两个神经网络（生成器和判别器）对抗训练的方式生成高质量的数据，尤其是生成与原始数据分布相似的样本。GAN 能够解决传统数据归一化方法中对数据分布假设过于严格的问题，能够在无监督的情况下生成真实感更强的数据分布，从而提高数据归一化的效果。例如，在医学影像数据处理中，使用 GAN 生成的样本可以用于增强训练集，改进模型在小样本学习中的表现。

在数据标注方面，深度强化学习技术被广泛应用。该技术的基本原理为通过智能体与环境的交互，根据奖励和惩罚来优化数据标注策略。深度强化学习能够根据实时反馈调整标注策略，自动选择标注最具代表性或最具有挑战性的数据，从而提高数据标注的效率和准确性。通过探索和利用策略，解决了传统数据标注方法中标注不均衡、标注成本高的问题，从而加快了大规模数据集的标注进程。例如，在自然语言处理任务中，通过使用深度强化学习策略指导自动标注语料，能够加速文本分类和命名实体识别的标注过程。

在数据整合方面，Transformer 模型被广泛应用。该技术的基本原理为通过自注意力机制（self-attention）将数据中的重要部分进行加权聚合，从而更有效地处理不同来源的数据。Transformer 模型通过并行计算的方式，能够在多个数据源间快速建立联系，解决了传统数据整合方法中处理不同数据格式、来源和质量差异的问题，从而提升了数据整合的效率与准确性。例如，使用 Transformer 处理来自不同传感器的数据流，能够在短时间内将多维度信息整合成统一格式，提高数据处理的效率。

在数据一致性方面，图神经网络技术被广泛应用。该技术的基本原理为通过图的节点和边表示数据间的关系，并通过图卷积操作来捕捉这些关系。图神经网络能够有效地解决传统方法在处理具有复杂结构关系的异构数据时的困难，从而提高数据的一致性和连接性。例如，GNN 被用于社交网络数据分析，能够自动识别数据中的关键关系，并保证信息在数据流中的一致性和可靠性。

5. 生成式智能在筛选中的应用　生成式智能技术，通过其模型的生成能力，在筛选任务中不仅仅是从现有数据中进行选择，还能够在某些情况下生成新的候选项或数据，以此为筛选过程增加更多的灵活性和智能化。

生成对抗网络：GAN 作为一种生成式模型，常用于图像生成，但它同样能够在筛选任务中生成新数据。在中医药领域，GAN 可以根据已有的病例数据生成新的药方或治疗方案，这些生成的内容可以作为补充项加入筛选结果中。例如，在处理药方筛选时，GAN 可以生成可能有效的药方组合，提供给医生参考。

变分自编码器：VAE 是一种用于生成数据的深度学习模型，在筛选中可以生成潜在空间的样本。例如，VAE 可以根据输入的病症特征生成可能的药方组合，从而为中医医生提供多样化的筛选结果。

自回归生成模型：GPT 系列（generative pretrained transformer）模型能够生成与输入条件相关的新文本内容。在筛选任务中，GPT 可以根据用户输入的症状、病情等信息生成相关的治疗方案或文献摘要。这种生成式能力，可以极大地拓宽筛选范围，生成个性化的筛选结果。

个性化推荐与生成：生成式智能能够根据用户的历史行为、偏好和查询意图生成个性化的筛选结果。例如，在中医药文献推荐中，生成式模型可以根据患者的具体情况，生成符合其需求的个性化药方或治疗建议。

二、智能检索与筛选案例

（一）检索案例

以 AICED－CPM 数据库智能检索为例进行检索案例示范。数据库中的证据来源于目前公开的数据库，因此在证据录入前需要进行统一检索。检索步骤如下：

（1）需要根据纳入证据，明确 PICOS 等要素，列出基础检索词；

（2）归纳整理 PICOS 各要素的相近词，扩充加检索词；

（3）根据 PICOS 各要素间的关系，用 OR/AND/NOT 等关联词进行链接，编写检索式；

(4) 根据不同数据库的要求，分别进行证据检索。

公开数据库检索策略，以“中成药”RCT 研究为例：

明确 P-研究对象为“人类”，I-干预措施为中成药相关治疗，C-对照措施为中成药、中成药相关干预或非中成药干预，O-结局指标为所有结局指标，S-研究类型为随机对照试验。必要时，可以根据数据的分类进行文献类型限制，例如，研制检索文献类型为“中国医学”相关文献，分类号为“R2”。

对 PICO 进行扩充，P-研究对象为“人类”，检索词可为病人、患者、受试者等，或设置用于排除研究对象为非人类的文献的检索词，例如，鼠、兔、猪、蛙等动物。

I-干预措施，由于中成药相关干预措施种类过多，无法对中成药进行逐一检索，因此干预措施检索词可以不做中成药相关限制，列出用于排除非中成药的检索词即可，包括针灸、针、针刺、自拟、汤、推拿、正骨、灸、艾灸等。

C-对照措施及 O-结局指标没有特殊限制，因此可以不对该要素进行检索词设置，不对该要素进行检索。

S-研究类型的基础检索词为随机对照试验，可扩充的检索词包括随机、临床、疗效观察、随机对照试验、临床试验、临床观察、临床研究、中西医结合等。对可用于排除非随机对照试验的检索词进行扩充，包括综述、系统评价、Meta 分析、研究进展、荟萃分析、网状 Meta 分析等。

根据 PICOS 各要素间的关系，编写检索式。

P-研究对象检索式为(病人 OR 患者 OR 受试者 OR…OR…)NOT(鼠 OR 兔 OR 猪 OR 蛙 OR…OR…)

I-干预措施检索式为 NOT(针灸 OR 针 OR 针刺 OR 自拟 OR 汤 OR 推拿 OR 正骨 OR 灸 OR 艾灸 OR…OR…)

S-研究类型的检索式为(随机 OR 临床 OR 疗效观察 OR 随机对照试验 OR 临床试验 OR 临床观察 OR 临床研究 OR 中西医结合 OR…OR…)NOT(综述 OR 系统评价 OR Meta 分析 OR 研究进展 OR 荟萃分析 OR 网状 Meta 分析 OR…OR…)

最后，用 AND 将各要素检索式进行连接。

(二) 筛选案例

公开数据库检索后获得的初始文献仍不够精准，检索式仅能对文献进行大概的范围限制，对于文献内的一些细节，例如，干预对照措施的对比效果，还需根据纳入、排除标准手工筛选出符合要求的文献。

筛选文献的顺序为先纳入后排除，纳入、排除标准通常根据 PICOS 进一步制定。以检索策略中的“中成药”RCT 研究为例，对纳入、排除标准进行展示。

纳入标准为，研究类型：随机对照试验；研究对象(疾病)：无限制；干预及对照设置：基于凸显“中成药”疗效的原则，进行条件限制，①A(中成药)vs B 或 B vs A(中成药)，②A(中成药)+B vs B，B 干预须一致，③A(中成药)vs B(中成药)+C，④A(中成药)+B(中成药)vs C(中成药)+D，⑤A(中成药-大剂量)vs A(中成药-小剂量)；结局指标：无限制；

语种：中文。

排除标准为，题目、摘要类似随机对照试验，但通过全文判定为综述、动物实验、细胞实验等其他研究类型的文献，需剔除；干预及对照设置：①A(中成药)+B vs C，B为“非中成药”干预，此类仅体现中成药与其他干预类型加载疗法的疗效，需剔除；②A(中成药)+C vs B(中成药)+D，C、D均为“非中成药”干预，此类仅体现中成药与其他干预类型加载疗法的疗效，需剔除；③A(中成药)+B vs A(中成药)，此类为中成药对照，需剔除；④单臂研究，需剔除；无法获取全文，且尝试与文献源联系无果的文献；数据存在明显错误或雷同；经研究团队判定可能存在“一稿多投”的文献。

文献纳入、排除的步骤一般分为3个阶段，首先，通过阅读文献的标题进行初筛；其次，对题目符合要求的文献进行摘要阅读，对文献中的分组方法、研究对象、干预措施、对照措施等细节进行评估，进一步筛选符合要求的文献；最后，对余下的文献进行全文阅读，对摘要中没有的信息进行复核，例如，对结局指标的报告细节进行评估，判断该文献是否评估了PICO要素中明确的结局指标，是否对结果数据进行了详细报告，结果数据是否准确、是否存在前后不一致等，进一步排除不符合的文献。

第三节 | 数据智能提取

一、数据智能提取技术

(一) 基于模式的实体提取

最早的实体提取方法是基于规则的。1991年，Rau L F.教授提出了一种基于Writer和Writing规则的方法和灵感算法，研究从文本中提取“公司”名称。专业人员使用基于规则的方法从集合中提取相关数据，通过将信息与制定的规则进行匹配，并不断改进规则以获得更好的结果。

最初，基于词典的方法与基于规则的提取技术结合使用。此方法需要构建一个自定义词典来匹配文本。有各种领域的综合词典，包括遗传学、情感和名字。这本词典对于准确搜索和定位至关重要。识别它之外的实体是具有挑战性的。

两种方法通过模式匹配部分匹配实体提取。然而，随着数据的增长，制定规则和字典变得更加耗时。机器学习为这一挑战提供了有效的解决方案。

(二) 基于机器学习的实体

用于语言识别的隐马尔可夫模型最初由Rabiner等人提出。在早期的自然语言处理中，它被广泛应用于模式识别，并取得了积极的成果。该模型对某些位置和文本长度的适应性有限。

Lafferty等人引入的条件随机域(conditional random field, CRF)是一种改进的最大熵模型，可以根据训练集的语料库特征推断标签标记。CRF计算候选序列的概率，并选择概率最高的序列作为输出。这些方法建立了一个识别模型，从样本数据集中统计相关特征和参数，减少了对规则和字典的需求。

(三) 基于深度学习的实体

最近，深度学习方法在命名实体识别任务中得到了突出的应用。注意力机制是一种基于人类特征的研究驱动型建议，能够实现高效的信息资源分配。通过调整权重值，它可以锁定关键信息并过滤掉不相关的数据，展现出高可扩展性和鲁棒性。2017 年，Vaswani 提出了转化模型，随后 Kitaev 等人提出了改良模型来增强原始转化效力。将注意力机制与传统算法相结合，显著提高了系统的性能和提取能力。

长短期记忆本质上是再生神经网络中的递归神经网络结构。它的三门 LSTM 模型由“遗忘门”“记忆门”和“输出门”组成。通过过滤短序列、选择长序列并将其处理成缩短的版本，LSTM 传输了必要的信息。

BERT 模型于 2018 年推出，是基于 Transformer 的预训练模型。这是一种双向编码器表示，利用变压器模型的编码器。在处理一个单词时，BERT 可以通过联系其他单词来语境化其含义。BERT 专为无符号文本而设计，具有更深入的层次、更强的泛化能力和并行性，使其能够充分描述字符、单词和句子级别的特征。本质上，该模型增强了上下文记忆。BERT 可以被看作是一个深层的 Word2vec 模型，通过连接的网络，可以很好地完成特定的任务。在信息提取方面，BERT 具有显著的优势。BERT 模型的出现代表了自然语言处理的巨大飞跃，进一步推动了 NLP 任务的发展。

GPT－4 和 ERINE 等大型语言模型的出现是人工智能领域的一个重要里程碑。这些模型通过复杂的预训练目标和众多模型参数有效地从大量数据中捕获知识，使其能够处理标记和未标记的数据。通过针对特定任务对其进行微调，下游应用程序可以从这些模型中受益匪浅。学术界目前就使用大规模预训练模型作为自然语言处理下游任务的骨干达成共识。有几种流行的方法可以将大规模预训练语言模型用于下游 NLP 任务。其中一种方法为对特定任务的预训练模型进行微调。这种方法需要一个预训练的大规模语言模型，然后使用特定任务的标记数据对其进行微调，以获得用于执行预期任务的预训练语言模型。这种方法已被广泛应用于各种 NLP 任务，但全面的微调需要大量的计算资源和性能开销。

2022 年发布了用于通用信息提取的 UIE 框架，该框架将实体、关系、事件提取和情感分析任务统一起来，具有很强的可转移性和泛化性。PaddleNLP 受到这项工作的启发，开发并开源了第一个基于 ERNIE 3.0 预训练模型的中国 UIE 模型。

增强提取模型框架。为了使提取模型具有医学经验和知识，将医学知识库与增强的联合提取模型相结合，用以弥补大规模模型提取或深度学习提取的不足。使用“正则表达式”来定位字段在文本中的位置，之后进行单句切片。

二、数据智能提取案例

数据智能提取的第一步是明确所提取的字段。数据字段应根据 PICO 原则进行明确，并根据文献的报告特征，对字段进行扩充。数据库字段应尽可能全面，尽可能覆盖文献的所有内容。

（一）数据字段的确定办法

在PICOS原则的基础上，结合高质量文献范本进行数据字段的确定。范本可参考以下具体标准筛选：①发表年份最新；②已注册研究且报告注册号；③多中心研究（中心数量≥2）；④执行样本量估算；⑤执行方案审批；⑥执行知情同意；⑦产生分配序列的方法为“低风险”；⑧受试者盲法为“低风险”；⑨结果评价盲法为“低风险”。

按照上述标准进行范本检索，通过阅读全文，进一步筛选涉及字段多的范本作为参考，进行字段确定。例如，选择有效性结局指标中同时存在“二分类变量”和“连续性变量”结果数据的文献；选择安全性结局有较详细报告的文献；选择大样本研究（纳入样本量≥500优先）的文献作为范本，若筛选出来的范本均不能完全涵盖上述条件，则可筛选多个符合某一条件的范本进行组合参考。

（二）数据字段分类

基于PICOS原则，结合不同的文献类型，可将数据字段分为不同部分。例如，随机对照试验的数据字段包括发表信息、受试者信息、干预措施信息、结局指标信息、质量评价（RoB/CONSORT）五个部分。Meta分析的数据字段包括发表信息、Meta信息、质量评价（AMSTAR/PRISMA）三个部分。指南的数据字段包括发表信息、病证与治疗信息、质量评价（AGREEⅡ/RIGHT）三个部分。

1. 随机对照试验　发表信息主要包括：论文类型、文献编码（数据库自拟）、中文标题、英文标题、中文关键词、英文关键词、作者、第一作者单位的所属省份、第一作者工作单位、邮政编码、Email、疾病名称、ICD标准化病名、发表期刊、年/卷/期/页、基金资助、语言、证据文件（链接）以及备注等。

受试者信息，该模块由“组信息”和“受试者信息”组成。其中，组信息字段包括组数量、组名称、干预措施、男性数量、女性数量、总数量、年龄范围、年龄均数；受试者信息包括受试者来源、入组时间、是否多中心、中心数量、试验注册、注册号、方案审批、知情同意、样本量估算、基线资料、西医诊断标准、中医诊断标准、纳入标准、排除标准等。

干预措施信息包括组名称、干预措施、干预措施分类（口服/外用/注射）、药物名称、生产厂家、合并用药、基础用药、研究目标药物的剂量、用药频次、疗程等。

结局指标信息，该模块由“计数指标”“计量指标”“不良反应”“脱失情况”三部分组成。计数指标字段包括：指标名称、指标域、分级数量、指标评估标准或诊断依据、治愈数、显效数、好转数、有效数、无效数、组名称、干预措施、备注（上传数据表格截图）等；计量指标字段包括指标名称、指标域、组名称、干预措施、组疗前（数值）、组疗后（数值）、组病例数、备注（上传数据表格截图）等；不良反应、脱失包括组名称、干预措施、类别（不良反应/脱失/死亡）、各类别是否发生、各类别发生例数、详情描述等。

质量评价字段在质量智能评价部分介绍。

2. Meta分析　发表信息包括论文类型、中英文标题、中英文关键词、作者信息（单位、省份、联系方式）、疾病名称、发表期刊（年/卷/期/页）、基金资助情况、语种、上传原始文献等。

Meta分析信息包括指标数量、指标名称、干预措施数量、干预措施名称、效应量信息

(效应量、效应值、效应区间)、描述性分析及备注(特殊情况，具体用药剂量、疗程或联合用药具体信息等)。

质量评价字段在质量智能评价部分介绍。

3. 指南　发表信息的字段包括：标准类型、编码、分类、标题、关键词、中医病名、西医病名、干预措施、资助来源、指南编号、旧版指南编号、指南注册号、推荐级别参照标准、证据级别参照标准、制订方法、归口单位、通讯作者姓名、通讯作者单位、通讯作者电话、通讯作者邮箱、适用对象、年份、原文附件。

病症与治疗信息(以"中医药"为例)包括三级字段，第1级为病证信息，包括证型、并发症、适应证和其他；2级字段为治疗信息，共设置方剂、中成药、针灸、推拿、外治法、复合疗法和其他疗法7类中医疗法；3级字段为推荐信息，包括推荐意见、推荐级别、证据级别、证据来源、证据年份、证据样本量。具体字段见表3-1。

表3-1　G-TCM病证与治疗信息字段

字段级别	条目项目	字段信息
1级	病症	证型、适应证、并发症、其他
2级	治疗	方剂(方剂来源、药物组成、用法及疗程、加减、注意事项)； 中成药(来源、用法及疗程、注意事项)； 针灸[#](类型、主穴、辅穴、加减、操作、疗程、注意事项)； 推拿(主穴、辅穴、手法、疗程、加减、注意事项)； 外治法(药物名称、药物组成、操作方法、疗程、注意事项)； 复合疗法[*]； 其他疗法[&]
3级	推荐意见	推荐意见、推荐级别、证据级别、证据来源、发表年份、研究样本量

注：#，针灸，包括体针、火针、耳针、头针、埋线、电针、灸法、拔罐等；*，复合疗法，包含2种及以上中医疗法，提取相对应中医疗法字段；&，其他疗法，不便归于以上中医疗法的治疗方法，如五禽戏、太极拳等。

(三) 文本类数据字段智能提取办法

文本类数据字段的智能提取主要分为3个部分，分别是文本信息智能拆分、符号规则智能识别、语义规则智能识别，其中文本智能拆分是提取的前提，符号规则、语义规则贯穿文本拆分和字段识别全过程。

1. 文本信息智能拆分

(1) 文本版式的拆解：基于符号规则完成文本版式拆解。参考已发表文献的版式结构，其不同位置能够获取一些特定信息，例如，①页眉，一般可能呈现"期刊名称""栏目名称""年卷期页"等；②页脚，一般可呈现"页码""年卷期页"等；③上下结构的分割线，一般可能是两篇文章的分割，且一侧将可能出现"文章标题"等；④左右结构的分割线，一般可能是将一篇文章分为"左右两栏版式"或"左中右三栏版式"等。

(2) 文本结构的拆解：基于符号规则完成文本结构拆解。参考已发表文献的报告习惯及CONSORT报告规范量表，将文献划分为标题、摘要、关键词、作者、资料与方法、结果、讨论、总结、其他信息等9个部分，各部分以字体、字号、加粗、斜体等符号规则进行结构拆解。

(3) 文本段落、单句的切片：基于符号规则、语义规则完成文本各段落、单句的拆解。基于符号规则完成每段话的信息点梳理；基于语义规则完成段落中每个单句的切片。识别及抽取方案的完整实施流程，见图 3-5。

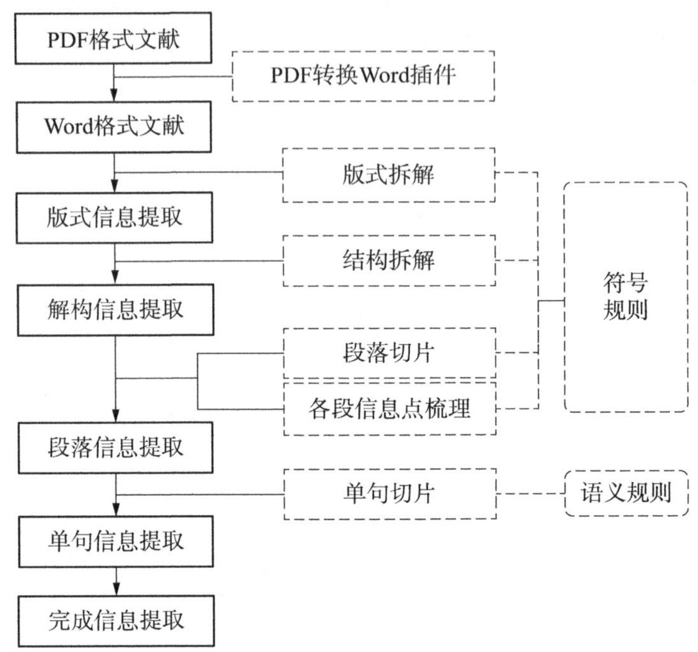

图 3-5　识别及抽取方案完整实施流程

2. *符号规则智能识别*　符号规则包括广义符号规则和狭义符号规则，广义的符号规则包括了文献的版式，文字和字母的字体、字号及相关特殊处理；而狭义的符号规则为标点符号。

(1) 确定字段定位：基于数据库纳入文献，统计各信息字段在原文各部分的出现比例，获取固定信息字段的定位段落，例如，"样本量"出现在"资料与方法"部分的"第一自然段"。

分别针对"发表信息""受试者信息""干预措施信息""结局指标信息"等涉及的目标字段从纳入文献中进行信息定位，总结形成定位信息表用于支持后续智能化抽取。

发表信息。可根据文章结构直接抽取，例如，中文标题的符号特征为黑体三号，基金资助的关键符号为"资助|项目来源|基金项目|课题"，发表期刊的关键符号为"当代|论坛|医学|中医|中国|杂志|学报|病学|出版|医药|药学|中医药|刊"，关键词的关键符号为"关键词；主题词；关键字"，英文关键词的关键符号为"Keyword"，电子邮件的关键符号为"w{0,20}@\w{0,10}\. com"。

受试者信息。从资料与方法段落提取，位置一般出现在资料与方法部分的第一自然段，定位词为[资料与方法-临床资料]。

干预措施信息：从资料与方法段落进行提取，位置一般出现在资料与方法部分的第一自然段后半部分，定位词为[方法]；药品名称、用法用量等信息从资料与方法段落进行提取，位置一般跟随干预措施出现，定位词为[方法]。

(2) 目标字段标注语料：在拆分后的文本信息中，根据确定的字段定位，进行相应字段的语料标注，将目标字段首字符设为B，目标字段内字符为I，目标字段以外字符为O(即：B-begin, I-inside, O-outside)，并将字段涉及的相关词、句进行标注。作为AI大规模智能抽取的训练参考。

3. *语义规则智能识别* 平行于符号规则开发语义规则识别模型(BERT+CRF模型)，构建双重抽取模型，可对符号规则的结果进行验证和补充。

语义规则中，BERT模型部分的 $E_1 \cdots E_n$ 代表文献中的一段中文语句，两次Trm为双向训练，即对一段中文语句从左至右、从右至左的两次训练，其目的是选取最优参数；$T_1 \cdots T_n$ 为训练拟合后近似标准的三维向量，可将文献中的中文字符号转化为计算机语言中的三维向量(B-label、I-label、O-label)。CRF模型作为解码层单独训练，CRF1…CRFn同样生成一组三维向量用以纠偏，辅助BERT模型判定目标中文字符的标签属性。BERT和CRF生成的两组三维向量经过运算，可生成最终的一组三维向量Tag1…Tag$n$。通过对比每个三维向量中B-label、I-label、O-label值的大小，取最大值所在的标签属性作为该中文字符的标签属性。完成以上工作后，即可实现文献中的中文字符向计算机语言中的BIO标签转化，见图3-6。

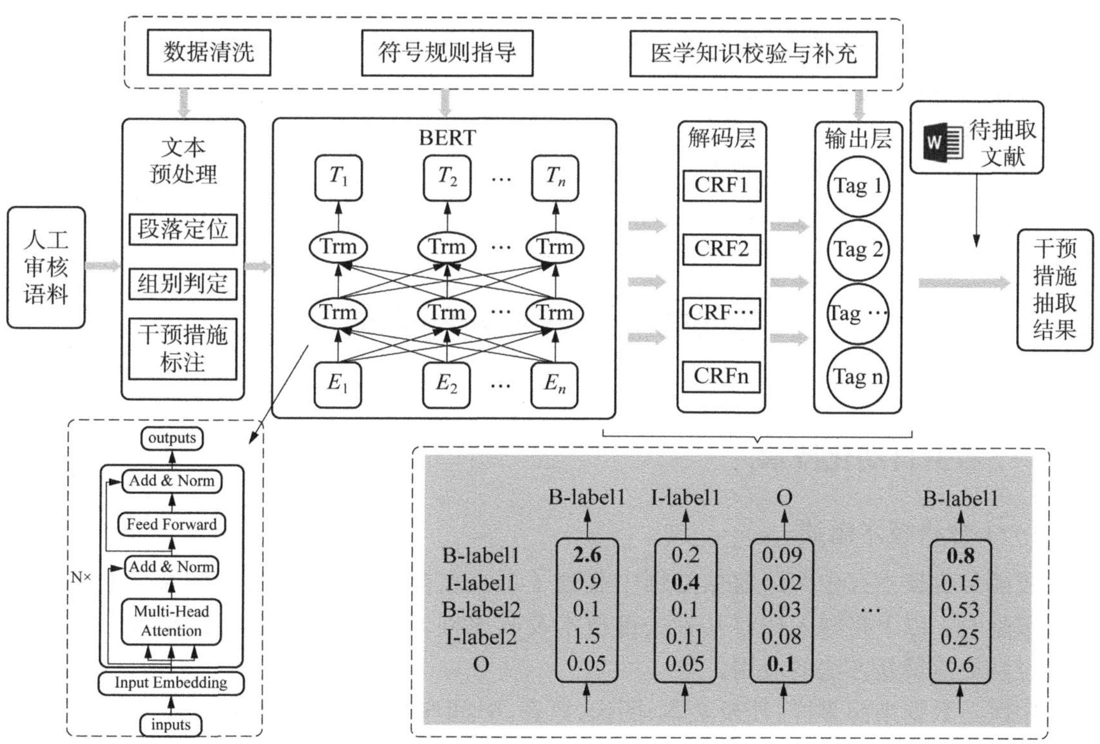

图3-6 双重抽取模型技术路线

(四) 表格类数据字段的智能抽取

表格数据智能抽取的核心技术与文本数据一致，均基于符号规则和语义规则，但文本格式有所改变。表格类数据字段的智能抽取有 PDF 直接抽取和 PDF 转 Word 后抽取两种形式。两种格式均可作为合理的数据源进行“三线表”分析。

从格式信息上，Word 具有更容易解析的格式结构，相较 PDF 辨识难度更低，有利于辨识准确率的提高。然而，Word 数据源虽结构信息良好，但对于“三线表”关键的“线”缺乏有效的可识别定义。Word 的转换过程会受到程序开发包转换成功率、源文档格式规范程度等因素影响，导致转换后文档格式信息出现一定程度的变化，这使得基于有效结构信息解析的实际效果明显降低。

使用 PDF 数据源直接转换表格，更利于控制转换结果的数据有效性，尤其是对表格结构相对复杂的源文档，使用 PDF 进行识别对分隔符、折行、计量单位字符的识别有效性都明显优于 Word 格式。因此，在“三线表”处理工作中，更推荐采用 PDF 原文件进行表格识别。

表格识别及抽取分为以下四个步骤：

(1) 定位：基于符号规则已有的格式信息和数据字典，定位“三线表”在原始文献中的实际位置，避免大规模进行全文检索带来的效率问题，减少计算机的算力消耗。

(2) 解析：针对已定位数据进行初步解析，将“图像化”数据采用技术手段(例如，结构数据拟合算法、文本快速遍历算法及数据字典等)转变成带有“粗格式信息”的结构化数据。

(3) 数据整备：根据“三线表”自身特点和数据字典，分析数据语义等结构化因素，对原始结构化数据进行重组和整理。最终，在 Excel 中形成符合“三线表”原始数据结构的标准行列式数据，并以文献编码为关联录入相应模块。

(4) 生成记录：“三线表”数据处理完成后，同步记入“三线表”处理结果表，该表与文献处理队列保持对应关系，以便对应追溯相关数据来源。

第四节 | 数据智能分析

一、数据自动化技术

(一) 分析技术概述

智能分析技术在中医药数据处理中起到了至关重要的作用，尤其是在面对复杂的多模态数据时。以下将深入探讨几种关键技术及其原理，重点包括多模态数据融合技术和图神经网络等最新方法的应用。

中医药数据来源多样，涉及文本、图像、语音、时间序列和结构化数据等。不同类型的数据各自包含着独特的信息，如何有效地将它们融合，成为智能分析中的一项重要挑战。多模态数据融合技术通过结合来自不同来源的数据，能够增强分析模型的鲁棒性和准确性。例如，将传统的舌象图像与患者的病历信息结合使用，可以更全面地评估患者的病情，提供更加精准的治疗方案。

深度融合网络：深度融合网络是一种通过共享特征提取层的方式，将不同模态的数据（例如，文本、图像、表格数据等）统一映射到一个共享的特征空间中。这种方法通过整合多种数据的优势，可以充分利用不同模态的数据互补性，提升分析结果的准确性。例如，在中医药领域，通过联合建模医学影像（舌象图像）和临床病历（症状描述）等数据，可以更准确地推断疾病的类别和发展趋势。这种深度融合技术能够帮助医生更全面地了解患者的病情，从而制定更科学的治疗方案。

基于注意力机制的融合方法：注意力机制是一种通过动态调整不同模态数据的权重来进行信息融合的方法。它能够在分析过程中，强调与任务最相关的特征，并忽略不重要的信息。例如，在中医药智能分析中，结合临床症状与影像特征时，系统可以根据症状和影像之间的相关性，通过注意力机制调整每种数据类型的权重，从而提升整体预测效果。这种方法能够为中医药分析模型提供更精准的决策支持，特别是在数据来源不均衡或某些模态信息缺失的情况下，依然能够有效提高模型的鲁棒性和准确性。

（二）图神经网络及其在中医药中的应用

图神经网络近年来在处理具有图结构的数据中取得了显著成果。中医药的知识图谱、药物—疾病关系以及本草学等领域，本质上都是图结构数据。采用 GNN 可以帮助深度挖掘不同实体（药物、疾病、症状、治疗方法等）之间的关系，从而更有效地为中医药领域提供智能分析支持。

知识图谱与推理：构建中医药领域的知识图谱是将中医药相关知识结构化的一种有效方法。图神经网络能够帮助智能分析系统理解药物、症状、疾病等实体之间的关联，进而实现对药物的推荐、疾病预测和治疗方案的推理。例如，在患者的症状和病理信息的基础上，GNN 能够从中医药的知识图谱中查找并推荐合适的治疗方法。通过图卷积操作，GNN 可以从图中的邻接节点获取重要信息，并结合这些信息对患者的症状、疾病进行精准预测，进一步推荐出符合个性化需求的治疗方案。

关系推理与预测：图神经网络不仅能够用于药物推荐，还能深入挖掘药物之间的协同效应和相互作用，帮助分析不同治疗方案的效果，为个性化治疗提供科学依据。通过图神经网络的关系推理能力，系统能够基于已有的中医药知识图谱，推理出药物与疾病之间的相互作用，预测多种治疗方案的疗效，帮助临床医生制定更加科学的治疗决策。此外，GNN 能够处理复杂的药物—疾病关系，从而识别潜在的治疗路径或药物组合，助力中医药的精准治疗和个性化医疗。

（三）深度学习与传统人工智能技术的结合

在中医药智能分析的实际应用中，深度学习与传统人工智能方法的结合，能够提供更为全面的解决方案。传统的机器学习方法，例如，决策树、支持向量机（support vector machine，SVM）、贝叶斯网络等，仍然在中医药的疾病预测、药方推荐和病例分析中发挥着重要作用。通过与深度学习技术的结合，传统方法的解释性与深度学习模型的预测能力能够相辅相成。例如，支持向量机可用于中医药数据的初步分类，而深度神经网络则能够深入挖掘更复杂的非线性关系。在一些需要对模型决策过程进行解释的应用场景下，传统人工智能方法的使用依然至关重要。

1. *生成对抗网络与药方生成* 生成对抗网络是一种基于对抗学习的生成模型，近年来在医学数据分析中的应用逐渐增多。GAN能够生成新的药方组合，并通过对已有病例数据的反馈机制进行优化，从而提供创新的治疗方案。在中医药分析中，GAN能够基于患者的症状、病理信息及其治疗效果，通过生成式建模提供新的药方或治疗方案。这一过程不仅帮助中医药分析系统自动生成新的治疗组合，还能够优化现有药方，提高治疗效果。

通过与强化学习结合，GAN在药方生成过程中可以不断优化。系统会根据患者的实时反馈，动态调整药方成分、剂量等参数，形成个性化的治疗方案。强化学习模型能够根据每个患者的病情反馈，不断调整药方的有效性，从而为患者提供最合适的治疗方案。这种生成式模型与强化学习结合的应用，不仅提升了药方的生成效率，还优化了药方的个性化与精准性。

2. *知识图谱与规则推理* 知识图谱在中医药领域的应用，为智能分析系统提供了一个结构化的知识基础，使得模型能够对复杂的医学知识进行推理。通过图结构的设计，知识图谱可以将症状、药物、疾病等实体之间的关系进行可视化表达，为中医药的疾病诊断和治疗方案提供数据支持。通过结合规则推理方法，知识图谱不仅能够提供静态的知识信息，还能够进行动态推理。例如，通过规则推理引擎，结合患者症状、历史数据以及药物特性，知识图谱能够推导出最佳的治疗路径。

推理不仅限于药物推荐，还能基于患者的具体病情，提供一系列治疗选项，帮助医生做出更加精准的诊断。通过图神经网络的推理能力，知识图谱能够持续更新并与实际病例进行反馈学习，从而逐步完善中医药智能分析系统的推理能力。

除了现代的深度学习与生成模型，传统的人工智能方法在中医药领域仍然发挥着重要作用。经典的人工智能技术，例如，专家系统、模糊逻辑和决策树等，仍然是中医药智能分析中的有效工具。

专家系统：专家系统通过将专家的知识和经验转化为规则形式，并通过推理引擎进行推理和决策，能够帮助医生进行辅助诊断。在中医药领域，专家系统能够模拟中医师的思维过程，根据症状和体征的组合推导出可能的疾病类型和治疗方案。通过结合中医的辨证施治思想，专家系统能够为医生提供决策支持，尤其是在复杂病例的处理上。

模糊逻辑：模糊逻辑被广泛应用于中医药领域，因为中医诊断往往依赖于模糊、不确定的信息。模糊逻辑能够处理不精确的症状描述和诊断信息，帮助医生在不确定的情况下作出合理决策。例如，在辨证施治过程中，模糊逻辑能够评估不同症状的相对严重性和治疗效果，提供一定程度上的诊断指导。

决策树与规则学习：决策树是一种经典的监督学习方法，通过构建树状结构对数据进行分类或回归。在中医药分析中，决策树可以用于药方推荐、疾病诊断等任务。通过对患者的症状、病历等数据进行决策树学习，系统能够推荐最合适的治疗方法。这些传统的机器学习方法，通过简单而有效的模型，能够帮助中医药分析系统实现基于规则的智能推理和决策。

二、数据智能分析案例

(一) 自动化输出技术的开发

1. *多条件复杂检索*　实现多个限定条件下的复杂检索是精准获取目标数据的便利条件之一，也是证据自动化生产的基础。本功能开发旨在实现数据库中所有字段的任意组合，以达到符合研究目的数据的精准获取，供给聚焦需求的数据自动化分析。

(1) 统计数据库中涉及的所有字段。

(2) 以 PICOS 为条件对字段进行分类，并将数据对应在发表信息、受试者信息、干预(对照)措施、结局指标四个子页面。

(3) 将质量评价条目单独归为一类，并将数据对应在质量评价页面。

(4) 设计普通检索逻辑：在数据分类归纳完毕后，以数据调用的简单逻辑(命中检索词)，实现单一字段的检索功能。

(5) 设计复杂检索逻辑：包括两级检索，一级检索以 AND、OR、NOT 设定逻辑，二级检索以等于、不等、包含、不包含设定逻辑。

(6) 借助 Elasticsearch 引擎支撑复杂检索功能的应用(用于 AICED - CPM 中所有类型的数据，包括文本、数字、结构化和非结构化数据等)。

(7) 通过实践对复杂检索功能进行调试。

2. *多样化数据导出*　不同数据格式、不同数据字段的数据导出是满足使用者多样化需求的前提，也是简化流程实现自动化生产的必要条件之一。

(1) 梳理研究所需的数据字段和数据格式，以满足证据分析的数据字段需求；

(2) 根据拟导出的不同信息字段和所属模块，设计全字段表格(Excel)的呈现形式。表格设计可按字段的不同分类分为多个 SHEET 页，各 SHEET 页以不同信息类型命名，在各页面内部分别呈现字段标题及相应文献数据；各页面内，横坐标为下属字段名称，纵坐标为文献编码；

(3) 调研证据分析或论文撰写的常用软件及其数据输入、输出的文档格式并做统计，以便扩展数据在外部环境下的适配性。例如，常用的文献管理软件包括 Endnote、Note Express 等，归纳整理这些软件的数据导入、导出格式并匹配数据库字段；

(4) 将统计所得全部数据字段、数据格式、文档格式纳入开发环境中；

(5) 测试数据导出及第三方软件对该数据的导入，并就数据流转出现的问题进行调试。

(二) 自动化分析技术的开发

数据的自动化分析将从统计学模型的介入和数据库功能建设两部分开展工作。统计学模型介入方面，需要基于当前学界常用数据分析软件进行应用调研，例如，Ravman 软件、STATA 软件、winBUGS 软件和 R 语言等。并对这些软件进行比较，从而选择匹配度高，分析模型多、调用方便的软件与数据库进行配对。就循证评价分析来说，Ravman 作为一个封闭的软件系统并不能支持数据库的对接；STATA 软件需要和 winBUGS 软件配合使用，且生成的统计图形式较单调；而 R 语言作为一个用于统计分析、绘图的语言和操作环境,是一个自由、免费、源代码开放的软件,可将数据库后台与其进行对接,具备相对方便的操作形式,同时满足了多个相关统计学模型的调用。因此,选择 R 语言作为数据库的分析后台更合适。

在循证评价领域,Meta 分析(Meta-analysis, MA)和网状 Meta 分析(network Meta-analysis, NMA)是公认的证据综合方法,也是数据库自动化分析的主要内容。实现自动化分析需在数据库中分别配置 MA 和 NMA 的代码模型,将 MA/NMA 自动化所需编写的后台代码集成在系统参数配置中并分类部署,包括了“Meta 分析 R 函数模板”及“网状 Meta 分析 R 函数模板”等。其为 MA 和 NMA 中的每一阶段分析设置单独的、可编辑的参数项,并根据分析的步骤设置这些参数项在工作中的运算优先级。此外,还需在数据库中设置源数据板块,用于汇总 MA/NMA 自动化所需要的数据信息包括:①发表信息数据:编码、研究类型、标题、关键词、病症、作者、期刊等;②二分类变量数据:作者、年份、指标名称、分组、有效数量、总数量、偏倚风险等;③连续性变量数据:作者、年份、指标名称、分组、基线 Mean、基线 SD、终点 Mean、终点 SD、差值 Mean、差值 SD、总数量、偏倚风险等。MA/NMA 自动化参数管理,见图 3-7。

中成药临床证据数据库
超级管理员：admin
首页
证据管理
药物评分
证据报告
接口管理
网站管理
系统管理
药品数据
通知公告
系统参数配置
数据字典管理
系统日志管理
权限管理
系统参数管理
父类名称: META分析R函数模板
搜索
清除
参数名
参数值
优先级
操作
分类变量-森林图
library(meta) evds.calc <- function(dataPath, imgPath, smTy...
100
编辑
分类变量-敏感性分析
library(meta) library(metafor) library(forestplot) evds.c...
98
编辑
分类变量-漏斗图
library(meta) evds.calc <- function(dataPath, imgPath, smTy...
96
编辑
分类变量-亚组分析
library(meta) evds.calc <- function(dataPath, imgPath, smTy...
94
编辑
连续变量-森林图
library(meta) evds.calc <- function(dataPath, imgPath, smTy...
92
编辑
连续变量-敏感性分析
library(meta) library(forestplot) evds.calc <- function(da...
90
编辑
连续变量-漏斗图
library(meta) evds.calc <- function(dataPath, imgPath, smTy...
88
编辑
连续变量-亚组分析
library(meta) evds.calc <- function(dataPath, imgPath, smTy...
86
编辑
ROB风险偏倚图
library('robvis'); data <- read.csv('${dataPath}',encoding=...
84
编辑
首页 1 尾页 共9行 每页显示 10 20 50 行

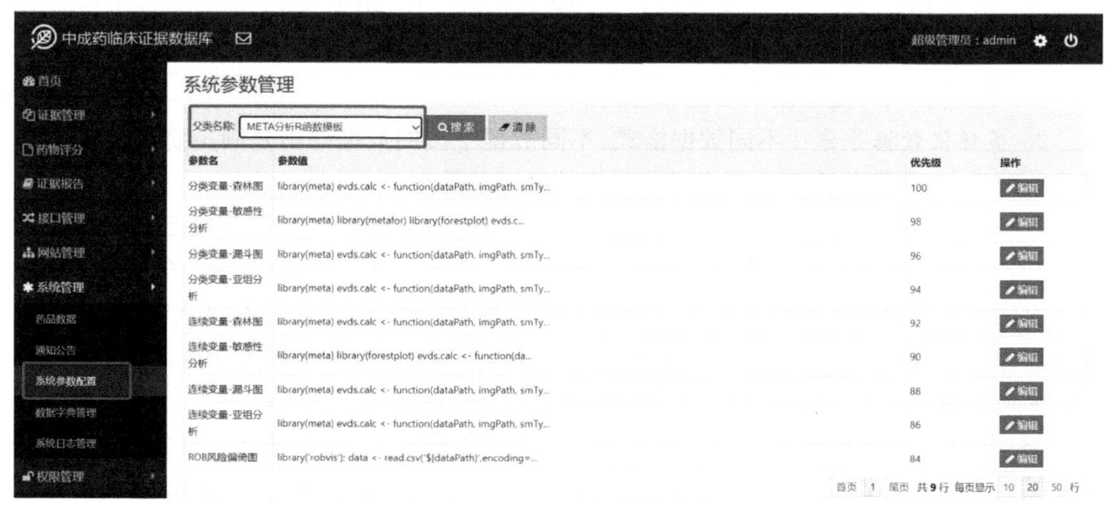

图 3-7　MA/NMA 自动化参数管理

(三) 可视化分析的自动化生产

开发数据可视化分析自动生产功能,能进一步提升证据总结与分析的质量和效率,可精准服务于证据报告的生产。

借助 Python、Django、Django REST Framework、Pandas、Vue、TypeScript、ElementUI、Vue-router、Vite、Vuex、Axios 等技术,将拟分析的字段数据推送至数据库后台的可视化分析功能模块,由该模块的内置逻辑对固定的分析字段数据进行自动格式转化(表头格式、数据透视等),并将标准格式的数据进行自动分析和图表输出;而根据使用者需求自定义选择的分析字段数据则需要人工预先进行数据格式转化,将标准格式的数据上传后,由系统自动完成分析和图表输出。实现以下功能:提供对固定分析图表(RoB、

CONSORT)数据的自动数据清洗和格式转化功能;提供对自定义分析数据的灵活组合和数据分析功能;提供对通用统计图表的自定义配置和生成功能,包括折线图、柱状图、饼状图、条形图、散点图、气泡图、雷达图、热力图、中国地图等。可视化分析模块架构设计,见图 3-8。

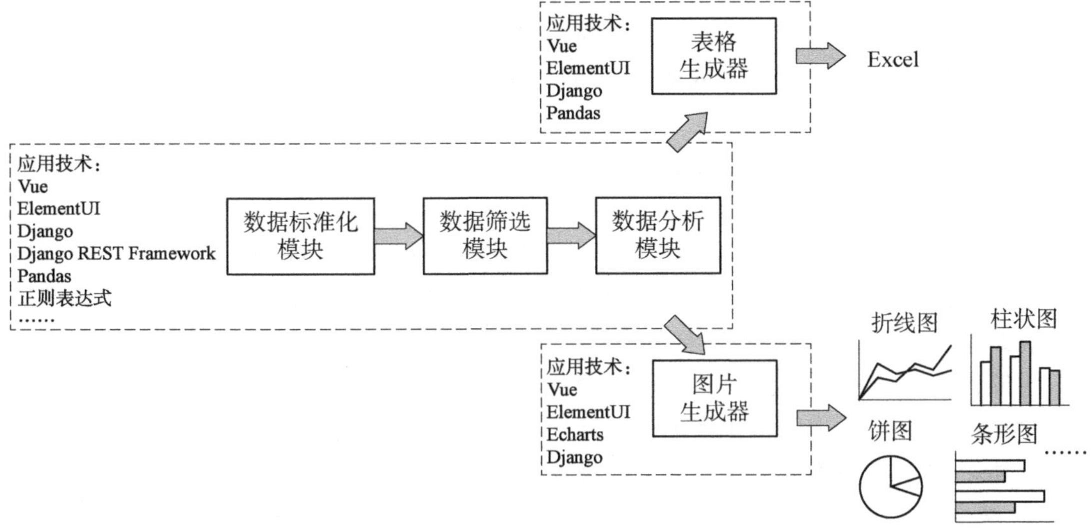

图 3-8 可视化分析模块架构设计

第五节 | 证据质量智能评价

一、智能评价技术

(一) 评价技术概述

智能评价技术的目的是通过算法和数据驱动的方式,自动化地对对象进行评估。尤其是在中医药领域,智能评价不仅需要结合大量的历史病例、药物效果、治疗方案等数据,还需深入理解中医的辨证施治理论与实践经验。因此,智能评价方法需充分考虑中医药独特的诊疗模式及其复杂的数据特征。通过智能评价,能够实现对中医药治疗效果的定量化、标准化评估,并为循证中医药提供支持。

智能评价技术依赖于大数据、人工智能、机器学习、自然语言处理等多种技术手段。它的核心在于从多维度数据中提取有意义的特征,建立有效的评价模型,并持续优化和调整评价标准,最终生成适用于特定场景的智能化评价体系。

(二) 典型评价技术

在智能评价中,有几类技术方法被广泛采用,尤其是在中医药领域的循证实践中,以下几种技术显得尤为重要:

1. 数据预处理与特征工程　中医药数据涉及大量的非结构化数据（文本、图像等）和结构化数据（患者病历、治疗记录等）。因此，数据预处理和特征提取是智能评价系统中的基础步骤。

文本数据处理：通过自然语言处理技术对中医药文献、病例报告进行预处理，提取症状、药物、治疗方案、病因等关键因素。例如，分词、去除停用词、命名实体识别等技术可以帮助提取和标准化文本中的关键信息，进而转化为结构化数据。

结构化数据处理：对于病例数据，常用的特征工程方法包括归一化、标准化、缺失值填充等操作。通过这些处理，模型能够获得更加一致和清洁的数据。

2. 机器学习与模型训练　在中医药循证评价中，机器学习模型被广泛用于从历史数据中自动学习规律并进行预测。

监督学习：在治疗效果评估中，监督学习算法（决策树、支持向量机、随机森林等）可以用于构建分类或回归模型，以预测患者在不同治疗方案下的效果。这些模型能够根据历史治疗数据，学习不同药物、病症与疗效之间的关系。

无监督学习：无监督学习方法，例如，聚类分析，可以帮助发现药物效果或病症表现之间的潜在模式。例如，通过对患者的治疗结果进行聚类，系统可以自动识别出相似症状的患者群体，并根据其聚类结果为不同群体推荐最佳治疗方案。

3. 深度学习与特征自动提取　深度学习通过其多层神经网络结构，能够自动从复杂的数据中提取出高维特征，在处理大规模非结构化数据（例如，医学影像、语音记录、长文本等）时，尤其表现出强大的能力。

卷积神经网络：CNN 在医学图像分析中得到广泛应用，尤其是在中医药循证中，对传统医学图像（舌象、脉象图像等）的自动评估具有重要意义。CNN 能够通过层级化的卷积操作自动提取图像中的边缘、形状、颜色等特征，从而帮助识别病变区域。

长短时记忆网络与 Transformer：这类模型擅长处理序列数据，能够理解数据之间的时间依赖关系。在中医药领域，LSTM 和 Transformer 可以用于分析患者的病历数据，识别病情进展的规律。例如，LSTM 可以帮助预测患者在一定治疗周期内的病情变化趋势。

（三）智能评价技术

智能评价系统不仅依赖数据和模型，还需要根据特定的评价目标进行优化。以下是几个核心的技术方向：

1. 自适应评价模型　自适应模型是智能评价系统的关键组成部分。在中医药治疗过程中，患者的病情和疗效可能会随时间发生变化，因此需要根据患者的反馈实时调整评价标准。例如，基于强化学习的自适应评价系统，可以根据患者对某种治疗方法的反馈（例如，症状改善情况）进行动态调整，优化治疗方案的评估结果。

2. 生成式模型与药方推荐　生成式模型（例如，生成对抗网络 GAN、变分自编码器 VAE）可以生成新的药方或治疗方案，并根据历史数据对其进行评价。这一技术在中医药循证中具有重要应用，因为它能够模拟和推荐在治疗中未被尝试过的药方组合，帮助医生发现更有效的治疗方案。

生成对抗网络：GAN 的生成模型和判别模型对抗训练，能够模拟生成新的药方组合，并通过判别模型对其进行疗效评价。例如,GAN 可以基于已有的药方组合数据生成新的药方,再通过模型评估其对患者症状的可能疗效。

变分自编码器:VAE 能够学习药方的潜在空间,并生成新的药方建议。通过对中医药文献数据的学习,VAE 可以帮助生成基于症状的药方,并通过历史病例的疗效评估对其进行验证。

3. 评价结果的多维度整合　在中医药循证过程中,评价结果往往涉及多种维度,例如,症状的缓解程度、患者的身体反应、药物的副作用等。为了实现综合评价,可以采用多任务学习或多模态学习方法,将不同数据源(结构化数据、文本数据、影像数据)整合到一个统一的评价模型中,提升系统的预测能力。

多任务学习:MTL 能够在多个任务中共享模型的参数,增加模型的泛化能力。例如,结合患者症状、药方、诊断信息等多个任务,构建一个全方位的评价模型,以综合评估中医药治疗的效果。

多模态学习:在中医药中,患者的病情通常涉及多种数据类型(病历、舌象、脉象、病理检查结果等)。多模态学习可以将这些不同类型的数据融合在一起,帮助系统从多个维度进行综合评价。

4. 知识图谱与规则推理　在中医药领域,治疗过程常常依赖于复杂的知识体系,例如,中医的“辨证施治”理论。通过构建中医药领域的知识图谱,将药物、症状、疾病、治疗方案等信息进行关系化存储,可以帮助系统自动推理治疗方案,提供智能支持。

知识图谱构建:基于专家知识或大规模数据集,构建中医药的知识图谱,关联疾病、症状、药物、疗效等实体和关系。知识图谱能够帮助评价系统通过推理和查询快速找到最佳治疗方案。

规则推理:在中医药的智能评价中,规则推理可以结合专家经验和临床数据,形成一套有效的评价规则。推理引擎可以根据患者的具体症状与治疗历史,自动推导出最佳治疗方案。

(四) 深度学习在评价中的应用

深度学习在智能评价中的应用已经深入到多种模式,尤其在处理复杂的数据类型(如图像、音频、文本等)时表现出强大的能力。以下是深度学习在中医药循证评价中的应用:

1. 图像处理　深度学习特别擅长处理图像数据,尤其在医学影像分析中表现突出。在中医药领域,舌象、脉象等传统诊断手段可以通过深度学习模型进行自动评估。卷积神经网络能够有效地从这些图像中提取特征,并对病变区域进行检测与分类。

2. 自然语言处理　NLP 技术在处理中医药文献、病例数据中有着重要作用。通过 BERT、GPT 等语言模型,可以从大量医学文献中提取有价值的信息,例如,药方成分、疗效、适应证等,并进行自动化评价。例如,基于 BERT 的文献分析可以帮助提取药方中的关键信息,从而评估其可能的临床效果。

3. 序列数据分析　中医药治疗效果的评估通常具有时间依赖性,尤其是患者病情的动态变化。LSTM、GRU 等循环神经网络能够处理这些时间序列数据,帮助系统识别病情变化的规律,并对不同治疗方案的效果进行预测。

（五）生成式智能在评价中的应用

生成式智能能够生成新的样本或方案，在中医药循证评价中有着广泛的应用潜力。以下是生成式智能在该领域中的应用：

1. 生成对抗网络　GAN 可以用来生成新的治疗方案或药方组合，并通过评价模型预测其疗效。在中医药领域，GAN 可以辅助医生根据患者的症状生成新的药方，并对药方的效果进行评价。

2. 变分自编码器　VAE 在中医药中可以用来生成个性化的治疗方案。例如，基于患者的症状、病史等信息，VAE 可以生成多个可能的药方，并通过已有的病例数据来评估这些药方的效果。

3. 自回归生成模型　生成式自回归模型可以根据患者的症状和治疗方案，自动生成个性化的治疗报告或药方推荐，为医生提供智能决策支持。

二、智能评价案例

（一）评价要素的智能评价步骤

首先，根据不同的质量评估工具，确定质量评估条目，例如，RoB 量表评估条目由 7 条，AMSTAR 量表评估条目有 11 条。接着，根据不同的评估条目，按文本智能抽取的步骤进行原文（版式、结构段落、单句）拆解、字段定位、语料标注等工作。最后，按照各条目特定的评估规则进行智能评价。

（二）智能评价的内容

对于 EVDS 数据库收录证据的智能评价。

（三）智能评价规则的设计与实施

根据不同条目的评价标准，分别设置评价指令顺序、指令条件、评价方法、评价方法的优先级。

指令顺序即评价某一条目时，各评价指令执行的先后顺序。评价规则实施时，按“条件 1：直接命中字符”“条件 2：语义识别”“条件 3：后台识别”的顺序进行。若“条件 1”可直接满足评价需求，则不执行条件 2、3，以此类推。当个别条目涉及①、②标号时，二者应为并列关系，可先执行①，再执行②，不可省略。

指令条件即评价某一条目时，多条指令间的逻辑关系。“/”，代表前后字段或区域为“or”的关系。“and/or”，代表前后字段或区域可共同执行识别或选择任意一项识别；例如，“摘要”and/or“资料与方法”，则代表此条目中摘要部分和资料与方法部分共同执行识别或选择任意一项识别均可。

评价方法及优先级：对于一些条目涉及多种评价方法，需要设置评价方法的优先级，当“方法 1”与“方法 2”为“or”的关系，智能评价时将根据评价优先级选择最佳评价方法执行。

RoB 量表评价规则设计如下：采用条件 1 -直接命中字符法的评价条目，见表 3 - 2；采用条件 2 -语义识别法的评价条目，见表 3 - 3；采用复合条件法（至少两个条件叠加限制）的评价条目，见图 3 - 9。

表 3-2　条件 1-直接命中字符法(RoB)

条目	适用条件	摘要	正文-资料与方法
条目 1:随机方法	低、中、高风险均采用“条件 1”("摘要" and/or "资料与方法")	低风险:"随机" and ("以/根据/按照/采用""中央/系统随机" or "随机数字表" or "随机表" or "随机数表" or "随机编码表" or "抛硬币" or "抽签" or "洗牌" or "掷骰子" or "摸球") 中风险:"随机" 高风险:"随机" and ("奇偶数" or "入院日期/天" or "住院/就诊号" or "主观判断/意愿" or "检查结果" or "治疗方案" or "入院顺序" or "就诊顺序")	评价规则同“摘要”
条目 2:分配隐藏	低、中、高风险均采用“条件 1”	/	低风险:"中央分配" or "电话" or "网站" or "药房控制" or "外形相同/外观一致" or "不透光" or "密封" or "信封" 中风险:"分配隐藏" 高风险:(未命中以上表达)or "交替/轮流分配"
条目 3:受试者盲法	低、中、高风险均采用“条件 1”("摘要" and/or "资料与方法")	低风险:("盲法" or "单盲" or "双盲" or "三盲") and "采用/按照""单盲/双盲" 中风险:"盲法" 高风险:(未命中以上表达)	评价规则同“摘要”
条目 7:其他偏倚	低、中、高风险均采用“条件 1”	/	低风险:("基金" or "课题" or "发展计划" or "项目") and "试验注册" 中风险:("基金" or "课题" or "发展计划" or "项目") or "试验注册" 高风险:(未命中以上表达)

表 3-3　条件 2-语义识别法(RoB)

条目	适用条件	正文-资料与方法	正文-结果
条目 6:选择性报告	低、中、高风险均采用:“条件 2”(“资料与方法” and/or “结果”)	低风险:提取"资料与方法"所在段与"结果部分"每个标题做比对,表达重合率大于 90%。 中风险:提取"资料与方法"所在段与"结果部分"每个标题做比对,表达重合率为 50%～90%。 高风险:提取"资料与方法"所在段与"结果部分"每个标题做比对,表达重合率小于 50%。	评价规则同“正文-资料与方法”

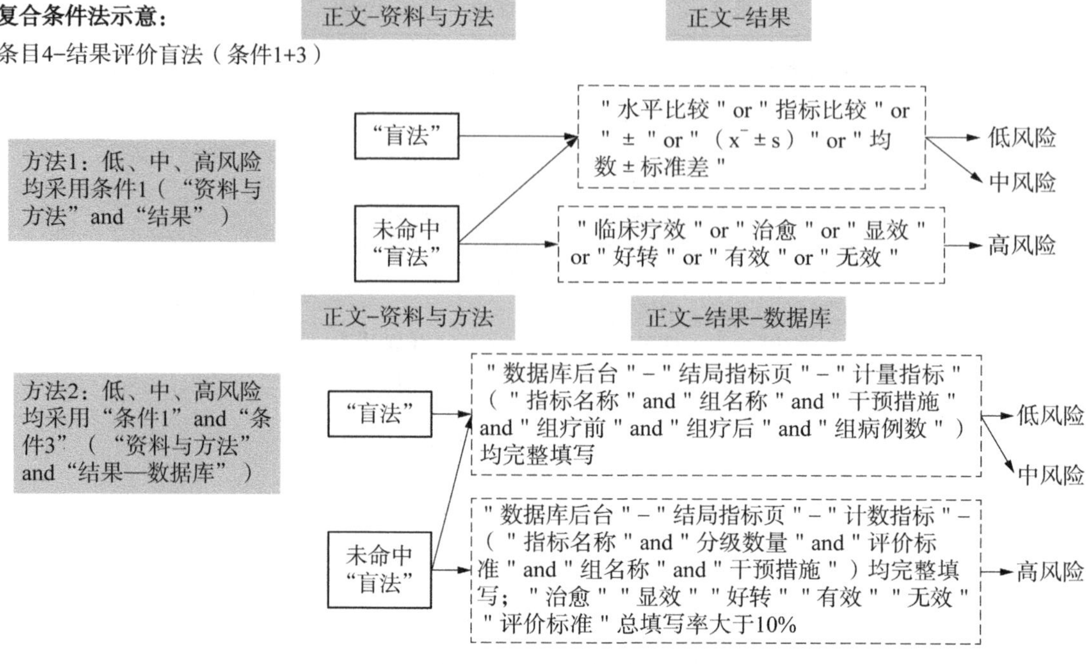

图3-9 复合条件法示意

第六节 | 智能决策

智能决策技术在中医药领域的应用，尤其是在临床诊疗、治疗方案推荐和疾病预后预测等任务中，具有重要的价值。中医药的智能决策不仅需要理解传统的中医理论，还要应对复杂和多元化的数据源，包括病历、舌脉图像、体征数据以及患者的生活习惯等。这些数据既有结构化信息，也有非结构化数据，如何将这些信息有效地整合和分析，提出科学的决策，是中医药智能决策的核心问题。下面详细探讨在这一过程中涉及的核心技术原理和方法。

智能决策的第一步通常是数据处理，尤其是在面对多模态数据时，如何对不同类型的数据进行有效融合和处理，是智能决策的关键。中医药中有许多类型的非结构化数据，例如，病人的病历记录、舌象图像、脉象图像等，这些信息常常需要转化为结构化数据才能用于进一步分析。数据预处理的过程包括数据清洗、特征提取和特征选择。在中医药领域，文本数据通常包括医生的诊断描述、病人的症状报告等。这些文本数据需要通过自然语言处理技术进行处理，将其转化为可计算的特征，诸如关键词提取、语义分析、情感分析等，从中提取出症状、体征、病史等有用信息。舌脉图像等图像数据则需要通过图像处理技术进行特征提取，例如，通过卷积神经网络提取图像中的纹理、颜色和形态特征，用于评估病人的身体状况。这些处理后的数据便可以作为输入，进入后续的决策模型。

决策模型的训练和推理是智能决策系统的核心部分，主要依赖于机器学习和深度学习技术。在中医药的决策过程中，基于规则的专家系统曾是主流，但随着数据量的增加和模型复杂度的提升，现代的智能决策系统更多依赖于基于数据驱动的模型。这些模型通过学习大量历史病例数据中患者的病情与治疗结果之间的关系，自动推导出最优的决策方案。

决策树和随机森林是传统的机器学习方法之一。决策树通过递归地对数据进行分割，将数据集划分为一系列的子集，并在每个节点上做出决策。在中医药应用中，决策树可以根据病人的症状、病史等信息，逐步推断出最可能的疾病或辨证类型，并根据中医的诊疗规则提供相应的治疗方案。随机森林是通过训练多棵决策树，并通过投票机制综合各棵树的决策结果，从而提升模型的鲁棒性和准确性。对于中医药复杂的病症，随机森林通过多个决策树的集成，能够处理不确定性较高的数据，提供更加稳健的决策。

然而，随着数据复杂度的增加和非线性关系的体现，深度学习技术逐渐成为智能决策中的重要组成部分。卷积神经网络(CNN)在图像分析中表现突出，能够自动提取图像的层次特征，广泛应用于舌脉图像的分析中。通过CNN，系统可以自动识别舌象的颜色、舌苔厚度、舌体形态等特征，并与患者的症状和体征数据结合，帮助医生判断疾病的性质和发展趋势。而循环神经网络(RNN)特别适合于处理时间序列数据，对于中医药中长期治疗病例的分析具有优势。RNN能够捕捉患者病情随时间变化的规律，并用于疾病的进程预测和治疗效果的评估。特别是在慢性病治疗中，RNN能够帮助医生分析病情发展趋势，调整治疗策略。

除了传统的监督学习方法，强化学习在智能决策中的应用越来越受到重视。强化学习是一种通过试错机制优化决策策略的学习方法。在中医药领域，强化学习可以通过与患者的交互，实时调整治疗方案。系统根据患者对不同治疗方案的反应(症状改善情况)，反馈给模型，从而不断优化治疗路径。例如，在治疗慢性病时，患者可能会经历多次不同药方的试用，通过强化学习，系统能够不断调整药物的组成、剂量和疗程，以达到最佳的治疗效果。

生成对抗网络(GAN)在医学图像生成和数据增强方面有着显著的优势。在中医药的智能决策中，GAN可以用于生成个性化的治疗方案或药方，特别是当现有数据稀缺或标签不足时，GAN能够通过生成新的样本来增强训练数据集的多样性，从而提升模型的泛化能力。通过对抗训练，生成器学习生成逼真的药方或治疗方案，判别器则对生成的方案进行评估，确保生成的结果合理有效。

深度学习和强化学习为智能决策提供了强大的自动化能力，但在实际应用中，许多中医药决策问题仍然需要结合传统的专家系统和基于规则的推理方法。专家系统通过将中医经典理论与现代技术相结合，构建了一个基于知识的推理系统。通过将医生的经验和中医典籍中的诊疗规则编码到系统中，专家系统能够为医生提供决策支持，特别是在面对复杂病症时，能够有效减少人为错误。

中医药的知识图谱在智能决策中扮演着至关重要的角色。知识图谱通过构建疾病、症状、药物、治疗方法等实体及其相互关系的图结构，帮助决策系统整合领域知识，并为推理提供支持。通过图神经网络，系统能够对不同实体之间的关系进行推理，从而帮助系统做出更为精准的决策。基于图的推理引擎能够结合患者的具体症状、病历等数据，在知识图谱中查找相应的疾病与治疗方法之间的联系，从而为中医医生提供个性化、针对性的治疗方案。

多模态数据融合是智能决策中的另一个重要环节。中医药领域的数据多样且复杂，涉及文本、图像、音频、传感器数据等多种模态。如何将这些不同模态的数据有效融合，并从中提取出对决策有帮助的特征，是智能决策中的一项挑战。多模态融合技术通过将不同模态的数据映射到共享的特征空间中，从而实现信息的互补和增强。利用这种方法，系统可以同时考虑患者的舌脉图像、临床症状、既往病历等多方面的信息，从而得到更加准确的治疗建议。

总结来说，中医药智能决策系统需要综合运用多种人工智能技术，包括传统的规则系统、机器学习算法、深度学习、强化学习等。通过这些技术，系统可以从大量复杂的数据中提取有价值的信息，提供个性化、精准的治疗方案，最终提升诊疗效果。在中医药领域，智能决策不仅仅是对病理学数据的分析，它还需要考虑中医的辨证施治理念，结合临床实际，提供适应每个患者的最佳治疗方案。随着技术的不断发展，智能决策将在中医药领域发挥更大的作用，推动中医药的现代化、智能化进程。

参◇考◇文◇献

[1] Juni P, Altman DG, Egger M. Systematic reviews in health care: Assessing the quality of controlled clinical trials [J]. BMJ, 2001,323(7303):42 - 46.

[2] Begg C, Cho M, Eastwood S, et al. Improving the quality of reporting of randomized controlled trials. The CONSORT statement [J]. JAMA, 1996,276(8):637 - 639.

[3] 张方圆，沈傲梅，曾宪涛，等. 系统评价方法学质量评价工具 AMSTAR 2 解读[J]. 中国循证心血管医学杂志，2018,10(1):14 - 18.

[4] 高亚，刘明，杨珂璐，等. 系统评价报告规范:PRISMA 2020 与 PRISMA 2009 的对比分析与实例解读[J]. 中国循证医学杂志，2021,21(5):606 - 616.

[5] Brouwers MC, Kho ME, Browman GP, et al. AGREE II: advancing guideline development, reporting and evaluation in health care [J]. CMAJ, 2010,182(18):E839 - E842.

[6] Chen Y, Yang K, Marusic A, et al. A Reporting Tool for Practice Guidelines in Health Care: The RIGHT Statement [J]. Ann Intern Med, 2017,166(2):128 - 132.

[7] 杨中庆. 基于 R 语言的空间统计分析研究与应用[D]. 广州：暨南大学，2006.

[8] Egevad L, Ström P, Kartasalo K, et al. The utility of artificial intelligence in the assessment of prostate pathology [J]. Histopathology, 2020,76(6):790 - 792.

[9] Guo E, Gupta M, Deng J, et al. Automated Paper Screening for Clinical Reviews Using Large Language Models: Data Analysis Study [J]. J Med Internet Res, 2024,12(26):e48996.

[10] 季昭臣，胡海殷，彭德慧，等. 中成药临床证据知识图谱元素关系与延展路径[J]. 中国中药杂志，2024,49(3):836 - 841.

[11] 新华社. 中共中央 国务院关于促进中医药传承创新发展的意见[EB/OL].（2019 - 10 - 26）[2025 - 05 - 12]http://www.gov.cn/zhengce/2019-10/26/content_5445336.htm.

[12] 杨丰文，庞博，欧益，等. 中医药临床有效性证据库构建与应用[J]. 中国循证医学杂志，2021,21(3):308 - 312.

[13] 廖福保. 扩展 Spring MVC 模块的 Web 应用[J]. 实验室研究与探索，2012,31(10):70 - 73.

[14] 薛峰,梁锋,徐书勋,等. 基于 Spring MVC 框架的 Web 研究与应用[J]. 合肥工业大学学报(自然科学版),2012,35(3):337-340.

[15] 冯振兴. Ajax 技术在 Web 系统中的应用研究[D]. 北京:北京林业大学,2008.

[16] Atikoglu B, Xu Y, Frachtenberg E, et al. Workload analysis of a large-scale key-value store [J]. ACM SIGMETRICS Performance Evaluation Review, 2012,40(1).

[17] 贾李蓉,高博,刘静,等. 基于中医药学语言系统的知识问答系统设计[J]. 医学信息学杂志,2021,42(6):52-55.

第四章　中医药证据的智能转化实践案例

第一节　中药临床证据转化的意义

中医药生存和发展的关键是临床疗效，可靠的证据是其基础，科学的评价方法是其保障。中成药作为中医药制备工艺现代化、标准化的产物，临床应用广泛，已有大量有效性研究发表，截至 2023 年 12 月，中成药 RCT 国内发表量已有 74 000 余篇；国家药品监督管理局官网收录的中成药信息 50 000 余条(含同名不同厂家生产的中成药)。面对大量文献数据，诸多难题亟待解决，具体包括文献难以广泛获取；证据质量缺乏科学的评价；证据总结、高层级证据转化不及时，应用效率低；同病种下，各中成药品种缺乏客观、量化的综合考评方案；科研(过程中)资源(人力、物力、财力、时间)浪费等。因此，大量复杂的中成药 RCT 研究证据需要进行广泛的总结、客观的评价、高效的转化和快捷的实践应用。

第二节　AICED - CPM 数据库介绍及临床证据的智能转化方法

一、AICED - CPM 数据库

EVDS 数据库旗下 AICED - CPM 库遵循当前临床研究(中成药 RCT 文献数据)向二次研究转化应用的过程以及二次研究中对数据的统计分析需求，打造了智能化功能架构，并实现了上层智能化应用。系统核心应用功能包括：中成药 RCT 文献源获取、文献数据检索及获取、数据统计、数据分析、质量评价等。

区别于万方医学网、Cochrane library 等医学领域的综合研究文献收录数据库；AICED - CPM 是当前收录中成药 RCT 文献数量最多，且唯一的中成药 RCT 专项研究收录平台。AICED - CPM 基于临床决策“证据金字塔概念”(临床研究证据的等级高于细胞、动物实验证据；临床研究又包括病案报告、病例系列、队列研究、随机对照试验等；其中，随机对照试验证据级别最高)选择 RCT 作为 AICED - CPM 纳入的研究类型，纳入已

发表的中成药 RCT 文献。直接省去了传统人工进行大范围“文献检索”和“文献筛选”的环节，针对中成药 RCT 这一领域的文献，实现了快速、全面的检索和精准获取。

区别于 SinoMed、万方、PubMed 等传统文献数据库仅支持文献检索和下载；AICED-CPM 支持以结构化表格的形式，进行全字段数据的灵活统计分析与导出，直接省去了传统人工“资料提取”“数据整理”的环节，极大缩短了获取可用数据的时间。数据结构设计以循证医学为指导，将单篇 RCT 按不同要素分为五个模块，包括发表信息、受试者信息、干预措施信息、结局指标信息，以及质量评价模块（RoB 和 CONSORT），共收录 121 个数据字段，构建了最全面、最优化的数据结构用以满足科研需求。

区别于其他文献分析软件“文献数据获取及整理”与“统计分析”需要多个系统分别处理；AICED-CPM 是目前唯一一个专门服务中成药 RCT 文献数据二次研究的智能化专业平台，实现了独立的、全流程的“一站式”科研转化与应用。

二、临床证据的智能转化方法

使用 AICED-CPM 数据库进行证据智能转化需要经过四个步骤，分别是构建问题、检索证据、筛选证据、证据合并分析。

（一）构建研究问题

明确需要解决的临床问题是临床证据转化的起点。临床问题的构建按照 PICO 原则进行。P 为研究对象，I 为评价的干预措施，C 为用于参考的对照措施，O 为疗效评价指标。并制定纳入排除标准。

（二）检索研究证据

临床证据转化的重要基础是系统全面获取关于某一个研究问题的证据。要遵循系统性、全面性、规范性的原则，要尽可能全面系统检索所有相关文献资料。因此，需根据 PICO 扩充检索词编写检索式，并在数据库中证据导出—高级查询页面进行证据检索。

首先，分别为 PICO 建立检索框，并用 AND 链接。接着，为每个 PICO 要素建立同义词检索框，并用 OR 链接。检索词检索方式选择可选择包含、不包含、等于、不等四种形式。最后，点击搜索，获取证据，见图 4-1。

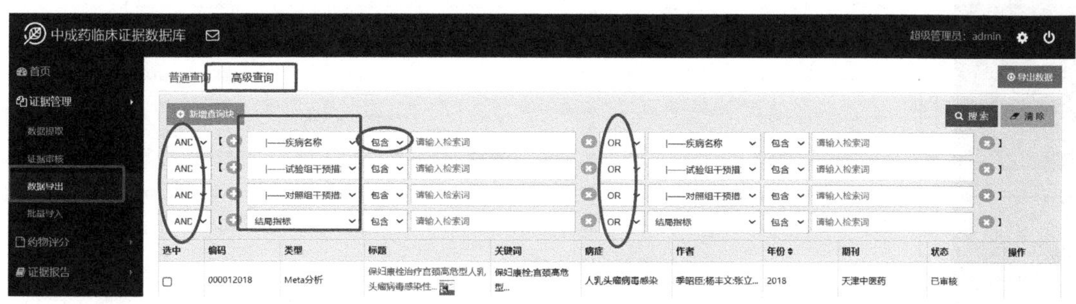

图 4-1　检索研究证据操作示意

（三）筛选研究证据

在结果页面，对检索到的研究证据进行筛选，以确保纳入研究与临床问题相符合。

初筛：根据检索出的引文信息如题目、摘要，筛除明显不合格的文献。如果信息不清晰，可点击原文以便核实。筛选标准根据试验方案的纳入标准进行，主要包括研究的类型，研究对象特征和干预措施三个方面内容。二次筛选：根据纳入标准，阅读全文，排除肯定不合格的文献，并注明原因。对符合纳入排除标准的研究进行勾选。见图 4－2。

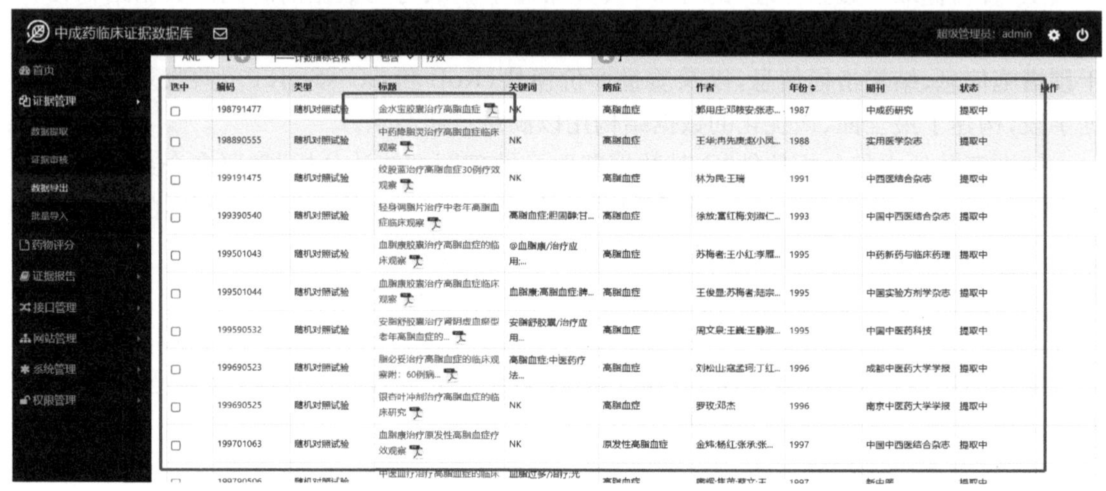

图 4－2　筛选研究证据操作示意

（四）证据合并分析

1. 证据报告　对勾选的纳入研究进行分析，生成分析报告。根据具体情况选择需要的分析类型（Meta 分析或网状 Meta 分析）后，在指标页面勾选需要合并分析的指标。当分析类型为网状 Meta 分析时，还需对干预对照措施进行分类编码，Treatment 为某一类干预措施的编码，Name 为对应的干预措施标签。最后点击生成统计图，设置分析模型、迭代次数、退火次数、步长，即可完成证据智能分析。见图 4－3～图 4－8。

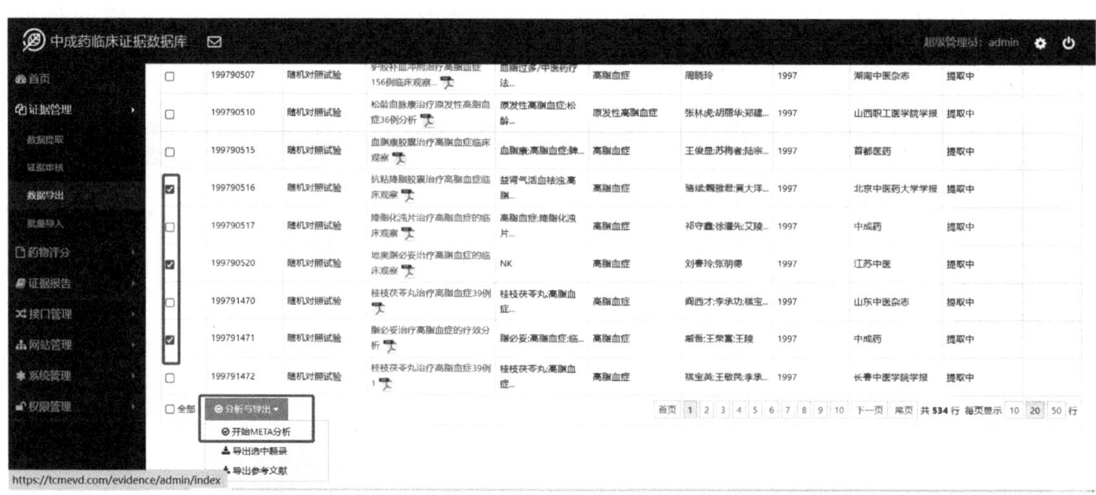

图 4－3　纳入研究分析与导出操作示意

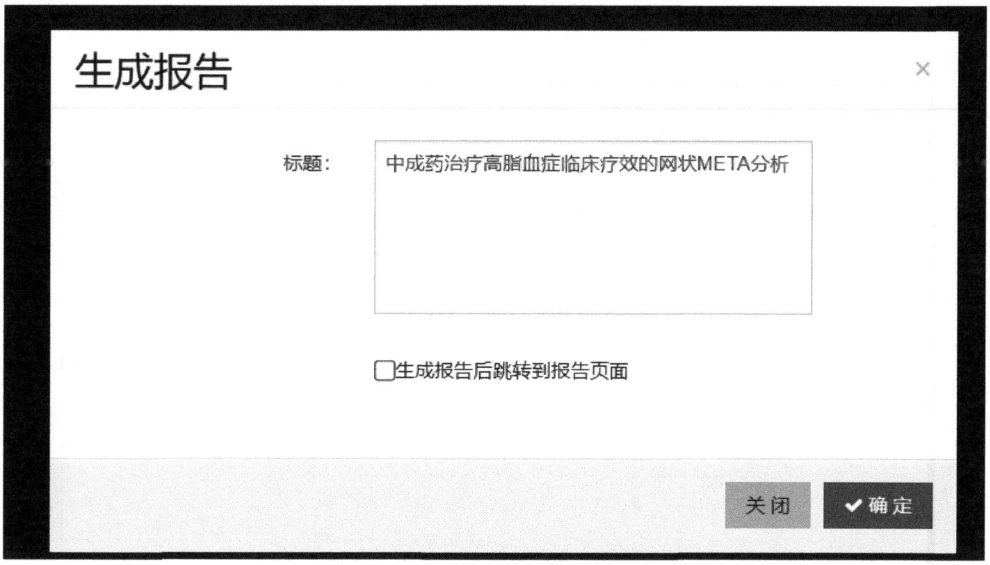

生成报告

标题：中成药治疗高脂血症临床疗效的网状META分析

生成报告后跳转到报告页面

关闭　确定

图 4－4　纳入研究生成报告操作示意

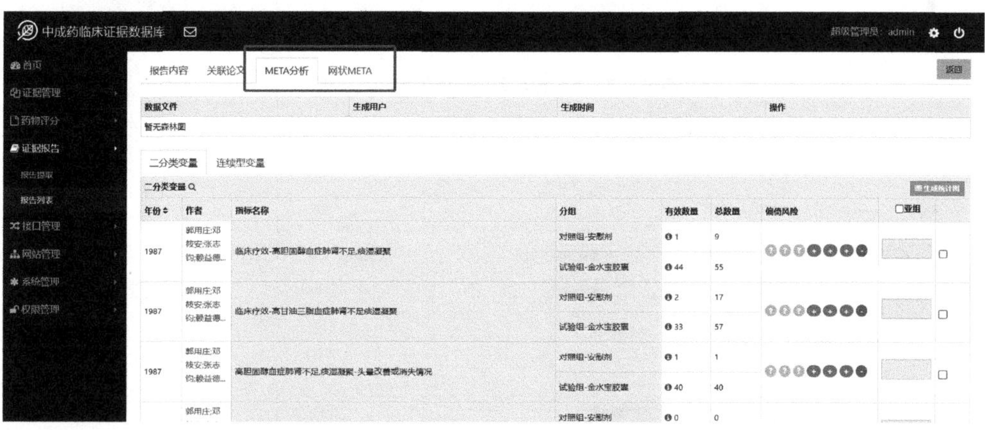

图 4－5　选择需要的分析类型（Meta 分析或网状 Meta 分析）操作示意

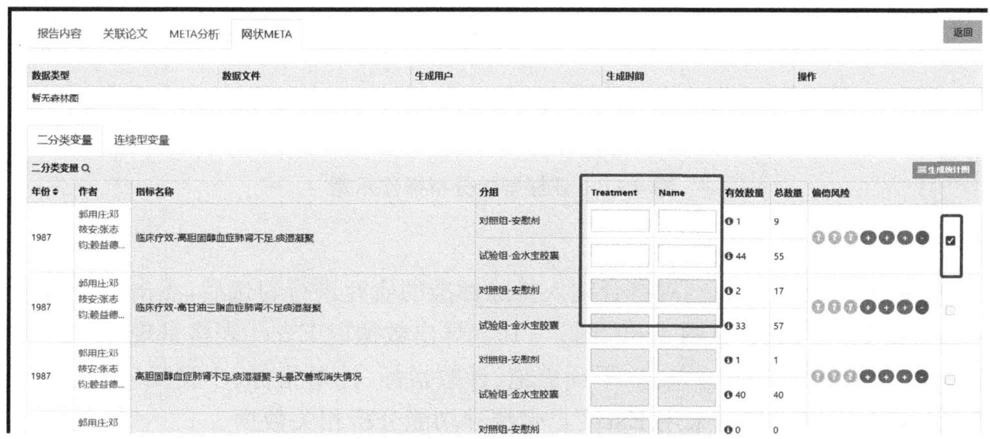

图 4－6　选择需要合并分析的指标操作示意

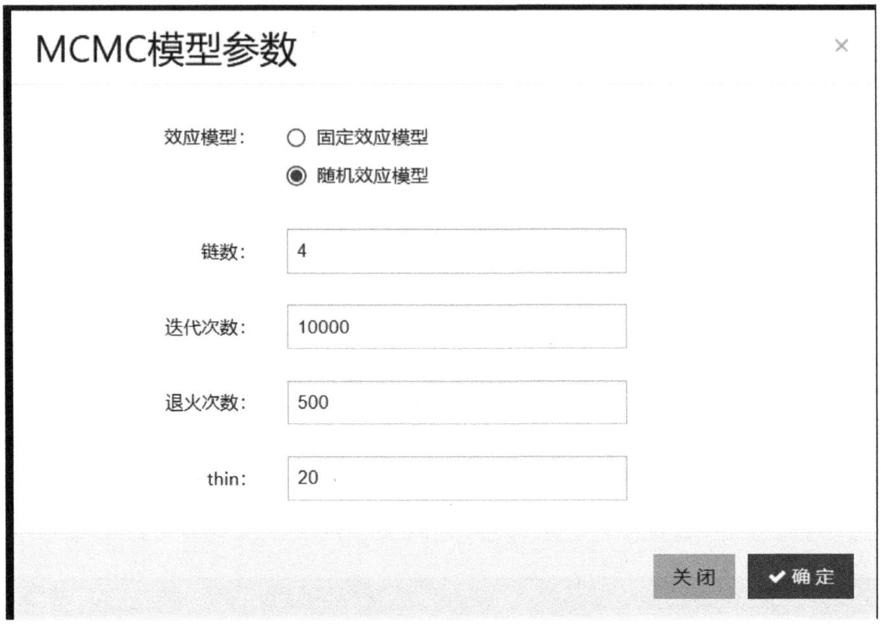

MCMC模型参数 ×

效应模型： ○ 固定效应模型 ◉ 随机效应模型

链数： 4

迭代次数： 10000

退火次数： 500

thin： 20

关闭 ✔确定

图 4－7　MCMC 模型参数操作示意

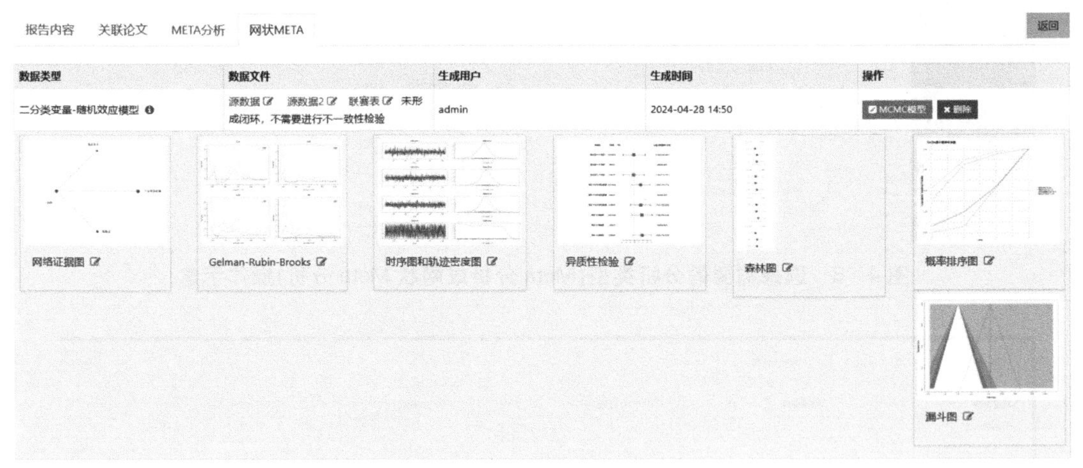

图 4－8　证据智能分析操作示意

2. *年度报告、病种报告*　对符合纳入排除标准的研究进行勾选后，点击右上角导出数据，按当前结果导出数据，见图 4－9、图 4－10。导出数据以 Excel 表格呈现，包括 11 个模块，发表信息、组信息、受试者信息、干预措施、计数指标、计量指标、不良反应、脱失、死亡、COCHRANE、CONSORT，采用 Excel 自带统计功能分析相关数据。

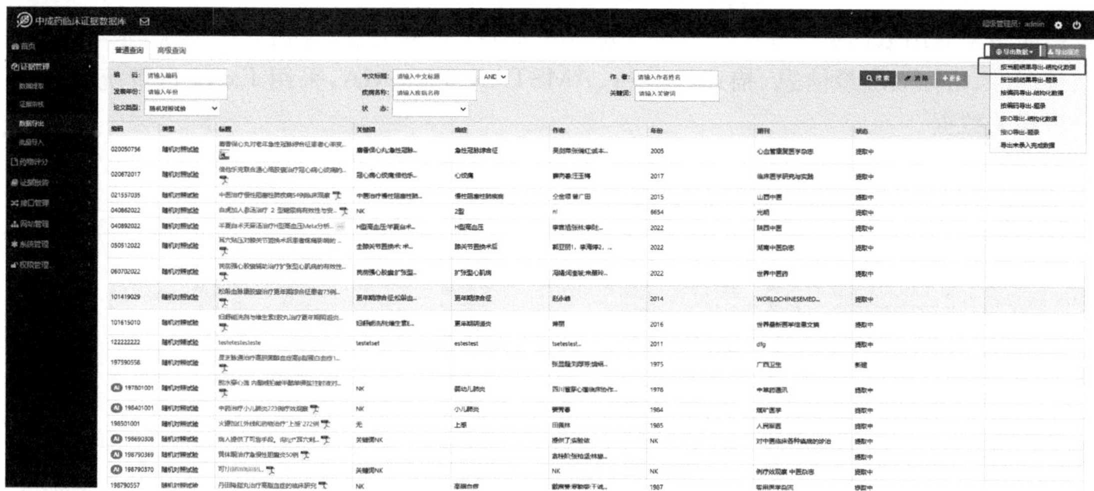

图 4-9 结构化数据导出页面

文章序号	ID	编码	标题	关键词	疾病名称	疾病名称标化	作者	工作单位省份	单位	期刊	年	基金资助	证据文件	受试者数量
1	96818	19889942	口服乙	乙胺碘	慢性心律		凌之浦;	河北省	河北省	医学理	1988	NK	https://t	305
2	96816	19929942	宁心宝	宁心宝;	心律失常		徐济民;	上海市	上海第	上海中	1992	NK	https://t	64
3	96819	19929942	不同剂	NK	窦性心动		张孝忠	黑龙江省	中国人	哈尔滨	1992	NK	https://t	62
4	29025	19960107	心律平	NK	慢性心房	心房颤动	李尚艾;	山东省	山东威	华西医	1996	NK	https://t	38
5	8554	19980104	稳心颗	稳心颗	心律失常	心律失常[心	段温泉;	河南省	河南医	临床医	1998	NK	https://t	45
6	16647	19980104	氨茶碱	NK	病态窦房	病态窦房结综	崔艳杰	辽宁省	辽宁兴	中国实	1998	NK	https://t	65
7	96815	19989942	复方定	室性早	室性早搏		贾钰华;	广东省	广州第	国医论	1998	NK	https://t	96
8	20100	19990108	速效枣	NK	心悸	心悸	刘慰祖	上海市	上海龙	中成药	1999	NK	https://t	55
9	96813	19999941	舒心口	心律失	心律失常		邵静	河南省	河南中	中国医	1999	NK	https://t	240
10	96814	19999942	联用生	NK	左束支传		徐卫东;	河南省	河南省	中国中	1999	NK	https://t	78
11	96809	20009941	葛根素	葛根素	早搏		王萧	广东省	广州中	江西中	2000	NK	https://t	104
12	96810	20009941	参附注	参附注	缓慢型心		陆赛君	浙江省	浙江省	浙江中	2000	NK	https://t	56
13	19716	20010100	参麦注	参麦注	室性早搏	室性早搏	李濡	浙江省	浙江省	浙江中	2001	NK	https://t	107
14	19059	20010107	参麦注	参麦注	频发室性	室性早搏	王重卿	上海市	上海中	临床急	2001	NK	https://t	64
15	7817	20010107	复方丹	复方丹	室性早搏	室性早搏	黄吉堂;	广东省	广东医	广东医	2001	NK	https://t	69
16	46572	20015002	参附注	参附注	病窦综合	病窦综合征	缪英年;	广东省	广东省	中药药	2001	NK	https://t	56
17	46940	20015007	参附注	重度房	重度房室	房室传导阻滞	刘国华;	河北省	河北沧	中国中	2001	NK	https://t	62
18	46636	20015009	参附注	参附注	病态窦房	病态窦房结综	陈协兴;	福建省	福建医	中国药	2001	NK	https://t	125
19	96802	20019941	心宝治	心宝;心	病态窦房		李云富;	河南省	鹤壁市	中成药	2001	NK	https://t	38
20	96803	20019941	通心络	NK	病窦综合		刘德桓	福建省	福建省	中国中	2001	NK	https://t	55
21	96805	20019941	生脉注	气阴两	心律平		谭运江	湖南省	湘潭市	湖南中	2001	NK	https://t	245
22	96806	20019941	七叶神	七叶神	儿童窦性		金凌晖;	福建省	泉州市	海峡药	2001	NK	https://t	56
23	96807	20019941	参麦注	参麦注	重度房室		刘国华;	北京市	河北省	中国中	2001	河北省	https://t	62
24	96808	20019941	阿托品	NK	缓慢性心		韦慧琴	北京市	广西鹿	现代中	2001	NK	https://t	68
25	17639	20020100	中药复	:心律失	室性早搏	室性早搏	陈萍;徐	山东省	.山东省	湖北中	2002	NK	https://t	120
26	8255	20020104	生脉注	房室传	房室传导	房室传导阻滞	张玉兰;	山东省	山东平	中国中	2002	NK	https://t	58
27	15885	20020200	大剂量	房室传	房室传导	房室传导阻滞	黄林喜;	广东省	汕头大	岭南急	2002	NK	https://t	57
28	26690	20020206	稳心颗	NK	心律失常	心律失常[心	邹根兴;	上海市	上海市	中医杂	2002	NK	https://t	203
29	44929	20025005	参附注	病态窦	病态窦房	病态窦房结综	计高荣	上海市	上海中	中国中	2002	NK	https://t	32
30	96793	20029940	心律平	心律平;	室性早搏		王淑英;	安徽省	安徽省	临床医	2002	NK	https://t	60
31	96794	20029940	稳心颗	稳心颗	过早搏动		王凌云;	黑龙江省	哈尔滨	黑龙江	2002	NK	https://t	78
32	96795	20029940	通心络	NK	室性心律		孙水红	浙江省	浙江省	现代医	2002	NK	https://t	40
33	96797	20029940	黄杨宁	黄杨宁;	老年心律		万方响;	河南省	河南省	现代中	2002	NK	https://t	87
34	96798	20029940	复脉定	复脉定	心悸(心		陈光远;	四川省	四川大	湖南中	2003	NK	https://t	160
35	96799	20029940	参麦注	参麦注	心房颤动		蔡少杭;	福建省	福建省	中国中	2002	NK	https://t	86
36	96800	20029940	参附注	病态窦	病态窦房		赵立容;	黑龙江省	哈尔滨	中医药	2002	NK	https://t	43
37	26471	20030108	香丹注	心律失	心律失常	心律失常[心	陈宝生	上海市	上海中	中国中	2003	NK	https://t	180
38	31157	20030206	心律平	早搏;心	早搏	早搏	郑银香	浙江省	浙江省	浙江中	2003	NK	https://t	100
39	32613	20030209	步长稳	步长稳	快速心律	心律失常[心	刘彩玲;	江苏省	江苏省	医学理	2003	NK	https://t	92
40	32803	20030304	稳心颗	稳心颗	心律失常	心律失常[心	聂文书;	四川省	泸州医	中西医	2003	NK	https://t	88

发表信息 | 组信息 | 受试者信息 | 干预措施 | 计数指标 | 计量指标 | 不良反应 | 脱失 | 死亡 | cochrane | consort

图 4-10 RCT 结构化数据 Excel 导出结果界面

3. *系统评价再评价* 对符合纳入排除标准的研究进行勾选后，点击右上角导出数据，按当前结果导出数据见图 4－11。导出数据以 Excel 表格呈现，包括 6 个模块，基本信息、纳排标准、指标效应量信息、描述性分析、AMSTAR、PRISMA，采用 Excel 自带统计功能分析相关数据。

	A	B	C	D	E	F	G	H	I	J	K	L	M
1	文章序号	ID	编码	标题	关键词	作者	年	工作单位	工作单位	疾病名称	发表期刊	基金资助	证据文件
2	1	48543	0307820	参附注	参附注	章轶立	2016	北京市	中国中	缓慢性	北京中	中央级	https://t
3	2	48784	0406820	参松养	参松养	胡昊唐	2011	安徽省	安徽医	心律失	中国循		https://t
4	3	48787	0406920	参松养	参松养	徐珂席	2013	陕西省	陕西省	心律失	现代中		https://t
5	4	48791	0407020	参松养	参松养	张琰袁	2016	湖北省	湖北医	室性早	疑难病		https://t
6	5	48855	0407120	参松养	室性早	刘万里	2015	湖北省	武汉大	室性早	心血管	国家 9	https://t
7	6	48859	0407320	参松养	参松养	伍新诚	2017	广西壮	广西中	阵发性	中华中	国家自	https://t
8	7	48873	0407520	参松养	冠心病;	张萍吴	2015	北京市	中国中	冠心病	中西医		https://t
9	8	48973	0408020	参松养	参松养	张喜芬	2012	河北省	河北以	室性期	疑难病		https://t
10	9	48974	0408120	参松养	参松养	李延鸿	2009	广东省	广州市	室性早	中国临		https://t
11	10	48985	0408420	参松养	阵发性	王越戴	2016	安徽省	安徽中	阵发性	中西医		https://t
12	11	48988	0408520	参松养	阵发性	王欢张	2016	北京市	中国中	阵发性	中西医	北京市	https://t
13	12	48990	0408620	参仙升	参仙升	张辉魏	2015	甘肃省	庆阳市	缓慢性	西部中		https://t
14	13	48995	0408720	参仙升	参仙升	胡宇才	2016	天津市	天津中	缓慢性	中华中	国家自	https://t
15	14	49007	0409120	参仙升	参仙升	胡宇才	2015	天津市	天津中	心动过	中西医	国家自	https://t
16	15	48865	0508120	参松养	参松养	卓潜潜	2007	广东省	佛山市	室性早	国际医	国家重	https://t
17	16	47747	1802720	麝香保	心律失	张琰	2016	湖北省	湖北医	心律失	中西医		https://t
18	17	49401	2201520	稳心颗	稳心颗	史华;彭	2012	湖北省	湖北省	心律失	中国医	无	https://t
19	18	49999	2209520	稳心颗	稳心颗	何颖;刘	2014	天津市	天津中	心律失	中草药	"十二五"	https://t
20	19	50031	2301020	稳心颗	稳心颗	杜浩;戴	2014	安徽省	安徽中	室性早	临床心	无	https://t
21	20	50657	2408320	稳心颗	稳心颗	郭芮彤;	2016			室性早	中草药		https://t
22	21			Efficacy and Safety		Yi Yuan	2020	北京市	北京中医	房性早搏	Evidence-	the National Natur	
23													
24													
25													
26													

基本信息 | 纳排标准 | 指标效应量信息 | 描述性分析、备注 | AMSTAR | PRISMA

图 4－11 Meta 结构化数据 Excel 导出结果界面

第三节 中医药临床证据转化实践案例

一、中成药治疗高脂血症网状 Meta 分析案例

以中成药治疗高脂血症为例，应用 AICED－CPM 的 NMA 功能，开展中药临床证据转化案例实践。分析不同中成药在临床总有效率方面的疗效，以及不同中成药与他汀类药物联用对于低密度脂蛋白胆固醇（LDL－C）的改善作用，总结疗效排序情况，对治疗高脂血症的中成药临床证据进行转化应用。

（一）研究方法

1. *纳入标准* P：明确诊断为高脂血症的患者；I：中成药；C：他汀类药物；O：计数指标（总有效率）、计量指标（低密度脂蛋白）；S：RCT；对照设计：对比效应（A vs. B）、加载效应（A+B vs. B）；臂数量：不限，多臂研究中仅选择研究所需的对照措施组。

2. 排除标准 为控制网状结果稳定性，排除研究数量小于 2 篇的中成药品种。

3. 数据来源及检索策略 全部文献基于 AICED - CPM 的收录，以题目、疾病名称、关键词等字段进行模糊检索，检索词为“高脂血症”“高血脂”“血脂异常”等。

4. 文献筛选与资料提取 通过 AICED - CPM 的结构化数据一键导出功能获取完整的资料提取表，并根据前文制定的纳入与排除标准对文献进行二次筛选。

5. 分析方法 基于 AICED - CPM 中部署的贝叶斯模型（马尔可夫链蒙特卡罗方法）开展网状 Meta 分析。计算效应量时，二分类数据表示为比值比（odds ratio, OR），连续性数据表示为均数差（mean difference, MD），均设置 95%置信区间（credible interval, CI）。使用 χ^2 检验和 I^2 检验对异质性进行检验，检验水准设定为 0.1。选择随机效应模型进行数据合并，$P<0.05$ 认为差异具有统计学意义。绘制每个结果的证据网络图对不同干预措施间的联系进行可视化。根据累计概率排名曲线下面积（surface under the cumulative ranking curve, SUCRA）对不同干预措施的疗效进行排序。绘制漏斗图以检测发表偏倚。采用节点分裂算法比较直接证据和间接证据以评估结果的一致性。

识别二分类变量联赛表数据，对角线以上数据，采用“列/行”的方式计算效应值，以效应区间是否跨过“1”判定比较是否具有统计学意义；识别连续性变量联赛表数据，对角线以下数据，采用“行-列”的方式计算效应值，以效应区间是否跨过“0”判定比较是否具有统计学意义。SUCRA 概率排序中，正向指标面积比值越大结果越优，负向指标则面积比值越小结果越优。

以上分析基于 AICED - CPM 完成。①人工审查并修订导出的结构化数据，确保数据完整性；②校对后的数据，通过数据上传接口上传数据表，使 AICED - CPM 自动识别外源数据表，并自动完成 NMA 全部图表制作。

（二）研究结果

1. 文献检索与筛选 初步检索及筛选后获得文献 636 篇，笔者根据纳入与排除标准对照结构化数据表对文献进行筛选，最终纳入符合条件的 RCT 研究，共计 106 项，其中 1 项研究测量了两种结局指标。

2. 文献基本特征 纳入 106 项 RCTs，12 128 例患者，其中最小样本量 40 例，最大样本量 566 例。干预措施包括中成药 vs. 他汀类药物、中成药＋他汀类药物 vs. 他汀类药物。涉及中成药 22 种，包括：血脂康胶囊（20）、荷丹片（12）、银杏叶片/胶囊（9）、复方丹参滴丸（9）、丹红注射液（7）、步长脑心通胶囊（4）、血滞通胶囊（4）、蒲参胶囊（4）、银丹心脑通软胶囊（4）、降脂通脉胶囊（4）、通心络胶囊（4）、丹田降脂丸（3）、黄连素（3）、松龄血脉康胶囊（2）、脂必泰胶囊（3）、脂康颗粒（2）、逐瘀通脉胶囊（2）、降脂灵片（2）、血府逐瘀胶囊（2）、降脂通络胶囊（2）、复方当归注射液（2）、脑心通胶囊（2），发表时间为 2003—2021 年。纳入文献的基本特征，见表 4 - 1。

3. 证据网络 分别形成“总有效率”“LDL - C”两种疗效结局指标的证据网络，见图 4 - 12、图 4 - 13。

表 4-1 纳入研究基本信息表

作者(年)	样本量-T	样本量-C	总样本量	年龄范围(或均数)	T	C	O
包海燕 2013	40	40	80	39～68	血脂康胶囊	阿托伐他汀	①
曾满生 2021	60	60	120	32～77	血滞通胶囊＋匹伐他汀	匹伐他汀	②
陈波 2016	42	42	84	60～75	脂必泰胶囊＋阿托伐他汀	阿托伐他汀	②
陈建强 2012	76	38	114	48～82	降脂通络胶囊	辛伐他汀	①
陈锦荣 2019	84	84	168	57.65±6.31	丹田降脂丸＋阿托伐他汀	阿托伐他汀	②
陈荣花 2011	42	42	84	40～75	丹红注射液＋氟伐他汀	氟伐他汀	②
陈学敬 2016	50	50	100	30～55	松龄血脉康胶囊＋阿托伐他汀	阿托伐他汀	②
崔春便 2015	50	50	100	40～70	通心络胶囊＋瑞舒伐他汀	瑞舒伐他汀	②
董明 2019	45	45	90	40～75	银丹心脑通软胶囊＋瑞舒伐他汀	瑞舒伐他汀	②
段卉娣 2014	75	75	150	42～75	银丹心脑通软胶囊＋阿托伐他汀	阿托伐他汀	②
范英丽 2014	35	35	70	25～59	荷丹片＋阿托伐他汀	阿托伐他汀	②
丰光 2006	40	40	80	40～70	逐瘀通脉胶囊	辛伐他汀	①
付晓丽 2013	61	56	117	43～71	荷丹片＋瑞舒伐他汀	瑞舒伐他汀	②
高菲 2016	37	37	74	30～71	荷丹片＋辛伐他汀	辛伐他汀	②
戈振霞 2012	42	43	85	60～83	血脂康胶囊	阿托伐他汀	①
龚兴平 2013	77	73	150	34～76	复方丹参滴丸＋辛伐他汀	辛伐他汀	②
顾建明 2010	22	22	44	39～70	丹红注射液＋辛伐他汀	辛伐他汀	②
关启龙 2019	85	85	170	33～84	血府逐瘀胶囊＋辛伐他汀	辛伐他汀	②
郭鸿满 2013	32	32	64	28～65	复方丹参滴丸	辛伐他汀	①
郭晓萍 2010	34	34	68	34～68	降脂灵片＋辛伐他汀	辛伐他汀	②
贺桂彬 2020	80	80	160	54.86±10.08	脂必泰胶囊＋匹伐他汀	匹伐他汀	②
胡燕 2004	54	50	104	60±8.7	复方丹参滴丸＋辛伐他汀	辛伐他汀	②
胡毅利 2014	40	40	80	65.25±10.75	血脂康胶囊	瑞舒伐他汀	①
黄华 2019	20	20	40	54～76	血府逐瘀胶囊＋瑞舒伐他汀	瑞舒伐他汀	②

（续　表）

作者(年)	样本量-T	样本量-C	总样本量	年龄范围（或均数）	T	C	O
黄永康 2012	75	73	148	49～73	通心络胶囊＋阿托伐他汀	阿托伐他汀	②
黄裕成 2011	54	54	108	35～70	脑心通胶囊＋辛伐他汀	辛伐他汀	②
贾秋颖 2012	24	24	48	50	丹红注射液＋阿托伐他汀	阿托伐他汀	②
姜宠华 2012	85	85	170	53～81	血脂康胶囊＋辛伐他汀	辛伐他汀	②
蒋旭红 2012	42	42	84	NK	丹红注射液＋氟伐他汀	氟伐他汀	②
金美娟 2012	33	32	65	36～68	银杏叶片＋瑞舒伐他汀	瑞舒伐他汀	②
匡东东 2019	48	48	96	43～77	丹田降脂丸＋阿托伐他汀	阿托伐他汀	②
邝志斌 2010	60	60	120	33～76	血滞通胶囊＋阿托伐他汀	阿托伐他汀	②
蓝利东 2008	29	29	58	40～74	逐瘀通脉胶囊	洛伐他汀	①
李本华 2014	60	60	120	NK	荷丹片＋阿托伐他汀	阿托伐他汀	②
李洪璠 2013	87	88	175	30～75	步长脑心通胶囊	辛伐他汀	①
李辉 2015	42	37	79	44～71	脂康颗粒＋瑞舒伐他汀	瑞舒伐他汀	②
李慧芬 2006	80	80	160	NK	荷丹片	辛伐他汀	①
李军友 2011	70	70	140	59.2±7.5	血脂康胶囊	阿托伐他汀	①
李清朗 2003	90	30	120	61.0±10.4	血脂康胶囊	辛伐他汀	①
李霞 2016	30	30	60	26～68	蒲参胶囊＋阿托伐他汀	阿托伐他汀	②
李艳艳 2016	28	28	56	45～74	银杏叶片＋瑞舒伐他汀	瑞舒伐他汀	②
李媛园 2013	35	38	73	60.7±13.6	复方丹参滴丸＋阿托伐他汀	阿托伐他汀	②
林凡峰 2011	32	32	64	38～76	银杏叶片＋阿托伐他汀	阿托伐他汀	②
林莘 2009	30	30	60	42～70	荷丹片	普伐他汀	①
刘红玉 2009	25	25	50	54±4.6	复方丹参滴丸＋普伐他汀	普伐他汀	②
刘绍屏 2013	60	60	120	NK	血脂康胶囊	辛伐他汀	①
刘晓峰 2009	60	60	120	51.30±1.16	复方当归注射液	普伐他汀	①
卢火木 2021	46	46	92	41～69	降脂通脉胶囊＋辛伐他汀	辛伐他汀	②
马文欣 2018	29	28	57	NK	脂必泰胶囊＋瑞舒伐他汀	瑞舒伐他汀	②
毛红蓉 2007	34	30	64	53.30±1.16	复方当归注射液	普伐他汀	①

（续　表）

作者(年)	样本量-T	样本量-C	总样本量	年龄范围（或均数）	T	C	O
母敏 2014	43	43	86	NK	蒲参胶囊+瑞舒伐他汀	瑞舒伐他汀	②
潘端 2011	32	32	64	35～70	步长脑心通胶囊	氟伐他汀	①
潘晓剑 2015	49	49	98	60～88	复方丹参滴丸+阿托伐他汀	阿托伐他汀	②
饶春燕 2015	59	59	118	42～70	降脂通脉胶囊	阿托伐他汀	①
任建利 2015	44	46	90	38～68	银杏叶片+阿托伐他汀	阿托伐他汀	②
任宁娟 2012	41	41	82	54.8±3.2	银杏叶片+辛伐他汀	辛伐他汀	②
邵在宏 2014	30	30	60	51～75	蒲参胶囊+瑞舒伐他汀	瑞舒伐他汀	②
申见 2018	34	34	68	54～72	银丹心脑通软胶囊+辛伐他汀	辛伐他汀	②
施超 2018	62	62	124	62.13±7.27	血脂康胶囊+氟伐他汀	氟伐他汀	②
时艳 2008	80	50	130	60～78	通心络胶囊+阿托伐他汀	阿托伐他汀	②
宋宏界 2016	40	40	80	44～76	丹红注射液+阿托伐他汀	阿托伐他汀	②
宋丽萍 2016	32	32	64	68.2±5.8	血脂康胶囊+瑞舒伐他汀	瑞舒伐他汀	②
孙继永 2012	45	45	90	49.02±9.91	丹田降脂丸+辛伐他汀	辛伐他汀	②
孙建春 2016	63	63	126	NK	丹红注射液+氟伐他汀	氟伐他汀	②
孙小静 2018	48		48	55～76	血脂康胶囊+辛伐他汀	辛伐他汀	②
谭慧玲 2012	152	144	296	35～70	步长脑心通胶囊	辛伐他汀	①
王殿华 2012	57	56	113	48～74	降脂通络胶囊	辛伐他汀	①
王峰 2011	32	30	62	25～77	血脂康胶囊	辛伐他汀	①
王金鹏 2011	90	90	180	44～73	血脂康胶囊	辛伐他汀	①
王磊 2012	40	40	80	NK	荷丹片	阿托伐他汀	①
王庆军 2013	90	90	180	NK	荷丹片	氟伐他汀；荷丹片+氟伐他汀	①；②
王硕 2014	60	60	120	NK	丹红注射液+阿托伐他汀	阿托伐他汀	②

（续　表）

作者(年)	样本量-T	样本量-C	总样本量	年龄范围（或均数）	T	C	O
王喜福 2013	50	50	100	55±9	复方丹参滴丸＋瑞舒伐他汀	瑞舒伐他汀	②
王艳芬 2015	94	93	187	30～75	银丹心脑通软胶囊＋阿托伐他汀	阿托伐他汀	②
王义梅 2011	29	30	59	41～76	银杏叶片＋阿托伐他汀	阿托伐他汀	②
王昭琴 2008	103	103	206	37～83	黄连素	辛伐他汀	①
王昭琴 2013	283	283	566	37～83	黄连素	辛伐他汀	①
王昭琴 2017	180	180	360	37～83	黄连素	辛伐他汀	①
王真珍 2013	27	27	54	NK	血脂康胶囊＋阿托伐他汀	阿托伐他汀	②
王震 2012	39	39	78	NK	血脂康胶囊＋阿托伐他汀	阿托伐他汀	②
吴颖 2015	20	20	40	46～84	血脂康胶囊	阿托伐他汀	①
肖波 2014	40	40	80	48～79	降脂通脉胶囊＋阿托伐他汀	阿托伐他汀	②
严金柱 2013	100	100	200	NK	复方丹参滴丸	普伐他汀	①
杨东明 2014	40	40	80	65.7±8.3	血滞通胶囊＋阿托伐他汀	阿托伐他汀	②
杨福梅 2017	30	30	60	23～71	荷丹片＋阿托伐他汀	阿托伐他汀	②
姚永琴 2010	39	18	57	54±10	血脂康胶囊	辛伐他汀	①
尤秀梅 2015	30	30	60	35～69	降脂通脉胶囊＋阿托伐他汀	阿托伐他汀	②
于国丽 2013	40	40	80	23～74	蒲参胶囊＋瑞舒伐他汀	瑞舒伐他汀	②
展倩丽 2013	84	57	141	55.0±13.1	荷丹片＋瑞舒伐他汀	瑞舒伐他汀	②
张国桃 2013	40	40	80	58.2～7.5	脑心通胶囊＋阿托伐他汀	阿托伐他汀	②
张娟 2013	30	30	60	NK	步长脑心通胶囊	阿托伐他汀	①
张立 2010	182	180	362	30～70	血脂康胶囊＋辛伐他汀	辛伐他汀	②
张明艳 2011	37	35	72	32～71	复方丹参滴丸＋洛伐他汀	洛伐他汀	②
张蔚 2016	58	50	108	37～69	银杏叶胶囊＋瑞舒伐他汀	瑞舒伐他汀	②
张志勇 2015	36	36	72	60～79	荷丹片	瑞舒伐他汀	①
赵晰 2016	32	48	80	32～68	荷丹片＋辛伐他汀	辛伐他汀	②

（续 表）

作者(年)	样本量-T	样本量-C	总样本量	年龄范围（或均数）	T	C	O
赵秀敏 2015	40	40	80	45～69	脂康颗粒＋阿托伐他汀	阿托伐他汀	②
赵雨朝 2018	50	50	100	40～60	降脂灵片＋瑞舒伐他汀	瑞舒伐他汀	②
郑伟 2013	31	30	61	NK	血脂康胶囊	辛伐他汀	①
钟银燕 2011	30	29	59	39～78	银杏叶片＋阿托伐他汀	阿托伐他汀	②
周红灵 2015	50	50	100	32～73	血滞通胶囊＋阿托伐他汀	阿托伐他汀	②
周昱 2017	41	39	80	46～69	松龄血脉康胶囊＋阿托伐他汀	阿托伐他汀	②
周宙 2010	39	39	78	52.4±5.5	血脂康胶囊＋辛伐他汀	辛伐他汀	②
朱中杰 2012	65	65	130	44～78	银杏叶胶囊＋辛伐他汀	辛伐他汀	②
邹敏 2017	244	244	488	52.6±5.4	血脂康胶囊	阿托伐他汀	①
左娜绮 2020	25	25	50	34～71	通心络胶囊＋辛伐他汀	辛伐他汀	②

注：NK-未报告；①-总有效率；②-低密度脂蛋白胆固醇（LDL-C）。

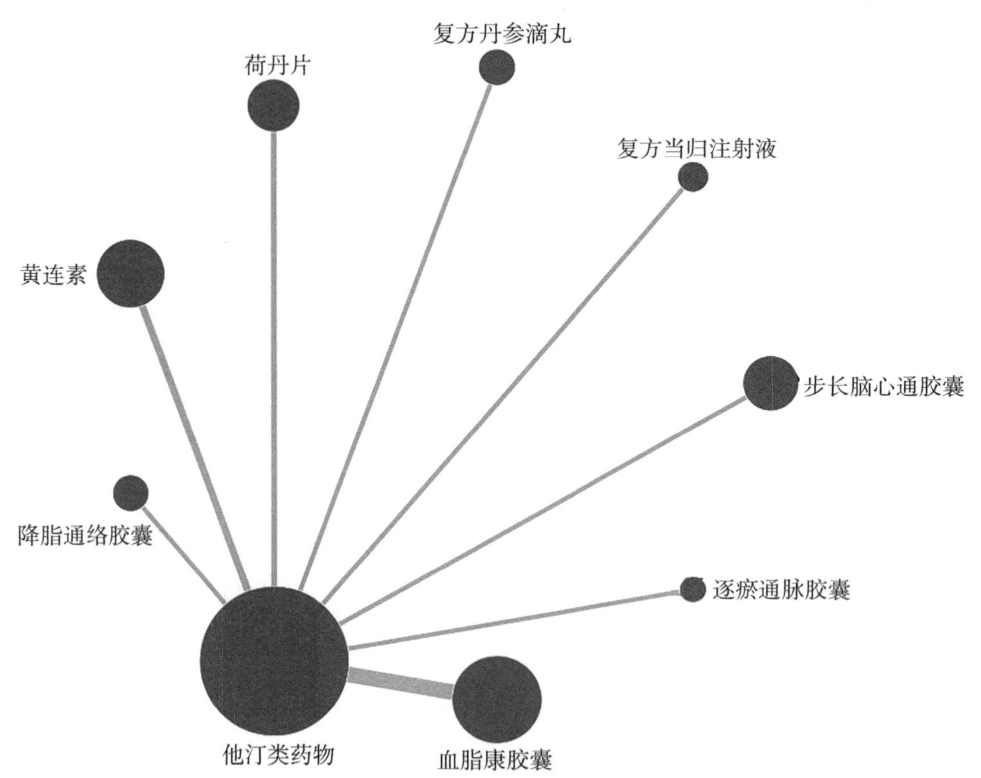

图 4－12　网状图-总有效率（二分类变量）

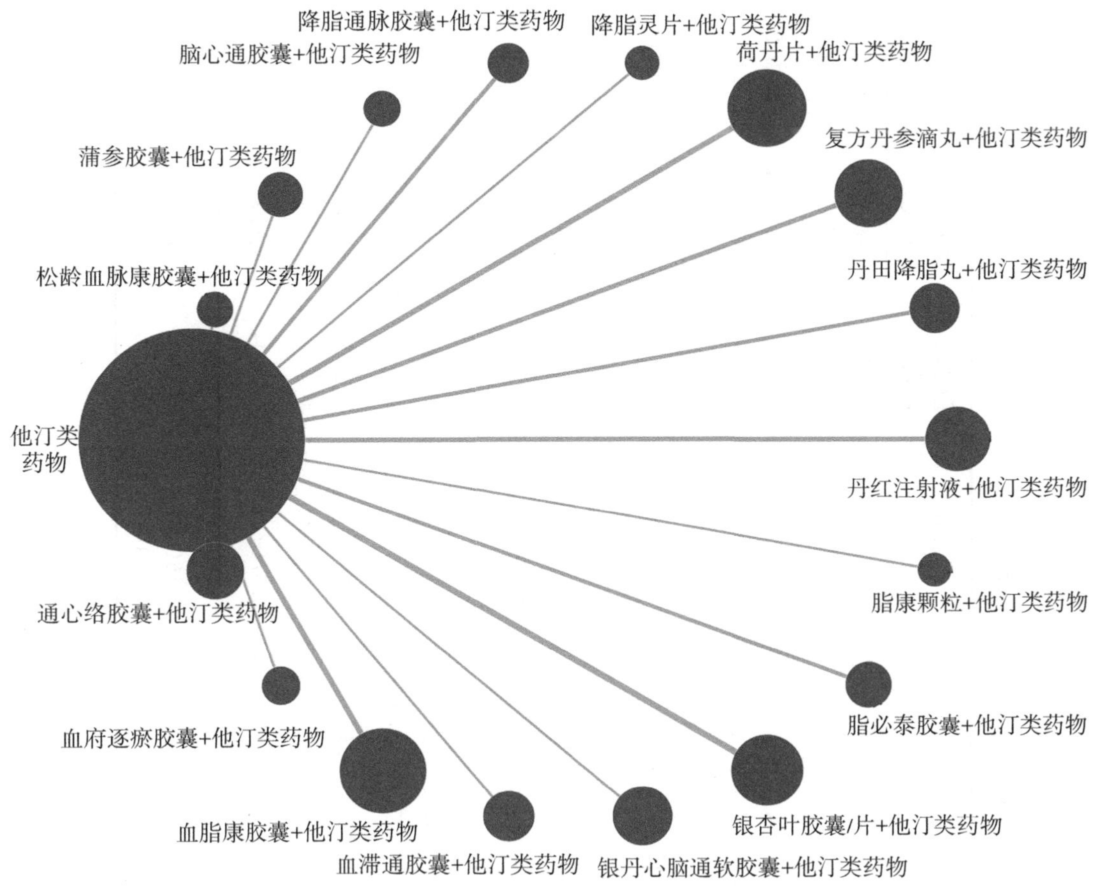

图 4－13　网状图－LDL－C(连续性变量)

4. 网状 Meta 分析及 SUCRA 概率排序结果　总有效率。共 33 项研究报告了临床总有效率,涉及 8 种中成药。网状 Meta 分析结果显示,复方丹参滴丸与他汀类药物对比(OR＝3.69, 95%CI[1.10, 12.16])疗效具有明显优势,与黄连素(OR＝5.19, 95%CI[1.07, 24.97])对比,疗效同样具有优势,且差异均具有统计学意义($P<0.05$);其余中成药与他汀类药物对比虽有优势,但差异无统计学意义。"总有效率"NMA 疗效对比结果联赛表,见表 4－2。

SUCRA 概率排序结果显示:在临床总有效率指标方面,9 种干预措施(含他汀类药物)排序如下:逐瘀通脉胶囊(83.87%)＞复方丹参滴丸(82.64%)＞步长脑心通胶囊(71.83%)＞降脂通络胶囊(68.79%)＞荷丹片(39.83%)＞血脂康胶囊(31.96%)＞复方当归注射液(28.5%)＞他汀类药物(27.76%)＞黄连素(14.81%),累计概率排序,见图 4－14。

低密度脂蛋白胆固醇(LDL－C)。共 74 项研究报告了低密度脂蛋白胆固醇(LDL－C),涉及 17 种中成药。网状 Meta 分析结果显示,丹红注射液(MD＝0.48, 95%CI[0.11, 0.85])、丹田降脂丸(MD＝0.75, 95%CI[0.20, 1.30])、复方丹参滴丸(MD＝0.37, 95%

表 4-2 "总有效率"NMA 疗效对比结果-联赛表

用药	他汀类药物	步长脑心通胶囊	复方丹参滴丸	复方当归注射液	荷丹片	黄连素	降脂通络胶囊	血脂康胶囊	逐瘀通脉胶囊
他汀类药物	他汀类药物	2.54(0.96，6.14)	3.69(1.10，12.16)	0.95(0.29，3.13)	1.20(0.52，2.91)	0.71(0.26，1.94)	2.47(0.62，10.52)	1.06(0.58，1.84)	4.32(0.86，27.95)
步长脑心通胶囊	0.39(0.16，1.04)	步长脑心通胶囊	1.46(0.33，6.78)	0.37(0.09，1.76)	0.47(0.14，1.79)	0.28(0.07，1.15)	0.97(0.19，5.65)	0.42(0.14，1.24)	1.71(0.27，14.00)
复方丹参滴丸	0.27(0.08，0.91)	0.69(0.15，3.03)	复方丹参滴丸	0.26(0.05，1.42)	0.33(0.08，1.49)	0.19(0.04，0.93)	0.67(0.11，4.40)	0.29(0.07，1.05)	1.18(0.16，10.85)
复方当归注射液	1.05(0.32，3.46)	2.68(0.57，11.58)	3.91(0.70，20.74)	复方当归注射液	1.27(0.29，5.58)	0.75(0.16，3.54)	2.60(0.42，16.80)	1.12(0.29，4.11)	4.59(0.61，40.95)
荷丹片	0.83(0.34，1.93)	2.11(0.56，6.98)	3.06(0.67，13.08)	0.79(0.18，3.40)	荷丹片	0.59(0.15，2.18)	2.05(0.39，10.88)	0.88(0.30，2.38)	3.59(0.57，27.02)
黄连素	1.41(0.51，3.91)	3.59(0.87，13.56)	5.19(1.07，24.97)	1.34(0.28，6.44)	1.70(0.46，6.63)	黄连素	3.47(0.63，20.60)	1.49(0.46，4.65)	6.10(0.91，51.06)
降脂通络胶囊	0.40(0.10，1.62)	1.03(0.18，5.25)	1.49(0.23，9.31)	0.38(0.06，2.38)	0.49(0.09，2.54)	0.29(0.05，1.59)	降脂通络胶囊	0.43(0.09，1.86)	1.76(0.20，17.64)
血脂康胶囊	0.94(0.54，1.72)	2.39(0.81，6.94)	3.47(0.95，13.53)	0.90(0.24，3.45)	1.14(0.42，3.35)	0.67(0.22，2.18)	2.33(0.54，11.46)	血脂康胶囊	4.10(0.76，28.53)
逐瘀通脉胶囊	0.23(0.04，1.16)	0.58(0.07，3.67)	0.85(0.09，6.31)	0.22(0.02，1.63)	0.28(0.04，1.75)	0.16(0.02，1.10)	0.57(0.06，4.91)	0.24(0.04，1.32)	逐瘀通脉胶囊

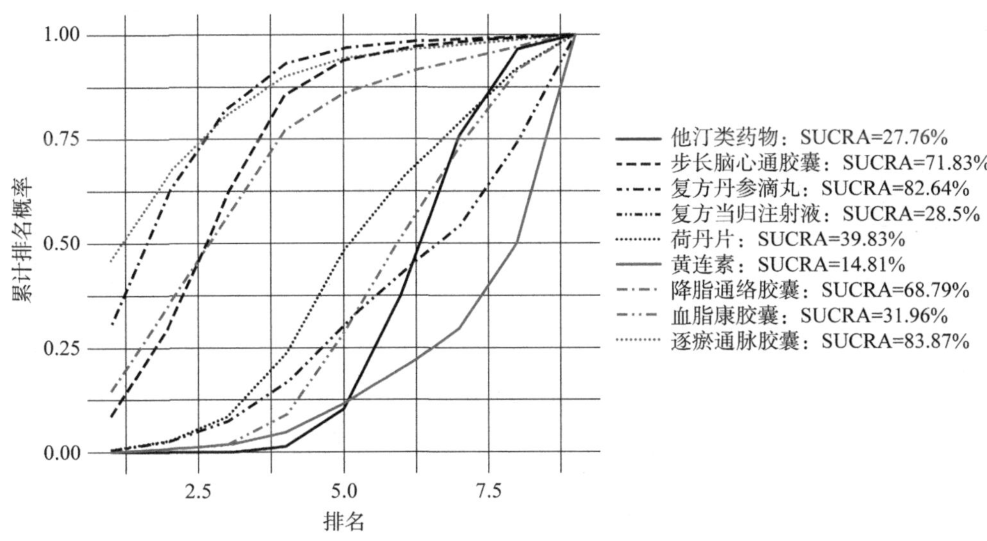

图 4-14 SUCRA 累计概率排序-总有效率

CI[0.00，0.74])、荷丹片(MD=0.93，95%CI[0.59，1.27])、松龄血脉康胶囊(MD=0.77，95%CI[0.09，1.45])、通心络胶囊(MD=0.84，95%CI[0.37，1.31])、血府逐瘀胶囊(MD=0.84，95%CI[0.17，1.51])、血滞通胶囊(MD=0.72，95%CI[0.22，1.22])、银丹心脑通软胶囊(MD=0.51，95%CI[0.03，0.99])、银杏叶胶囊/片(MD=0.51，95%CI[0.17，0.85])、脂康颗粒(MD=0.92，95%CI[0.24，1.60])联合他汀类药物与他汀类药物对比疗效具有优势，且差异均具有统计学意义($P<0.05$)。荷丹片+他汀类药物与复方丹参滴丸+他汀类药物(MD=0.56，95%CI[0.06，1.06])、降脂通脉胶囊+他汀类药物(MD=0.77，95%CI[0.10，1.44])、蒲参胶囊+他汀类药物(MD=0.76，95%CI[0.15，1.37])、血脂康胶囊+他汀类药物(MD=0.63，95%CI[0.15，1.11])相比，疗效具有优势，且差异均具有统计学意义($P<0.05$)。其余中成药+他汀类药物与他汀类药物对比疗效虽然具有优势，但差异无统计学意义；其余不同中成药+他汀类药物之间对比，差异无统计学意义。“LDL-C”NMA 疗效对比结果联赛表，见表 4-3。

SUCRA 概率排序结果显示：在 LDL-C 指标方面，荷丹片+他汀类药物最有可能成为高脂血症的最佳干预措施。18 种干预措施(含他汀类药物)排序如下：荷丹片+他汀类药物(16.14%)<脂康颗粒+他汀类药物(21.18%)<通心络胶囊+他汀类药物(23.66%)<血府逐瘀胶囊+他汀类药物(26.6%)<松龄血脉康胶囊+他汀类药物(31.4%)<丹田降脂丸+他汀类药物(31.91%)<血滞通胶囊+他汀类药物(34.05%)<降脂灵片+他汀类药物(48.66%)<脂必泰胶囊+他汀类药物(49.22%)<银丹心脑通软胶囊+他汀类药物(52.16%)<银杏叶胶囊/片+他汀类药物(52.5%)<丹红注射液+他汀类药物(55.11%)<脑心通胶囊+他汀类药物(63.99%)<复方丹参滴丸+他汀类药物(66.01%)<血脂康胶囊+他汀类药物(72.48%)<降脂通脉胶囊+他汀类药物(79.78%)<蒲参胶囊+他汀类药物(80.55%)<他汀类药物(94.61%)，累计概率排序，见图 4-15。

表 4－3 “LDL－C”NMA 疗效对比结果-联赛表

用药	他汀类药物	丹红注射液＋他汀类药物	丹田降脂丸＋他汀类药物	复方丹参滴丸＋他汀类药物	荷丹片＋他汀类药物	降脂灵片＋他汀类药物	降脂通脉胶囊＋他汀类药物	脑心通胶囊＋他汀类药物	蒲参胶囊＋他汀类药物	松龄血脉康胶囊＋他汀类药物	通心络胶囊＋他汀类药物	血府逐瘀胶囊＋他汀类药物	血脂康胶囊＋他汀类药物	血滞通胶囊＋他汀类药物	银丹心脑通软胶囊＋他汀类药物	银杏叶胶囊/片＋他汀类药物	脂必泰胶囊＋他汀类药物	脂康颗粒＋他汀类药物
他汀类药物	他汀类药物	−0.48 (−0.85, −0.11)	−0.75 (−1.30, −0.20)	−0.37 (−0.74, −0.00)	−0.93 (−1.27, −0.59)	−0.55 (−1.25, 0.14)	−0.16 (−0.74, 0.42)	−0.36 (−1.05, 0.34)	−0.16 (−0.67, 0.34)	−0.77 (−1.45, −0.09)	−0.84 (−1.31, −0.37)	−0.84 (−1.51, −0.17)	−0.30 (−0.64, 0.05)	−0.72 (−1.22, −0.22)	−0.51 (−0.99, −0.03)	−0.51 (−0.85, −0.17)	−0.54 (−1.11, 0.03)	−0.92 (−1.60, −0.24)
丹红注射液＋他汀类药物	0.48 (0.11, 0.85)	丹红注射液＋他汀类药物	−0.27 (−0.94, 0.39)	0.11 (−0.40, 0.64)	−0.45 (−0.95, 0.05)	−0.07 (−0.86, 0.71)	0.32 (−0.36, 1.01)	0.12 (−0.66, 0.92)	0.32 (−0.31, 0.95)	−0.29 (−1.06, 0.48)	−0.36 (−0.96, 0.24)	−0.35 (−1.12, 0.41)	0.19 (−0.32, 0.69)	−0.24 (−0.86, 0.39)	−0.03 (−0.64, 0.58)	−0.03 (−0.53, 0.47)	−0.06 (−0.75, 0.62)	−0.44 (−1.22, 0.33)
丹田降脂丸＋他汀类药物	0.75 (0.20, 1.30)	0.27 (−0.39, 0.94)	丹田降脂丸＋他汀类药物	0.38 (−0.28, 1.04)	−0.18 (−0.83, 0.48)	0.20 (−0.70, 1.08)	0.59 (−0.21, 1.39)	0.39 (−0.49, 1.29)	0.59 (−0.16, 1.34)	−0.02 (−0.89, 0.85)	−0.09 (−0.81, 0.63)	−0.09 (−0.96, 0.78)	0.45 (−0.19, 1.11)	0.03 (−0.72, 0.78)	0.24 (−0.49, 0.98)	0.24 (−0.41, 0.89)	0.21 (−0.59, 1.00)	−0.17 (−1.05, 0.70)
复方丹参滴丸＋他汀类药物	0.37 (0.00, 0.74)	−0.11 (−0.64, 0.40)	−0.38 (−1.04, 0.28)	复方丹参滴丸＋他汀类药物	−0.56 (−1.06, −0.06)	−0.18 (−0.97, 0.60)	0.21 (−0.47, 0.89)	0.01 (−0.78, 0.81)	0.20 (−0.43, 0.83)	−0.40 (−1.17, 0.37)	−0.48 (−1.07, 0.12)	−0.47 (−1.23, 0.29)	0.07 (−0.43, 0.58)	−0.35 (−0.97, 0.27)	−0.14 (−0.75, 0.47)	−0.14 (−0.64, 0.36)	−0.18 (−0.85, 0.50)	−0.55 (−1.33, 0.22)
荷丹片＋他汀类药物	0.93 (0.59, 1.27)	0.45 (−0.05, 0.95)	0.18 (−0.48, 0.83)	0.56 (0.06, 1.06)	荷丹片＋他汀类药物	0.37 (−0.40, 1.15)	0.77 (0.10, 1.44)	0.57 (−0.21, 1.35)	0.76 (0.15, 1.37)	0.15 (−0.60, 0.92)	0.08 (−0.50, 0.67)	0.09 (−0.66, 0.84)	0.63 (0.15, 1.11)	0.21 (−0.39, 0.82)	0.42 (−0.18, 1.01)	0.42 (−0.06, 0.90)	0.38 (−0.28, 1.05)	0.00 (−0.75, 0.77)
降脂灵片＋他汀类药物	0.55 (−0.14, 1.25)	0.07 (−0.71, 0.86)	−0.20 (−1.08, 0.70)	0.18 (−0.60, 0.97)	−0.37 (−1.15, 0.40)	降脂灵片＋他汀类药物	0.39 (−0.51, 1.29)	0.19 (−0.79, 1.19)	0.39 (−0.48, 1.25)	−0.22 (−1.19, 0.76)	−0.29 (−1.14, 0.56)	−0.28 (−1.26, 0.68)	0.26 (−0.52, 1.03)	−0.16 (−1.02, 0.70)	0.04 (−0.81, 0.89)	0.04 (−0.73, 0.82)	0.01 (−0.88, 0.92)	−0.37 (−1.34, 0.60)

（续 表）

用药	他汀类药物	丹红注射液＋他汀类药物	丹田降脂丸＋他汀类药物	复方丹参滴丸＋他汀类药物	荷丹片＋他汀类药物	降脂灵片＋他汀类药物	降脂通脉胶囊＋他汀类药物	脑心通胶囊＋他汀类药物	蒲参胶囊＋他汀类药物	松龄血脉康胶囊＋他汀类药物	通心络胶囊＋他汀类药物	血府逐瘀胶囊＋他汀类药物	血脂康胶囊＋他汀类药物	血滞通胶囊＋他汀类药物	银丹心脑通软胶囊＋他汀类药物	银杏叶胶囊/片＋他汀类药物	脂必泰胶囊＋他汀类药物	脂康颗粒＋他汀类药物
降脂通脉胶囊＋他汀类药物	0.16 (−0.42,0.74)	−0.32 (−1.01,0.36)	−0.59 (−1.39,0.21)	−0.21 (−0.89,0.47)	−0.77 (−1.44,−0.10)	−0.39 (−1.29,0.51)	降脂通脉胶囊＋他汀类药物	−0.20 (−1.10,0.71)	−0.00 (−0.77,0.76)	−0.61 (−1.51,0.28)	−0.68 (−1.43,0.06)	−0.67 (−1.56,0.20)	−0.13 (−0.80,0.53)	−0.56 (−1.32,0.21)	−0.35 (−1.10,0.40)	−0.35 (−1.01,0.32)	−0.38 (−1.19,0.43)	−0.76 (−1.65,0.12)
脑心通胶囊＋他汀类药物	0.36 (−0.34,1.05)	−0.12 (−0.92,0.66)	−0.39 (−1.29,0.49)	−0.01 (−0.81,0.78)	−0.57 (−1.35,0.21)	−0.19 (−1.19,0.79)	0.20 (−0.71,1.10)	脑心通胶囊＋他汀类药物	0.19 (−0.67,1.05)	−0.41 (−1.39,0.56)	−0.49 (−1.33,0.36)	−0.48 (−1.46,0.49)	0.06 (−0.72,0.84)	−0.36 (−1.23,0.50)	−0.15 (−1.00,0.70)	−0.15 (−0.93,0.62)	−0.18 (−1.09,0.71)	−0.56 (−1.55,0.40)
蒲参胶囊＋他汀类药物	0.16 (−0.34,0.67)	−0.32 (−0.95,0.31)	−0.59 (−1.34,0.16)	−0.20 (−0.83,0.43)	−0.76 (−1.37,−0.15)	−0.39 (−1.25,0.48)	0.00 (−0.76,0.77)	−0.19 (−1.05,0.67)	蒲参胶囊＋他汀类药物	−0.61 (−1.45,0.24)	−0.68 (−1.37,0.02)	−0.67 (−1.52,0.17)	−0.13 (−0.73,0.48)	−0.55 (−1.27,0.17)	−0.35 (−1.05,0.36)	−0.35 (−0.95,0.26)	−0.38 (−1.14,0.38)	−0.76 (−1.61,0.09)
松龄血脉康胶囊＋他汀类药物	0.77 (0.09,1.45)	0.29 (−0.48,1.06)	0.02 (−0.85,0.89)	0.40 (−0.37,1.17)	−0.15 (−0.92,0.60)	0.22 (−0.76,1.19)	0.61 (−0.28,1.51)	0.41 (−0.56,1.39)	0.61 (−0.24,1.45)	松龄血脉康胶囊＋他汀类药物	−0.07 (−0.89,0.76)	−0.07 (−1.01,0.89)	0.47 (−0.29,1.24)	0.06 (−0.79,0.89)	0.26 (−0.57,1.09)	0.26 (−0.50,1.02)	0.23 (−0.66,1.11)	−0.15 (−1.11,0.80)
通心络胶囊＋他汀类药物	0.84 (0.37,1.31)	0.36 (−0.24,0.96)	0.09 (−0.63,0.81)	0.48 (−0.12,1.07)	−0.08 (−0.67,0.50)	0.29 (−0.56,1.14)	0.68 (−0.06,1.43)	0.49 (−0.36,1.33)	0.68 (−0.02,1.37)	0.07 (−0.76,0.89)	通心络胶囊＋他汀类药物	0.01 (−0.81,0.83)	0.55 (−0.03,1.13)	0.13 (−0.57,0.82)	0.33 (−0.35,1.02)	0.33 (−0.25,0.91)	0.30 (−0.44,1.05)	−0.08 (−0.91,0.75)
血府逐瘀胶囊＋他汀类药物	0.84 (0.17,1.51)	0.35 (−0.41,1.12)	0.09 (−0.78,0.96)	0.47 (−0.29,1.23)	−0.09 (−0.84,0.66)	0.28 (−0.68,1.26)	0.67 (−0.20,1.56)	0.48 (−0.49,1.46)	0.67 (−0.17,1.52)	0.07 (−0.89,1.01)	−0.01 (−0.83,0.81)	血府逐瘀胶囊＋他汀类药物	0.54 (−0.21,1.29)	0.12 (−0.72,0.96)	0.33 (−0.50,1.15)	0.33 (−0.42,1.08)	0.29 (−0.58,1.18)	−0.09 (−1.05,0.88)

（续　表）

用药	他汀类药物	丹红注射液＋他汀类药物	丹田降脂丸＋他汀类药物	复方丹参滴丸＋他汀类药物	荷丹片＋他汀类药物	降脂灵片＋他汀类药物	降脂通脉胶囊＋他汀类药物	脑心通胶囊＋他汀类药物	蒲参胶囊＋他汀类药物	松龄血脉康胶囊＋他汀类药物	通心络胶囊＋他汀类药物	血府逐瘀胶囊＋他汀类药物	血脂康胶囊＋他汀类药物	血滞通胶囊＋他汀类药物	银丹心脑通软胶囊＋他汀类药物	银杏叶胶囊/片＋他汀类药物	脂必泰胶囊＋他汀类药物	脂康颗粒＋他汀类药物
血脂康胶囊＋他汀类药物	0.30 (−0.05, 0.64)	−0.19 (−0.69, 0.32)	−0.45 (−1.11, 0.19)	−0.07 (−0.58, 0.43)	−0.63 (−1.11, −0.15)	−0.26 (−1.03, 0.52)	0.13 (−0.53, 0.80)	−0.06 (−0.84, 0.72)	0.13 (−0.48, 0.73)	−0.47 (−1.24, 0.29)	−0.55 (−1.13, 0.03)	−0.54 (−1.29, 0.21)	血脂康胶囊＋他汀类药物	−0.42 (−1.03, 0.18)	−0.21 (−0.81, 0.38)	−0.21 (−0.69, 0.27)	−0.25 (−0.92, 0.41)	−0.63 (−1.39, 0.13)
血滞通胶囊＋他汀类药物	0.72 (0.22, 1.22)	0.24 (−0.39, 0.86)	−0.03 (−0.78, 0.72)	0.35 (−0.27, 0.97)	−0.21 (−0.82, 0.39)	0.16 (−0.70, 1.02)	0.56 (−0.21, 1.32)	0.36 (−0.50, 1.23)	0.55 (−0.17, 1.27)	−0.06 (−0.89, 0.79)	−0.13 (−0.82, 0.57)	−0.12 (−0.96, 0.72)	0.42 (−0.18, 1.03)	血滞通胶囊＋他汀类药物	0.21 (−0.49, 0.91)	0.20 (−0.39, 0.82)	0.17 (−0.58, 0.94)	−0.21 (−1.05, 0.64)
银丹心脑通软胶囊＋他汀类药物	0.51 (0.03, 0.99)	0.03 (−0.58, 0.64)	−0.24 (−0.98, 0.49)	0.14 (−0.47, 0.75)	−0.42 (−1.01, 0.18)	−0.04 (−0.89, 0.81)	0.35 (−0.40, 1.10)	0.15 (−0.70, 1.00)	0.35 (−0.36, 1.05)	−0.26 (−1.09, 0.57)	−0.33 (−1.02, 0.35)	−0.33 (−1.15, 0.50)	0.21 (−0.38, 0.81)	−0.21 (−0.91, 0.49)	银丹心脑通软胶囊＋他汀类药物	0.00 (−0.59, 0.59)	−0.03 (−0.78, 0.72)	−0.41 (−1.25, 0.42)
银杏叶胶囊/片＋他汀类药物	0.51 (0.17, 0.85)	0.03 (−0.47, 0.53)	−0.24 (−0.89, 0.41)	0.14 (−0.36, 0.64)	−0.42 (−0.90, 0.06)	−0.04 (−0.82, 0.73)	0.35 (−0.32, 1.01)	0.15 (−0.62, 0.93)	0.35 (−0.26, 0.95)	−0.26 (−1.02, 0.50)	−0.33 (−0.91, 0.25)	−0.33 (−1.08, 0.42)	0.21 (−0.27, 0.69)	−0.20 (−0.82, 0.39)	−0.00 (−0.59, 0.59)	银杏叶胶囊/片＋他汀类药物	−0.04 (−0.69, 0.63)	−0.41 (−1.17, 0.34)
脂必泰胶囊＋他汀类药物	0.54 (−0.03, 1.11)	0.06 (−0.62, 0.75)	−0.21 (−1.00, 0.59)	0.18 (−0.50, 0.85)	−0.38 (−1.05, 0.28)	−0.01 (−0.92, 0.88)	0.38 (−0.43, 1.19)	0.18 (−0.71, 1.09)	0.38 (−0.38, 1.14)	−0.23 (−1.11, 0.66)	−0.30 (−1.05, 0.44)	−0.29 (−1.18, 0.58)	0.25 (−0.41, 0.92)	−0.17 (−0.94, 0.58)	0.03 (−0.72, 0.78)	0.04 (−0.63, 0.69)	脂必泰胶囊＋他汀类药物	−0.38 (−1.27, 0.50)
脂康颗粒＋他汀类药物	0.92 (0.24, 1.60)	0.44 (−0.33, 1.22)	0.17 (−0.70, 1.05)	0.55 (−0.22, 1.33)	−0.00 (−0.77, 0.75)	0.37 (−0.60, 1.34)	0.76 (−0.12, 1.65)	0.56 (−0.40, 1.55)	0.76 (−0.09, 1.61)	0.15 (−0.80, 1.11)	0.08 (−0.75, 0.91)	0.09 (−0.88, 1.05)	0.63 (−0.13, 1.39)	0.21 (−0.64, 1.05)	0.41 (−0.42, 1.25)	0.41 (−0.34, 1.17)	0.38 (−0.50, 1.27)	脂康颗粒＋他汀类药物

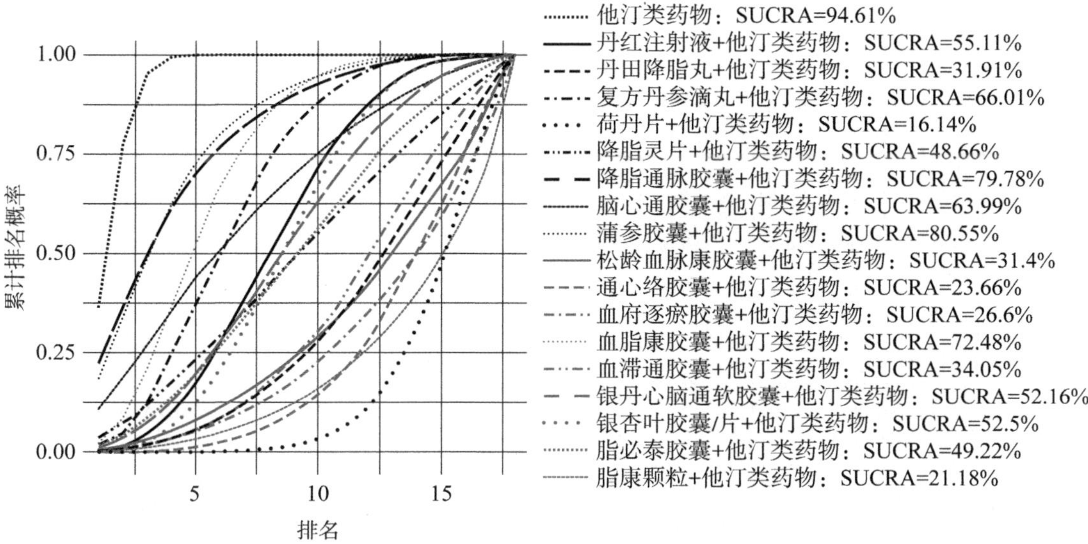

图 4-15　SUCRA 累计概率排序-LDL-C

5. **异质性检验**　本次 NMA 未形成闭环比较，理论上无需进行异质性检验。AICED-CPM 系统可支持 NMA 的异质性检验，以“总有效率”“LDL-C”两项结局指标运行异质性检验，各项研究的异质性，见图 4-16、图 4-17。

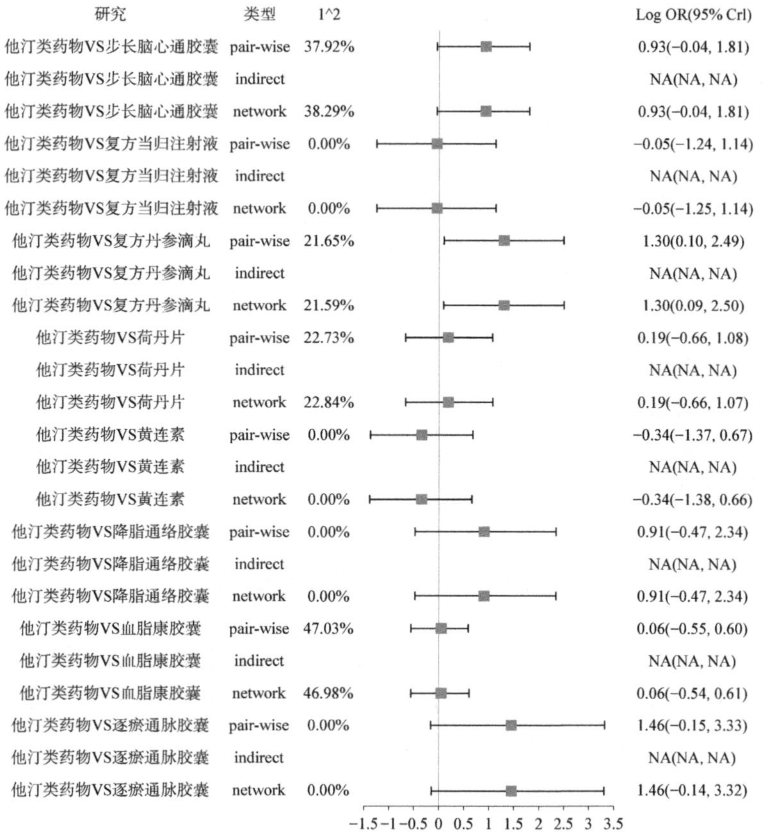

图 4-16　异质性检验-总有效率

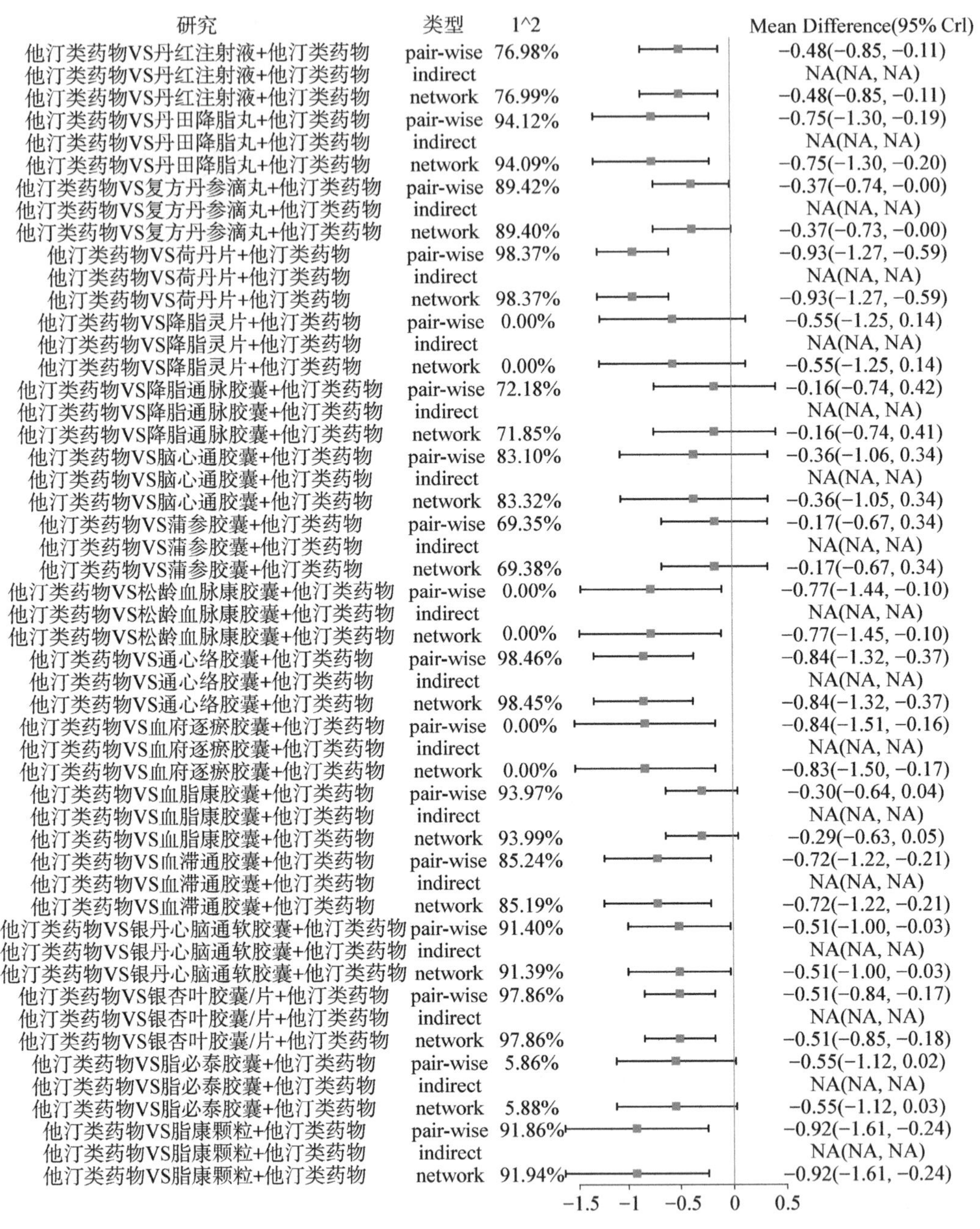

图 4－17 异质性检验- LDL－C

6. *发表偏倚评估* 对“总有效率”“LDL－C”两项结局指标分别进行发表偏倚评估，漏斗图呈现结果相对松散，未向顶部集中，且对称性不足，结果提示可能存在发表偏倚（$P<0.05$），发表偏倚评估漏斗图，见图 4－18、图 4－19。

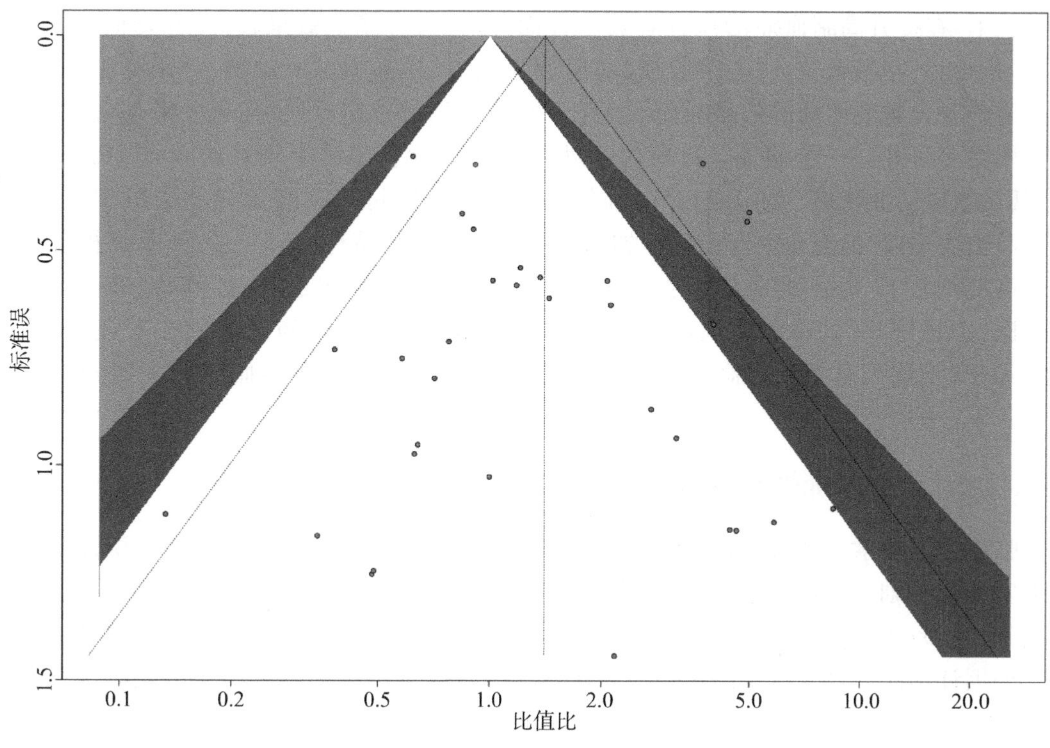

图 4-18　总有效率-发表偏倚评估

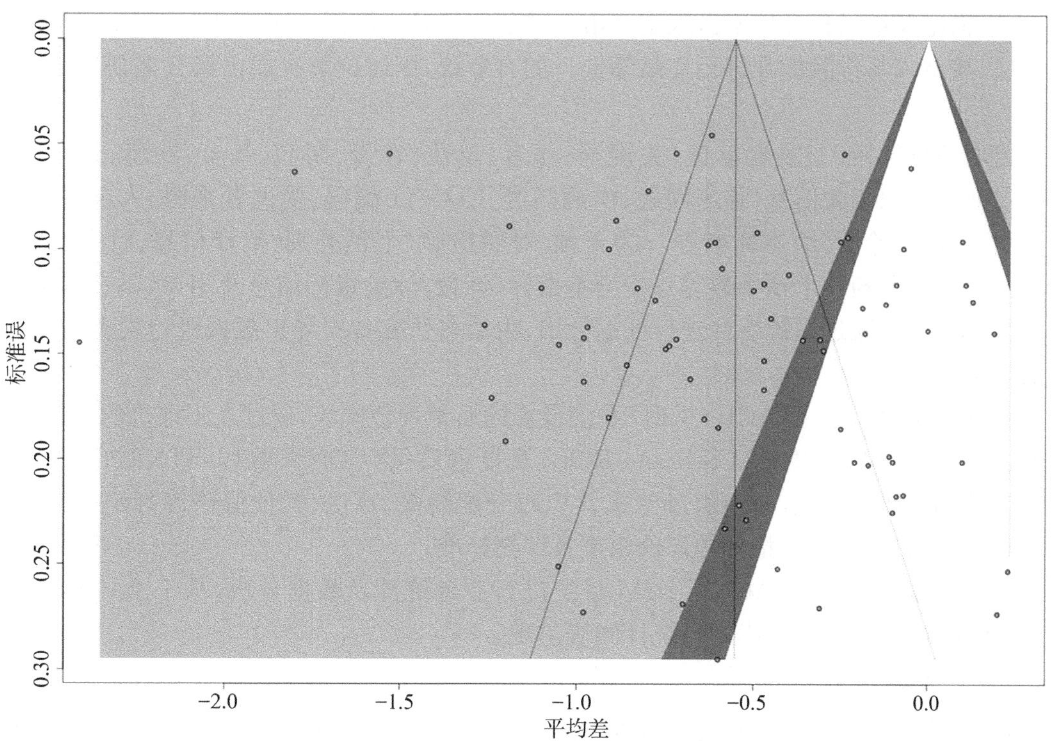

图 4-19　LDL-C-发表偏倚评估

综上,在提升高脂血症治疗总有效率方面,复方丹参滴丸效果较好;在降低 LDL - C 方面,荷丹片、脂康颗粒、通心络胶囊、血府逐瘀胶囊、松龄血脉康胶囊、丹田降脂丸、血滞通胶囊等联合常规西药的效果较好,研究证据结果相对稳定,可供临床参考与应用,并鼓励开展更多研究进一步验证。针对以上两个结局指标呈现结果较好的 8 个中成药品种中,其功效以活血化瘀为主,兼行气、补气、养阴等功效,可见高脂血症的中医病机为“血瘀”,而治法均以“活血化瘀”为基础,加以辨证论治。8 个品种中,5 个品种明确提及主治包含高脂血症,3 个品种的主治为中医“胸痹心痛病”(冠心病心绞痛)范畴,进一步佐证了中医“以证统病”的诊疗模式,在病因病机一致的前提下,中药的使用相对灵活,不单纯拘泥于“疾病”,且主治非高脂血症的 3 个品种也均有针对改善血脂相关指标的证据支撑。

二、针灸临床证据年度报告案例

临床证据检索与整合的最终目的是证据应用与临床转化,高效、准确检索所需证据是证据实施的基础,同时也是测试数据库运行效果、验证智能系统可靠性的必经途径。本研究基于 ACU - CED 系统现阶段的技术功能及数据积累,开展 2022—2023 年度针灸临床研究证据评估研究,即《针灸随机对照临床试验年度报告(2022—2023)》,为系统优化升级及服务改造,相关临床研究的开展及证据应用提供参考。

(一) 资料与方法

1. 文献检索与信息提取　计算机检索 ACU - CED 平台,检索时限为 2022 年。对疾病、干预措施及结局指标均不做限定。由 2 名研究者独立阅读文献标题与摘要,必要时阅读全文,按纳入与排除标准进行文献筛选。如有争议,则讨论解决或由第 3 名研究者共同裁决。

提取信息包括:①发表信息(关键词、作者、单位、省份、期刊、基金、注册、伦理审批等);②研究对象相关信息(临床问题、疾病归类、CD - 11 编码、受试者来源、入组时间、基线资料、中西医诊断、纳排标准等);③干预/对照措施(干预类别、治疗信息、针灸疗法参数、药物/其他非药物干预参数等);④测量指标(计数/计量指标信息及结果、不良反应/脱失/死亡信息)。通过系统后台进行证据导出,由 2 名研究者对导出数据进行检查校对,完成后交叉核对。

2. 质量评价　依据 ACU - CED 系统设置的质量评价模块,通过人工评价的方式对入库的文献进行方法学质量(Cochrane ROB)及报告质量(CONSORT, STRICTA)评价。针对针灸临床研究特点,前期通过专家共识对分配隐藏、盲法、其他偏倚等判定争议较大的条目进行商讨,统一各指标的评价权重及评判标准。

3. 统计分析　采用 ACU - TCM 系统进行业务统计及数据分析,基于 JavaScript 嵌入的 ECharts 开源可视化库进行统计图表呈现。

(二) 结果

1. 文献检索结果　检索 ACU - TCM 平台共纳入 1 827 篇文献,其中中文 RCT 共计 1 780 篇,英文 RCT 共计 47 篇。所有文献均为 2022 年以中文或英文发表的 RCTs,文献来源于以下医学数据库：中国知网（CNKI）、中国生物医学文献数据库（SinoMed）、维普全文期刊数据库（VIP）、万方数据库（WanFang Data）、Cochrane Library、PubMed、Embase和 Web of Science。

2. 期刊类型分析 中文期刊类型共计 296 种，其中涉及北大中文核心期刊收录期刊 28 种，中国科学引文数据库（CSCD）收录期刊 26 种；发文数量上，北大中文核心期刊文献数量为 142 篇，占 7.9%；CSCD 文献数量为 228 篇，占 12.8%；发文数量前十的中文期刊依次为《上海针灸杂志》《中国民间疗法》《光明中医》《实用中医药杂志》《中国针灸》《中国中医药现代远程教育》《广州中医药大学学报》《内蒙古中医药》《中医临床研究》《针灸临床杂志》；发文数量最高的《上海针灸杂志》（97 篇）为 CSCD 收录期刊；发文数量最高的北大中文核心期刊及 CSCD 收录期刊为《中国针灸》（53 篇）。发文量前 30 位的中文期刊见表 4-4。

表 4-4 中医非药物临床研究发文量前 30 位的中文期刊

序号	期刊	发文量（篇）	序号	期刊	发文量（篇）	序号	期刊	发文量（篇）
1	上海针灸杂志	97▲	11	现代中西医结合杂志	33	21	吉林中医药	16
2	中国民间疗法	64	12	中国中医急症	30	22	山西中医	16
3	光明中医	59	13	四川中医	27	23	医学理论与实践	16
4	实用中医药杂志	57	14	湖北中医药大学学报	21	24	湖南中医杂志	15
5	中国针灸	53*▲	15	新中医	20	25	中医药导报	15
6	中国中医药现代远程教育	51	16	中医外治杂志	19	26	河南中医	14
7	广州中医药大学学报	48	17	按摩与康复医学	18	27	辽宁中医杂志	14
8	内蒙古中医药	42	18	中医研究	18	28	浙江中医杂志	14
9	中医临床研究	40	19	贵州医药	17	29	中国现代药物应用	14
10	针灸临床杂志	37	20	陕西中医	17	30	中医药临床杂志	14

注：* 北大中文核心期刊；▲CSCD 收录期刊。

英文期刊共涉及 33 部，其中 32 个（96.7%）为美国《科学引文索引》（science citation index, SCI）收录期刊，影响因子（impact factor, IF）介于 1.7～8.8。JCR 分区 Q1 区的期刊占 6.1%。英文期刊发文情况见表 4-5。

表 4-5 中医非药物临床研究英文期刊情况

期刊名称	JRC 分区	发文量（篇）
Evidence-based Complementary and Alternative Medicine	/	6
Frontiers in Aging Neuroscience	Q2	3

（续 表）

期刊名称	JRC 分区	发文量(篇)
Frontiers in Public Health	Q3	3
Scientific Reports	Q3	3
European Journal of Cardiovascular Nursing	Q2	2
Frontiers in Neurology	Q3	2
Frontiers in Psychiatry	Q3	2
Stroke	Q1	1
American Journal of Geriatric Psychiatry	Q1	1
European Journal of Oncology Nursing	Q2	1
Journal of Clinical Medicine	Q2	1
BMC Geriatrics	Q2	1
European Journal of Sport Science	Q2	1
Journal of Exercise Science & Fitness	Q2	1
Supportive Care in Cancer	Q2	1
Complementary Therapies in Medicine	Q3	1
Pain Medicine	Q3	1
Neuropsychological Rehabilitation	Q3	1
Frontiers in Oncology	Q3	1
Frontiers in Medicine	Q3	1
Research in Sports Medicine	Q3	1
Complementary Therapies in Clinical Practice	Q3	1
Journal of Geriatric Oncology	Q3	1
Journal of Pain Research	Q3	1
BMC Sports Science Medicine and Rehabilitation	Q4	1
Journal of Back and Musculoskeletal Rehabilitation	Q4	1
Research in Nursing & Health	Q4	1
European Journal of Integrative Medicine	Q4	1
Journal of Aging and Physical Activity	Q4	1
Journal of Integrative and Complementary Medicine	/	1
Journal of Sports Medicine and Physical Fitness	Q4	1
Medicine	Q4	1
International Journal of Mental Health and Addiction	Q4	1

3. *研究机构分析*　在研究机构方面，2022 年中医非药物研究发表数量排名前 10 位的研究机构分别为广州中医药大学及其附属医院（73 篇）、安徽中医药大学及其附属医院（52 篇）、上海中医药大学及其附属医院（46 篇）、黑龙江中医药大学及其附属医院（44 篇）、福建中医药大学及其附属医院（28 篇）、山东中医药大学及其附属医院（24 篇）、河南中医药大学及其附属医院（21 篇）、北京中医药大学及其附属医院（18 篇）、湖南中医药大学及其附属医院（16 篇）、陕西中医药大学及其附属医院（12 篇）。地域分布方面，全国 34 个省级行政区中，中文文献发表数量前 10 位的分别为广东（228 篇）、河南（126 篇）、安徽（82 篇）、上海（82 篇）、福建（81 篇）、江苏（81 篇）、辽宁（78 篇）、山东（78 篇）、浙江（77 篇）、北京（75 篇）。具体研究机构分布见图 4－20。

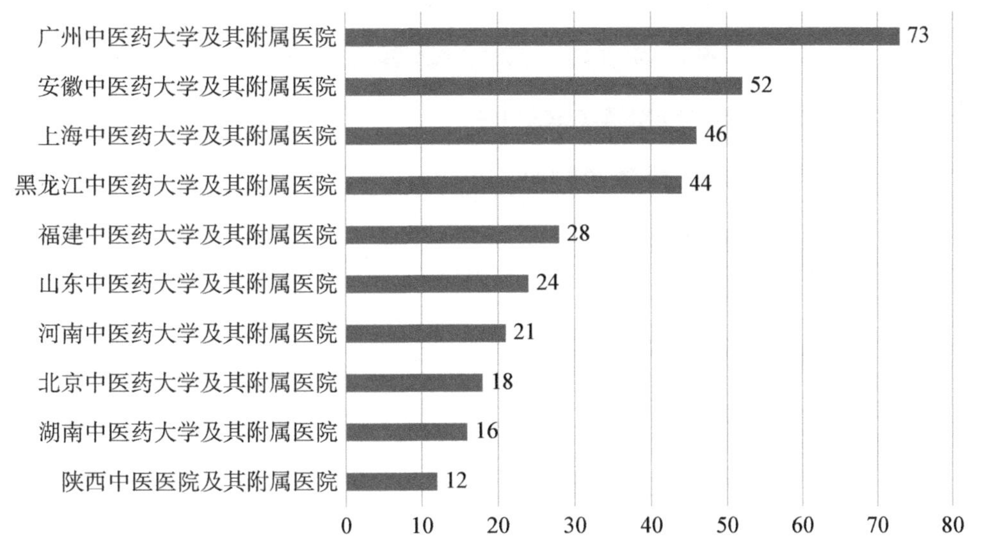

图 4－20　发表中文 RCT 研究数量排名前 10 位的研究机构

在英文文献方面，各机构发表数量依次为香港理工大学（3 篇）、香港中文大学（2 篇）、上海健康医学院（2 篇）、上海中医药大学（2 篇）、上海中医药大学附属岳阳中西医结合医院（2 篇）、沈阳体育大学（2 篇）、格但斯克体育大学（2 篇）、哈恩大学（2 篇）、格拉纳达大学（1 篇）、巴斯大学（1 篇）、北京师范大学（1 篇）、北京体育大学（1 篇）、查尔斯达尔文大学（1 篇）、成都体育学院（1 篇）、复旦大学附属妇产科医院（1 篇）、复旦大学上海市徐汇区中心医院（1 篇）、高雄长庚医学部（1 篇）、广州体育大学（1 篇）、广州医科大学（1 篇）、台北护理健康大学（1 篇）、河南中医药大学（1 篇）、黑龙江中医药大学第一附属医院（1 篇）、加利福尼亚大学洛杉矶分校（1 篇）、明尼苏达大学双城分校（1 篇）、南京体育学院（1 篇）、南京中医药大学（1 篇）、上海交通大学医学院附属仁济医院（1 篇）、上海体育学院（1 篇）、邵阳学院（1 篇）、深圳大学附属第二医院（1 篇）、四川大学华西第二医院（1 篇）、台北市立医院（1 篇）、武警部队江苏省总医院（1 篇）、香港大学（1 篇）、香港大学李嘉诚医学院（1 篇）、香港教育大学（1 篇）、云南中医药大学（1 篇）、中国科学院合肥物质科学研究所（1 篇）。各国发表数量依次为中国（38 篇）、西班牙（3 篇）、波兰（2 篇）、美国（2 篇）、英国（1 篇）、澳大利亚（1 篇）。

4. 疾病类型和分布

(1) ICD－11 疾病分类分析：根据 ICD－11(International Classification of Diseases 11th Revision, ICD－11)疾病分类统计，2022 年 1 780 篇中医非药物临床研究涉及多达 20 类疾病系统及症状体征，发文数量前十位为神经系统疾病(457 篇)，肌肉骨骼系统和结缔组织疾病(425 篇)，消化系统疾病(154 篇)，泌尿生殖系统疾病(120 篇)，精神、行为或神经发育障碍(82 篇)，感染性疾病或寄生虫病(81 篇)，皮肤疾病(60 篇)，循环系统疾病(59 篇)，呼吸系统疾病(57 篇)，睡眠-觉醒障碍(56 篇)，具体疾病系统分布见图 4－21。

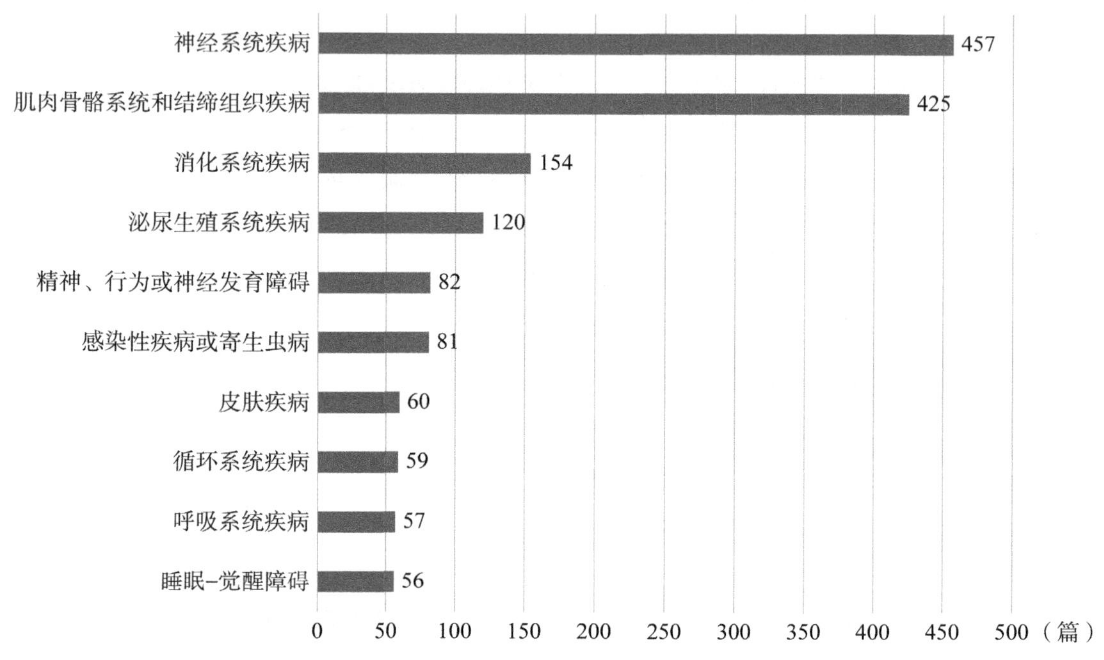

图 4－21 中医非药物临床研究文献 ICD－11 疾病分类情况

在英文文献方面，其涉及的疾病系统主要为神经系统(12 篇)，肌肉骨骼系统(6 篇)，循环系统(6 篇)，精神、行为或神经发育障碍(5 篇)，症状/体征(5 篇)，肿瘤(5 篇)，健康人(2 篇)，内分泌、营养或代谢疾病(2 篇)，发育异常(1 篇)，泌尿生殖系统疾病(1 篇)，手术/操作相关病症(1 篇)，心脑血管疾病(1 篇)。

(2) 重大疾病热点统计分析：对 2022 年度中医非药物临床研究涉及的疾病名称及主要临床症状名称进行年度热点统计，中文文献中非药物治疗主要关注的具体疾病为卒中及卒中后相关功能障碍(352 篇)；另外发文数量≥20 篇的疾病主要为膝骨关节炎(84 篇)、腰椎间盘突出(77 篇)、中风及中风后相关功能障碍(69 篇)、颈椎病(66 篇)、脑梗及脑梗后相关功能障碍(63 篇)、失眠(57)、抑郁症(35)、面瘫(38 篇)、糖尿病(29 篇)、肩关节周围炎(27 篇)、带状疱疹(25 篇)、便秘(24 篇)、鼻炎(23 篇)、尿失禁(21 篇)，具体疾病热点分布见图 4－22。

英文文献发文量≥2 篇的主要疾病和功能障碍为焦虑症和抑郁症(7 篇)、肿瘤(5 篇)、

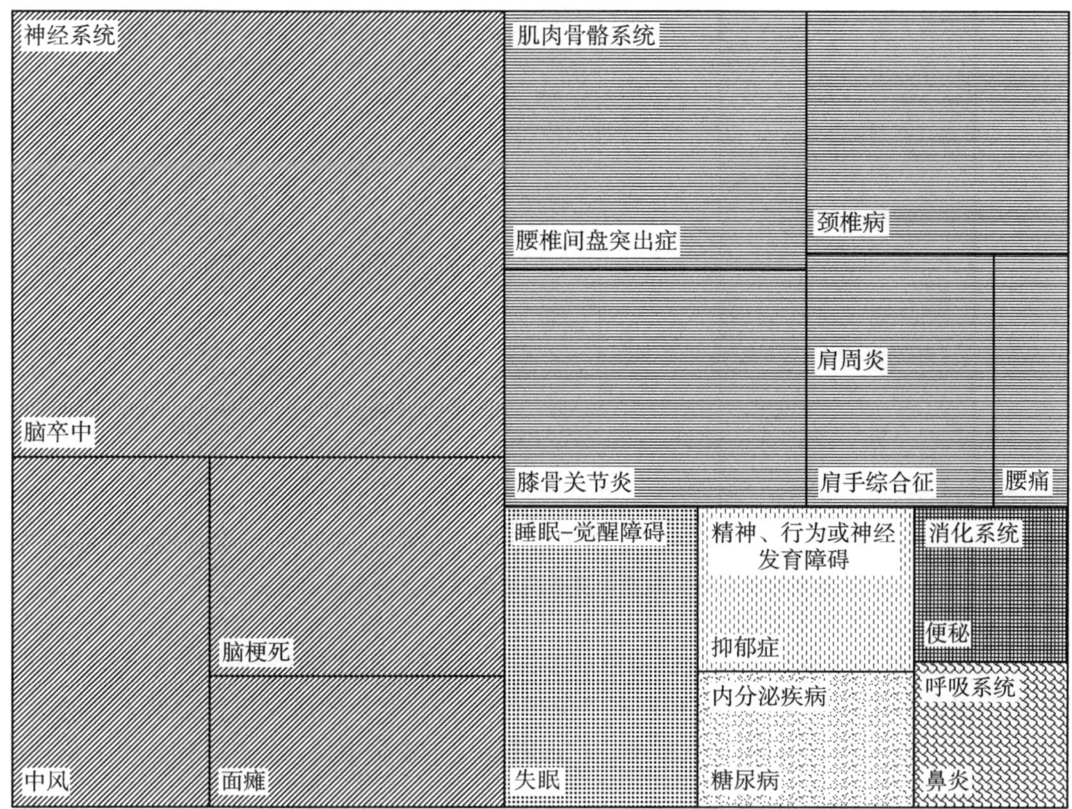

图 4-22　2022 年度中医非药物临床研究年度重大疾病热词共现

认知功能障碍(5 篇)、心血管疾病(4 篇)、膝骨关节炎(3 篇)、脑卒中(2 篇)、围绝经期综合征(2 篇)。

(3) 样本量分析:2022 年发表的中文文献中,共纳入样本 153 800 例,最小样本量为 20 例,最大样本量为 676 例,平均样本量 87 例;样本量＜100 例的研究达 1 282 项,占 72%;478 项研究的样本量≥100 例,占 26.9%;50 项研究的样本量≥200 例,占 2.8%;2 项研究的样本量≥500 例,占 0.11%。

47 篇英文文献共纳入 4 354 例样本,最小样本量为 20 例,最大样本量为 387 例,平均样本量为 93 例。

(4) 干预措施分析:在 1 780 项非药物治疗随机对照研究中,发表文献最多的干预方式为常规针刺联合药物治疗(375 篇),另外单一针刺疗法(368 篇)、针刺联合康复疗法(208 篇)的发文数量也显著高于其他干预措施,其余发文数量≥10 篇的干预措施分别为艾灸联合针刺(57 篇)、针刺联合推拿手法(36 篇)、温针灸联合药物治疗(36 篇)、单一温针灸(24 篇)、单一艾灸(33 篇)、推拿联合药物(23 篇)、经皮穴位电刺激(22 篇)、针刺联合耳穴压豆(19 篇)、火针联合药物(18 篇)、单一火针(14 篇)、针刺联合穴位贴敷(10 篇)。英文文献中采用最多的干预方式为太极拳(23 篇),另外涉及八段锦(12 篇)、气功(8 篇)、推拿(2 篇)、推拿联合西医(1 篇)、易筋棒(1 篇)。具体干预措施类别及分布见图 4-23。

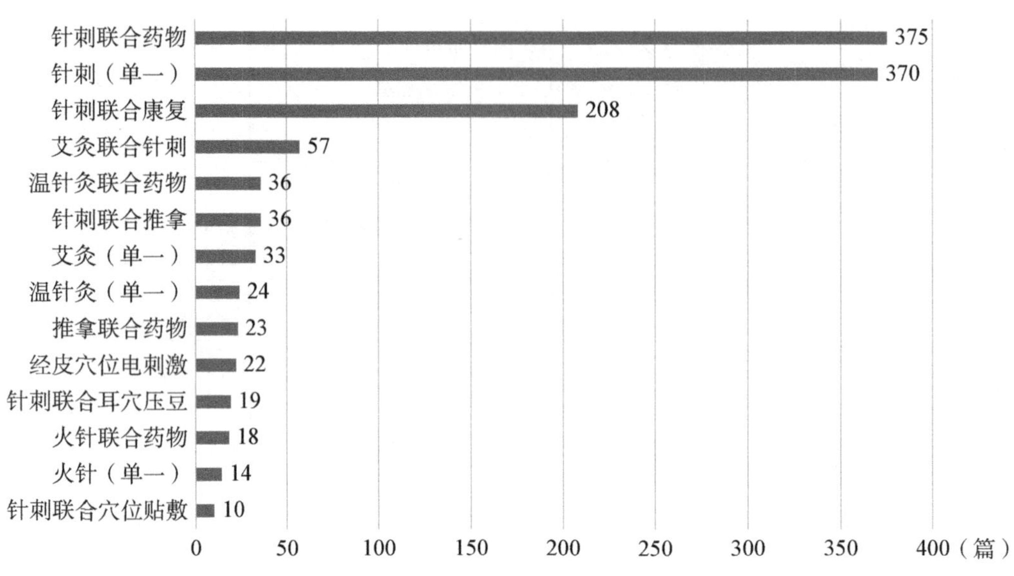

图 4-23　2022 年度中医非药物临床研究常用干预措施

5. *方法学质量分析*　在临床试验伦理报告方面，纳入的 1780 篇中文文献中，47.53%的研究明确报告通过了伦理审查并公布了伦理编号，64.94%的研究报告得到了不同级别的资金支持。纳入的 47 篇英文文献中，有 38 篇标注了资金支持，41 篇研究公布了伦理编号，38 篇报告了临床试验注册。

根据 Cochrane 偏倚风险评估量表从随机序列的产生、分配隐藏、对受试者和干预者施盲、对结果评价者施盲、结果数据完整性、选择性报告结果、其他偏倚来源等 7 个条目对纳入文献的方法学质量进行评价。

随机分配序列的生成：多数研究在随机序列的产生这一条目存在高风险（4.44%）或者风险不清楚（28.26%），即随机方法错误或未提供详细信息；

分配隐藏：4.10%的研究报告了正确的分配隐藏方法，较 2021 年有所上升，而 81.91%的研究未报告分配隐藏方案，13.99%的研究报告没有采取分配隐藏或者报告了错误的分配隐藏方法；

盲法的实施：5.28%的研究对受试者和干预者进行了正确的施盲，9.61%的研究对结果评价者进行了正确的施盲，二者的比例均较 2021 年有所上升，但鉴于非药物疗法的特殊性，导致试验中盲法的实施相对困难，虽方法学存在较高偏倚风险，需结合临床实际情况进行评价；

结果数据完整性：89.78%的研究对结果数据完整情况进行了具体描述及分析，其余研究不论有无缺失，并未进行相关解释与描述，故无法对偏倚风险进行判断。

选择性报告：大部分研究（98.26%）均报告了试验方法或方案中预先设定的结局指标，偏倚风险较低，而 31 项研究未报告所有预设的指标（包括主要指标和次要指标），存在较高或不确定的偏倚风险。

其他偏倚：54.83%的研究不存在其他偏倚来源，其余研究由于缺乏相关描述被定义为风险不清。纳入研究方法学评估结果见图 4-24。

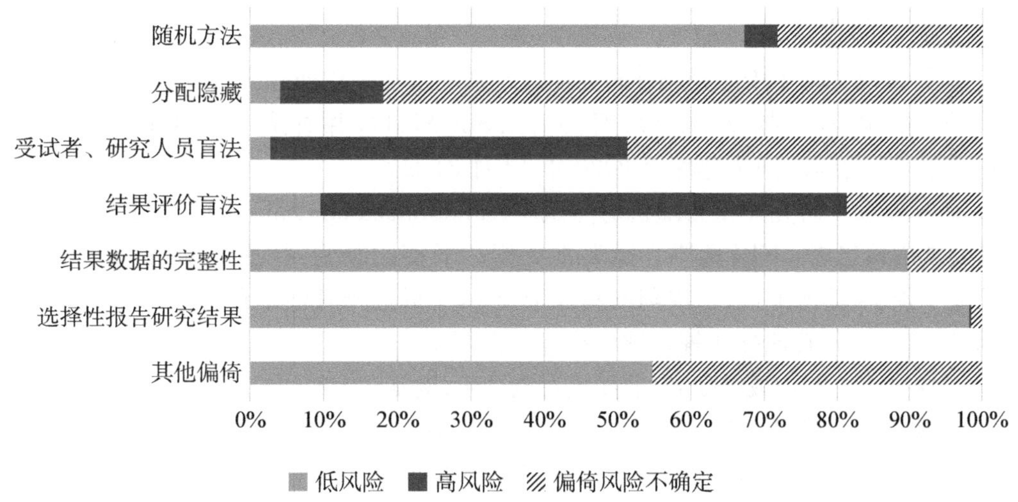

图 4-24 2022 年度中医非药物临床研究方法学质量评估

(三) 小结

文献研究显示，2022 年共发表中文 RCT 研究 1780 篇，英文 RCT 研究 47 篇。整体发文数量较 2021 年有所增加，其中中文核心期刊发表占 7.9%，CSCD 期刊发表占 12.8%，整体发文质量较去年有一定提高。

研究间的样本量跨度较大，在 20～676 例之间浮动，平均样本量为 87 例。发文机构几乎覆盖全国各省份，其中以广东和河南发文量较高，均大于 100 篇。疾病分析报告提示，纳入文献共涉及 20 个大类，其主要以神经系统疾病(25.67%)及肌肉骨骼系统和结缔组织疾病(23.88%)为主，而具体疾病主要涉及卒中及卒中后相关功能障碍(19.78%)、膝骨关节炎(4.71%)和腰椎间盘突出(4.33%)，在疾病种类与具体疾病上与 2021 年基本保持一致，反映了中医非药物疗法在神经系统疑难杂症和骨骼肌肉损伤的独特治疗优势。从干预措施来看，常规针刺联合药物及单一针刺是最常见的非药物干预方案，其次，针刺联合康复治疗及艾灸联合针刺治疗也是目前的高频治疗选择。

总体而言，中医非药物治疗 RCT 研究的数量较 2021 年有所回升，但研究间的样本量以及整体研究质量基本保持稳定，并且在伦理审批、试验注册、报告质量和基金支持方面有显著提升。另外，在疾病方面以神经系统疑难杂症和骨骼肌肉损伤为重点病种，兼顾其他系统疾病，但总体研究质量一般，诸如随机化、盲法等虽较 2021 年有所提升，但总体方法学质量仍较低。基于以上现状，未来需要进一步规范试验方案设计，重视研究过程质量控制，以期提高研究真实性和实用性，增强中医非药物疗法的临床证据质量，更好地服务于临床应用。

三、中成药治疗心律失常临床研究证据报告案例

本研究基于 AICED-CPM 数据库，开展病种临床证据转化案例实践。旨在对中成药治疗心律失常的临床证据进行全面汇总、分析，以期为中成药大品种二次开发提供证据，为临床实践提供数据支持和参考。

(一) 资料与方法

1. 资料来源 基于中医药循证研究证据库系统旗下中成药临床证据数据库(AICED-CPM)的收录(该库文献来源于知网、万方、SinoMed),并补充检索 PubMed、Web of Science 数据库,检索时间为建库至 2020 年 12 月 31 日。

2. 纳入标准 研究类型为随机对照试验(randomized clinical trial, RCT)。研究对象为心律失常确诊患者,不限具体心律失常类型。干预比较为:中成药 vs 其他干预、中成药+其他干预 vs 其他干预、中成药+其他干预 vs 中成药+其他干预等。其他干预包括西药、常规治疗、中药、其他疗法等。评价指标不做限定。

3. 排除标准 非中成药研究;非随机对照试验;重复发表的研究;会议论文;学位论文。

4. 文献筛选与资料提取 EVDS 已收录的目标主题文献,由系统导出相关结构化数据并按所需条目进行人工梳理。补充检索的各数据库文献由两位研究者独立阅读文献,按照预先制定的纳排标准进行文献筛选,如遇分歧则与第 3 位研究者讨论决定。以研究对象、干预措施、对照措施、评价指标和研究类型(participants, interventions, comparisons, outcomes, study design, PICOS)5 个方面为原则,提取文献信息,包括作者、发表时间、病名、合并症、样本量、干预措施、疗程、评价指标等。根据已发布的行业标准进行评价指标归类。

5. 纳入文献质量评价 采用 Cochrane 推荐的风险偏倚评估工具(ROB 量表)评估文献的方法学质量,包括随机方法、分配隐藏、研究者和受试者盲法、结局评价者盲法、结果数据完整性、选择性报告、其他偏倚。按低风险、不清楚、高风险 3 级标准进行风险评估。其他偏倚根据试验注册、基金的报告情况进行评估,两者均未报告为高风险;报告两者中任意一项为中风险;两者均报告为低风险。

6. 数据分析 在文献计量学基础上统计分析相关数据。采用例数(百分比)描述数据特征,采用柱状图、饼图、线图、气泡图呈现数据分布状态。

(二) 结果

1. 文献量 纳入中成药治疗心律失常 RCT 共 1934 篇(中文 1925 篇/英文 9 篇)。研究发表始于 1996 年,2010 年起发文量明显上升,于 2015 年达到顶峰,2019 年开始回落,见图 4-25。

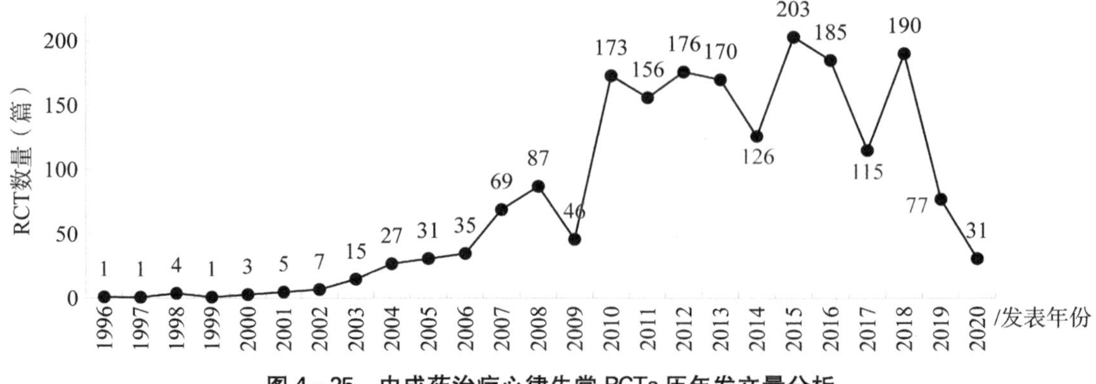

图 4-25 中成药治疗心律失常 RCTs 历年发文量分析

2. *样本量*　纳入的1 934篇RCTs中，样本量<100例的RCTs 1 199篇(62.00%)，100～199例的RCTs 659篇(34.07%)，200～299例的RCTs 54篇(2.79%)，300～499例的RCTs 12篇(0.62%)，500～999例的RCTs 7篇(0.36%)，≥1 000例的RCTs 3篇(0.16%)。

样本量≥200例的76篇RCTs(3.93%)中，涉及16种中成药，其中稳心颗粒涉及研究最多，达37篇；参松养心胶囊纳入样本总量最大，达14 603例。样本量≥200例的RCT涉及中成药、研究数量及总样本量见表4-6。

表4-6　样本量200例及以上RCT涉及的中成药、研究数量及总样本量

≥200例RCT涉及的品种	研究数量(个)	总样本量(例)
稳心颗粒	36	10 646
参松养心胶囊	24	13 763
参松养心胶囊、心律宁片	3	840
通脉养心丸	2	790
通心络胶囊	1	300
复方罗布麻片	1	240
芪苈强心胶囊	1	232
麝香保心丸	1	238
香丹注射液	1	203
心宝丸	1	242
参麦注射液	1	351
心速宁胶囊	1	829
益心舒胶囊	1	204
银丹心脑通软胶囊、宁心宝胶囊	1	556
通心络胶囊、稳心颗粒、复方丹参片	1	235

3. *心律失常疾病分型*　按心跳速率分类，1046篇RCTs(54.08%)关注快速型心律失常，153篇RCTs(7.91%)关注缓慢型心律失常，735篇RCTs(38.00%)未区分具体心律失常类型。

按发生机制分类，995篇RCTs(51.45%)关注冲动形成异常型心律失常，7篇RCTs(0.36%)关注冲动传导异常型心律失常，932篇RCTs(48.19%)心律失常发生机制不明确。

按发病部位分类，185篇RCTs(9.57%)关注房性心律失常，733篇RCTs(37.90%)关注室性心律失常，20篇RCTs(1.03%)关注房室交界区心律失常，996篇RCTs(51.50%)心律失常发病部位不明确。

按具体亚型分类，可分为9类。其中，期前收缩(704篇，36.40%)、心房颤动(106篇，

5.48%)、病态窦房结综合征(33 篇,1.71%)RCTs 相对较多,其余亚型 RCTs 均<15 篇。1 061 篇 RCTs(54.86%)未区分心律失常具体亚型。不同心律失常分型的 RCT 数量,见图 4-26。

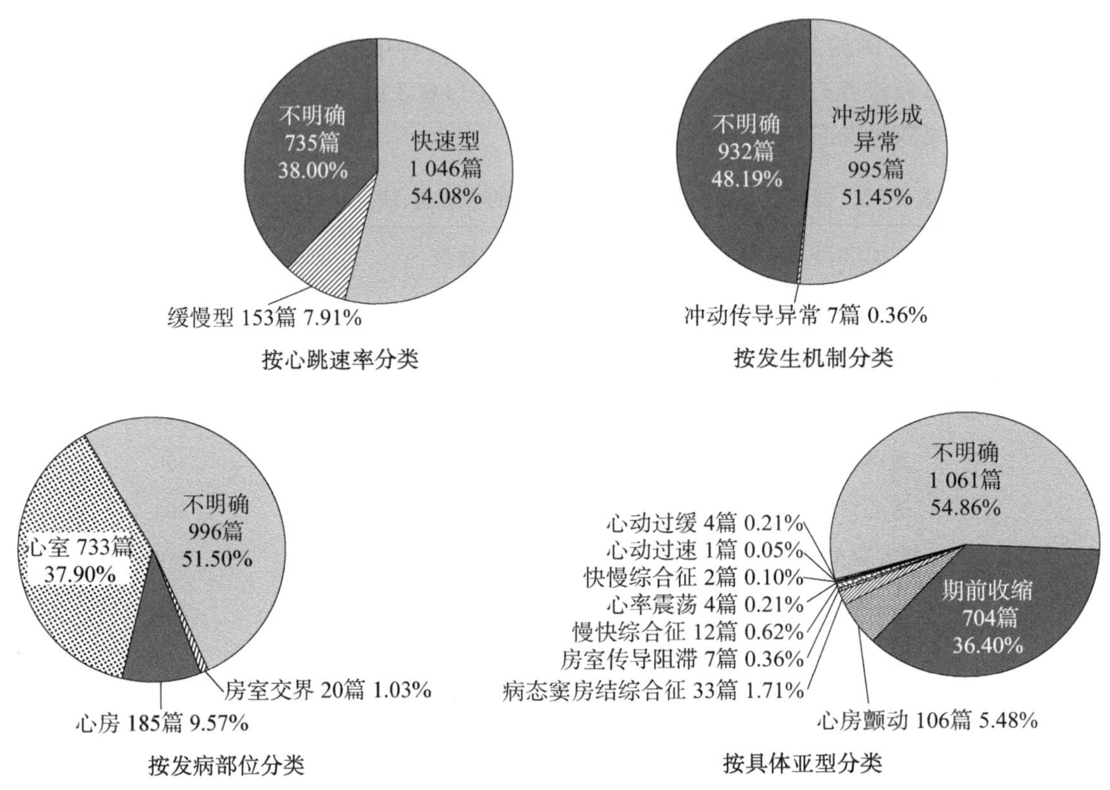

图 4-26 不同心律失常分型的 RCT 数量

纳入的 1934 篇 RCTs 中,957 篇 RCTs(49.48%)关注中成药对心律失常合并不同病症的治疗效果,涉及 30 种合并病症,排名前 3 位的合并病症为冠状动脉粥样硬化性心脏病、心力衰竭和心肌梗死;19 篇 RCTs(0.98%)关注中成药对药物、中毒、手术诱发心律失常的疗效。

4. 干预措施及疗程 纳入的 1934 篇 RCTs 涉及 100 种中成药,包括注射液 18 种,口服药 82 种。注射液中,参麦注射液(33 篇)、参附注射液(26 篇)、生脉注射液(21 篇)发文较多;口服药中,稳心颗粒(1 122 篇)、参松养心胶囊(489 篇)、心宝丸(35 篇)发文较多。

快速型心律失常中,稳心颗粒(609 篇)、参松养心胶囊(302 篇)、参麦注射液(16 篇)发文较多;缓慢型心律失常中,参松养心胶囊(43 篇)、心宝丸(34 篇)、参仙升脉口服液(29 篇)发文较多。

冲动形成异常型心律失常中,稳心颗粒(577 篇)、参松养心胶囊(298 篇)发文较多;冲动传动异常型心律失常中,生脉注射液 3 篇、参松养心胶囊 2 篇,参附注射液、复方丹参滴丸、脑心通胶囊各 1 篇。

对发文量排名前10的中成药涉及的心律失常分型进行分析，冲动传导异常导致的快速性心律失常RCT最多，且以室性心律失常为主，涉及8种中成药（参附注射液、参麦注射液、参松养心胶囊、丹红注射液、麝香保心丸、生脉注射液、通心络胶囊、稳心颗粒），见图4－27。

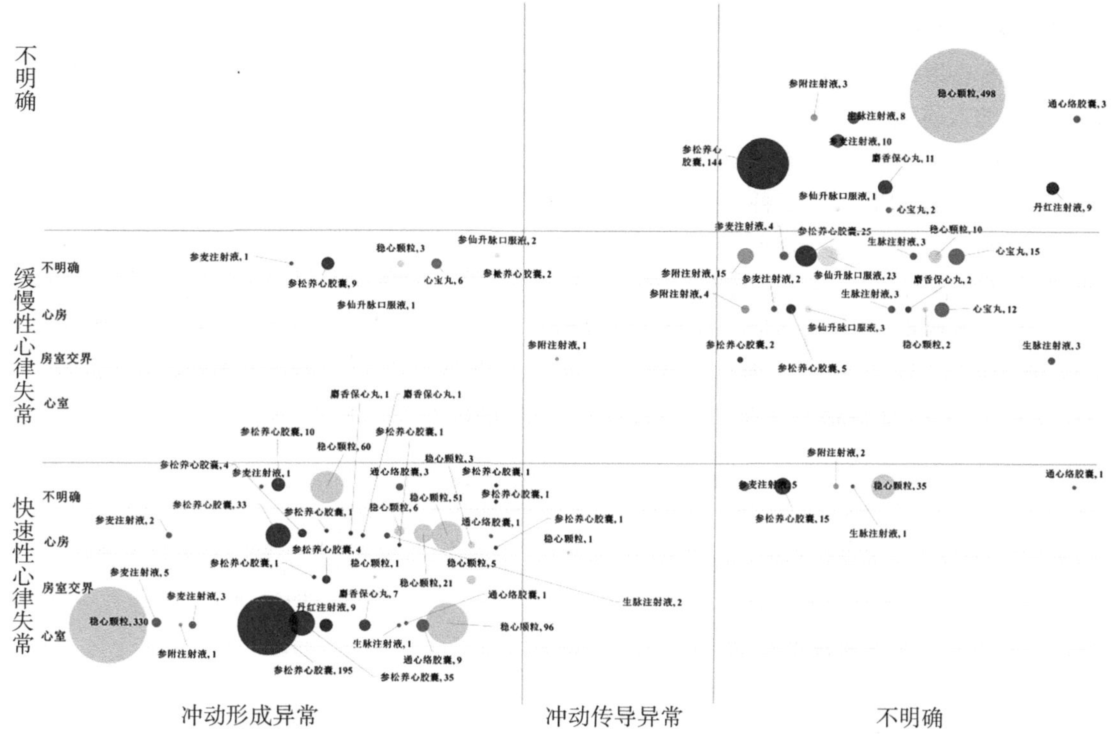

图4－27　发文量排名前10的中成药发表RCTs涉及的心律失常分型（气泡大小－RCT数）

从心律失常的具体亚型分析，期前收缩中，稳心颗粒416篇、参松养心胶囊213篇，发文较多；心房颤动中，稳心颗粒发表51篇；病态窦房结综合征中，心宝丸发表12篇。参松养心胶囊涉及的心律失常亚型最多，共8种。

（1）干预对照设计：1 934篇RCTs中，双臂研究1 845篇（95.40％），3臂研究85篇（4.40％），4臂研究4篇（0.21％）。共涉及65种干预/对照设计，按对照类型可分为：安慰剂对照1种，空白对照1种，阳性药对照53种，阳性药、安慰剂对照3种，阳性药、空白对照2种，剂量反应对照5种。

从反映中成药疗效价值的角度分析，纳入RCTs普遍以“中西药联用的疗效观察”为研究目的，多种中成药联用疗效比较68篇（3.52％），不同品种中成药疗效比较39篇（2.02％），不同剂量中成药疗效比较2篇（0.10％），中成药用药方式比较1篇（0.05％）。

中成药＋西药vs西药RCTs 527篇（27.25％），中成药＋西药＋常规治疗vs西药＋常规治疗452篇（23.37％），中成药vs西药259篇（13.39％），中成药＋常规治疗vs常规治疗221篇（11.43％），中成药＋常规治疗vs西药＋常规治疗188篇（9.72％）。常规治疗包括：吸氧，休息，改善心肌供血，根据病情给予对症治疗等；西药包括：胺碘酮、美托洛尔、普罗帕酮等；其他疗法包括：健康教育、心理疏导、改善生活方式指导及手术。

(2) 疗程：疗程方面，1 934 篇 RCTs 中，28 篇(1.45%)疗程≤7 天，128 篇(6.62%)疗程为 8～14 天，1 255 篇(64.89%)疗程为 15～30 天，349 篇(18.05%)疗程为 31～90 天，67 篇(3.46%)疗程>90 天，107 篇 RCTs(5.53%)未报告疗程。

5. 评价指标

(1) 核心指标域分类：参照中华中医药学会已发布的《中医药临床试验核心指标集研制技术标准》，将纳入 RCTs 的评价指标按“7 类核心指标域”分类与统计，结果：症状/体征指标 54 种(16.12%)/3 106 次(50.10%)，理化检测指标 228 种(68.06%)/2 616 次(42.19%)，中医病证指标 9 种(2.69%)/253 次(4.08%)，生活质量指标 10 种(2.99%)/98 次(1.58%)，安全性指标 10 种(2.99%)/45 次(0.73%)，经济学评估指标 16 种(4.78%)/41 次(0.66%)，远期预后指标 8 种(2.39%)/41 次(0.66%)。

(2) 计数指标：临床疗效(有效率)应用最多(1 481 次，52.25%)，其次为心电图改善率(611 次，21.51%)、症状改善率(315 次，11.09%)，中医类症状、证候改善指标应用较少，指标选择差异大，部分指标评估方式不合理。计数指标及应用数量，见表 4－7。

表 4－7 计数指标及应用数量

指标名称	应用次数(次)
临床疗效(有效率)	1 481
心电图改善率	611
症状改善率	315
24 h 动态心电图改善率	164
中医症状改善率	62
中医证候疗效比较	39
复发率	23
心功能改善率	20
心律失常发生率	16
窦性心律维持率	13
心率改善率	10
转复率	9
并发症发生率	8
不同疾病心律失常临床疗效	6
中医证型分布	4
6 min 步行试验距离	3

（续　表）

指标名称	应用次数(次)
肾上腺素受体自身抗体水平比较	3
疾病严重程度比较	3
心律失常分布情况比较	3
Lown 分级	3
出血发生率	3
起效时间	3
心脏扩大改善情况	2
治疗依从性比较	2
低血压发生率	2
中医临床疗效	2
NYHA 心功能分级	2
心绞痛发作率	2
阿托品试验转阴率	2
其他指标*(涉及 24 项)	1

注：*：冠状动脉狭窄程度比较、心脏情况比较、抑郁症筛查量表、提高心率时效比较、心律失常效应比较、异常体征改善率、中医症状程度、Kleigerl 氏分级、病死率、合并用药情况、疾病伴随情况、焦虑量表、疗效维持率、射血分数提高率、预后转归情况、停药率、心房颤动持续时间比较、血压达标平稳率、异丙肾上腺素停/减情况、抑郁量表、饮食好转率、运动耐量改善、治疗满意率、转复维持率。

(3) 计量指标：计量指标可分为心功能指标、实验室指标、症状发生情况、体征、心电图指标、积分/量表/指数、症状改善时间、运动试验指标、用药情况、心脏电生理指标、治疗时间、复发情况、其他等 13 类，其中心功能指标、实验室指标应用最广。具体指标应用方面，心律失常发生次数(577 次，17.17%)、心电图不同间期变化(441 次，13.13%)应用最多，但各研究间指标选择差异仍然明显。计量指标分类及应用数量，见表 4－8。

表 4－8　计量指标分类及应用数量

指标分类	指标(应用次数)
心功能	左心室射血分数(LVEF)(108)、R－R 间期总体标准差(SDNN)(64)、左心室舒张末期内径(LVEDD)(58)、R－R 间期平均值的标准差(SDANN)(48)、相邻 R－R 间期差值的均方根(RMSSD)(46)、相邻两个 R－R 间期＞50 ms 的个数占所分析信息间期内 R－R 间期总个数百分比(PNN)(42)、左心室收缩末期内径(LVESD)(36)、左房内径(LAD)(29)、每隔 5 min 窦性心搏 R－R 间期标准平均值(SDNNI)(27)、射血分数(EF)(17)、心输出量(CO)(16)、心脏指数(CI)(13)、短轴缩短率(FS)(12)、每搏输出量(SV)(11)、左心室收缩末期容积(LVESV)(11)、震荡初始值(TO)(9)、震荡斜率(Ts)(9)、左心室舒张末期容积(LVEDV)(6)、二尖瓣舒张早晚期流速峰值比(E/A)(5)、室间隔厚度(IVST)(5)、低频功率(LF)(5)、二尖瓣舒张晚期流速峰值平均值(APFV)(4)、心肌耗氧量(RPP)(4)、低频/高频谱功率比值(LF/HF)(3)、高频功率(HF)(3)、二尖

（续 表）

指标分类	指标（应用次数）
	瓣舒张早期流速峰值平均值（EPFV）（2）、射血前期（PEP）（2）、心搏指数（SI）（2）、左心房容积最大值（LAVmax）（2）、左心房射血分数（2）、左心室舒张末期厚度（LVPWT）（2）、左心室质量指数（LVMI）（2）、左心室搏出量（LVSV）（2）、每隔 5 min R－R 间期平均值的标准差（SDANNI）（2）、A 峰峰值流速（VA）（1）、高峰射血率（PER）（1）、连续心率震荡（TD）（1）、射血前期与左心室射血时间的比值（PEP/LVET）（1）、收缩时间比率（STR）（1）、舒张晚期最大血流（AVP）（1）、舒张早期最大血流（EVP）（1）、舒张早晚期最大血流比值（EVP/AVP）（1）、心脏变时指数（CRI）（1）、右心房内径（RAD）（1）、震荡角系数开始时刻（TST）（1）、左心房收缩末期容积（LAESV）（1）、左心房舒张末期容积（LAEDV）（1）、左心室后壁厚度（LVPW）（1）、左心室内径（LVD）（1）、左心室射血时间（LVET）（1）、左心室射血阻抗（VER）（1）、心率变异性指标（1）、Tri－Ind（1）、三角指数（TRIA）（1）、心率变异系数（1）、心率变异指数（HRVI）（1）、最大心率变异性（1）
实验室指标	血浆黏度（60）、全血低切黏度（40）、全血高切黏度（39）、超敏 C－反应蛋白（38）、血浆脑钠肽（BNP）（32）、血清脑钠肽前体蛋白（NT－proBNP）（26）、红细胞压积（HCT）（19）、全血黏度（19）、IL－6（14）、肿瘤坏死因子（TNF－α）（13）、内皮素－1（ET－1）（9）、红细胞聚集指数（EAI）（7）、血沉（ESR）（7）、平均动脉压（MAP）（6）、一氧化氮（NO）（5）、IL－17（4）、丙二醛（MDA）（4）、血管紧张素Ⅱ（AngⅡ）（4）、全血中切黏度（4）、白细胞计数（WBC）（3）、肌酸激酶同工酶（CK－MB）（3）、乳酸脱氢酶（LDH）（3）、心肌肌钙蛋白 I（3）、血管性血友病因子（vWF）（3）、血清超氧化物歧化酶（SOD）水平（3）、血清同型半胱氨酸（Hcy）（3）、血栓素（TXB2）（3）、血小板黏附率（3）、C－反应蛋白（2）、多巴胺（DA）（2）、去甲肾上腺素（NE）（2）、肾上腺素（E）（2）、肌酸激酶（CK）（2）、基质金属蛋白酶2（MMP－2）（2）、基质金属蛋白酶 9（MMP－9）（2）、醛固酮（ALD）（2）、血管内皮生长因子（VEGF）（2）、血红蛋白（Hb）（2）、血钾（2）、血小板（PC）（2）、血小板计数（PLT）（2）、E 选择素（1）、IL－1β（1）、儿茶酚胺水平（1）、红细胞变形指数（1）、红细胞计数（1）、黄体生成素（LH）（1）、甲襞微循环检测－管襻形态（1）、甲襞微循环检测－襻周状态（1）、甲襞微循环检测－血液流态（1）、甲襞微循环检测－总积分（1）、降钙素原（PCT）（1）、抗溶酶体相关膜蛋白（TSD/％）（1）、抗血小板颗粒膜蛋白（CD62/％）（1）、抗血小板溶酶体完整膜蛋（CD63/％）（1）、内皮非依赖性血管舒张功能（NEDV）（1）、内皮依赖性血管舒张功能（FMD）（1）、细胞间黏附分子 1（ICAM－1）（1）、细胞间黏附分子 1mRNA（ICAM－1mRNA）（1）、血红细胞（1）、血浆纤溶酶原激活物（tPA）（1）、血浆纤溶酶原激活物抑制物（PAI－1）活性（1）、血浆血管活性肠肽（VIP）（1）、加速指数（ACI）（1）、速度指数（VI）（1）、血氯（1）、血镁（1）、血钠（1）、血清 S100β 蛋白（1）、血清 TGF－β1（1）、血清－雌二醇（E_2）（1）、血清抗 β1－肾上腺素能受体自身抗体（β1－AAB）（1）、血清可溶性 CD40 配体水平（1）、血清卵泡生成素（FSH）（1）、血清谷胱甘肽过氧化物酶（GSH－Px）（1）、血小板比容（1）、总胆红素（1）、总胆固醇（TC）（21）、三酰甘油（19）、低密度脂蛋白（LDL）（18）、高密度脂蛋白（HDL）（13）、脂蛋白（a）（1）、脂联素（APN）（1）、氧化低密度脂蛋白（oxLDL）（1）、纤维蛋白原（FIB）（38）、国际标准化比率（INR）（5）、凝血酶原时间（PT）（5）、华法林剂量（4）、D－二聚体（3）、活化部分凝血活酶时间（APTT）（2）、国际标准化比率超出目标范围的比例（1）、丙氨酸氨基转移酶（ALT）（9）、血肌酐（SCR）（7）、血尿素氮（BUN）（7）、天冬氨酸氨基转移酶（6）、尿酸（1）、肾功能（1）、肾素（PRA）（1）、补体免疫－6（4）、T 淋巴细胞亚群水平（$CD4^+$）（1）、T 淋巴细胞亚群水平（$CD4^+/CD8^+$）（1）、T 淋巴细胞亚群水平（$CD8^+$）（1）、补体免疫－10（1）、肺功能－FEV1（2）、

（续　表）

指标分类	指标(应用次数)
	肺动脉压(PAP)(1)、肺功能-FVC(1)、肺毛细血管楔压(PCWP)(1)、呼吸暂停低通气指数(AHI)(1)、游离甲状腺素(FT4)(2)、游离三碘甲状腺原氨酸(FT3)(2)、促甲状腺激素(TSH)(1)、血糖(1)、餐后2h血糖(1)、空腹血糖(FBG)(1)、空腹血糖受损(FPG)(1)、糖化血红蛋白(HbAlc)(1)、动脉血二氧化碳分压(1)、动脉血氧分压(1)、动脉氢离子浓度(1)、氧分压(1)
症状发生情况	心律失常发生次数(577)、心绞痛发作次数(8)
体征	静息心率(174)、血压(148)、平均心率(106)、最慢心率(45)、最快心率(32)、总心搏数(27)、基础心率(6)、心率恢复正常时间(4)、心胸比(4)、达到最大心率平均时间(2)、固有心率(IHR)(1)、身体质量指数(BMI)(1)、血压恢复正常时间(1)
心电图	心电图不同间期变化(441)、心肌缺血次数(21)、心肌缺血时间(15)、心肌缺血总负荷(9)、窦房结传导时间(SACT)(6)、窦房结恢复时间(SNRT)(6)、校正后窦房结恢复时间(cSNRT)(6)、心电图恢复正常时间(4)、窦性心律频率(3)、心室激动总时间(3)、24h动态心电图观察时间(1)、ST段改变、持续时间记录时间(1)、二联律百分比(日间)(1)、二联律百分比(夜间)(1)、缺血时间(1)、三联律百分比(日间)(1)、三联律百分比(夜间)(1)、心电图变化情况(1)、心肌缺血程度(NST)(1)
积分/量表/指数	中医症状积分(111)、中医证候积分(19)、中医体征积分(1)、症状积分(16)、SF-36生活质量量表(65)、生活质量评分(QOL)(24)、抑郁自评量表(SDS)(4)、HAMA焦虑量表(3)、HAMD抑郁量表(3)、焦虑自评量表(SAS)(3)、NYHA心功能分级(2)、Kupperman绝经指数(KMI)(1)、Myerbury评分(1)、心律评分(1)、神经功能缺损评分(1)
症状改善时间	心律失常持续时间(40)、心律失常恢复时间(15)、中医症状改善时间(14)、症状改善时间(12)、心绞痛持续时间(2)、神志清醒时间(1)
运动试验	运动心率(4)、运动后最大心率与年龄预测的最大心率比值(rHR)(1)、运动诱发ST段降低0.1mV的时间(1)、运动诱发ST段降低0.1mV的运动量(1)、运动总时间(3)、6min步行试验距离(22)、8min步行试验距离(1)、平板运动试验-心肌耗氧量(1)、平板运动试验-做功量(1)
用药情况	用药剂量(13)、药物起效时间(2)、合并用药使用率(1)、停药次数(1)、停药时间(1)、效价指数(1)、用药时间(4)、用药依从性(2)
心脏电生理指标	窦房(PA)间期(1)、窦房结恢复时间(SNRT)(1)、房室结有效不应期(AVNERP)(1)、房希氏束(AH)间期(1)、室希氏束(VH)间期(1)、校正的窦房结恢复时间(CSNRT)(1)、心房有效不应期(AERP)(1)、心室有效不应期(VERP)(1)
治疗时间	住院时间(5)、治疗总时间(2)
复发情况	心律失常复发时间(4)、心律失常复发次数(1)
其他	睡眠时间(2)、催眠药物应用(1)、匹兹堡睡眠质量指数(PSQI总分)(1)、日间功能障碍(1)、入睡时间(1)、睡眠效率(1)、睡眠障碍(1)、睡眠质量(1)、起搏器指标(9)、共济失调(1)

6. *方法学质量评价* 从随机方法、分配隐藏、研究者和受试者盲法、结局评价者盲法、结果数据完整性、选择性报告、其他偏倚等7个方面分别对纳入中英文RCTs方法学质量进行评估。

发表语种比较分析，英文RCTs的方法学质量均比中文RCTs高，主要体现在随机方法、分配隐藏、研究者和受试者盲法、结局评价者盲法、其他偏倚等方面。英文RCTs中，随机方法、分配隐藏、选择性报告完成度较高。中文RCTs，方法学质量较高的条目是结果数据完整性和选择性报告，分别有91.58%和87.68%的低风险率；方法学质量较低的条目是其他偏倚、研究者和受试者盲法和结局评价者盲法，分别有95.64%、94.70%和54.13%的高风险率，见图4-28。

发表年份比较分析，2016年起国家出台一系列政策，对学术论文的真实性、严谨性、可靠性、原创性等进行严格管理，大力提倡学术诚信，近年来效果显著，故研究以2016年12月31日为节点对RCTs方法学质量进行分析。结果显示，时间节点之后："随机方法"的低风险率明显提升；分配隐藏、研究者和受试者盲法、结局评价者盲法、其他偏倚均有一定改善，但不甚明显，见图4-28。

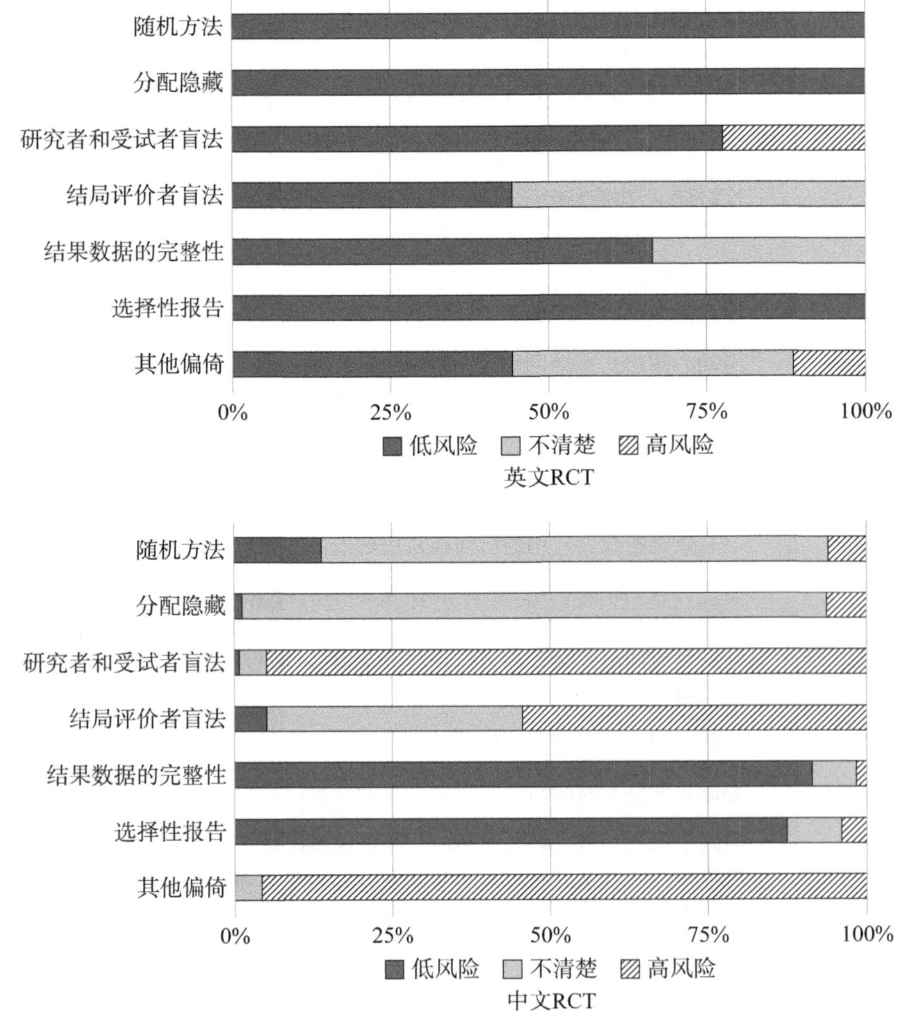

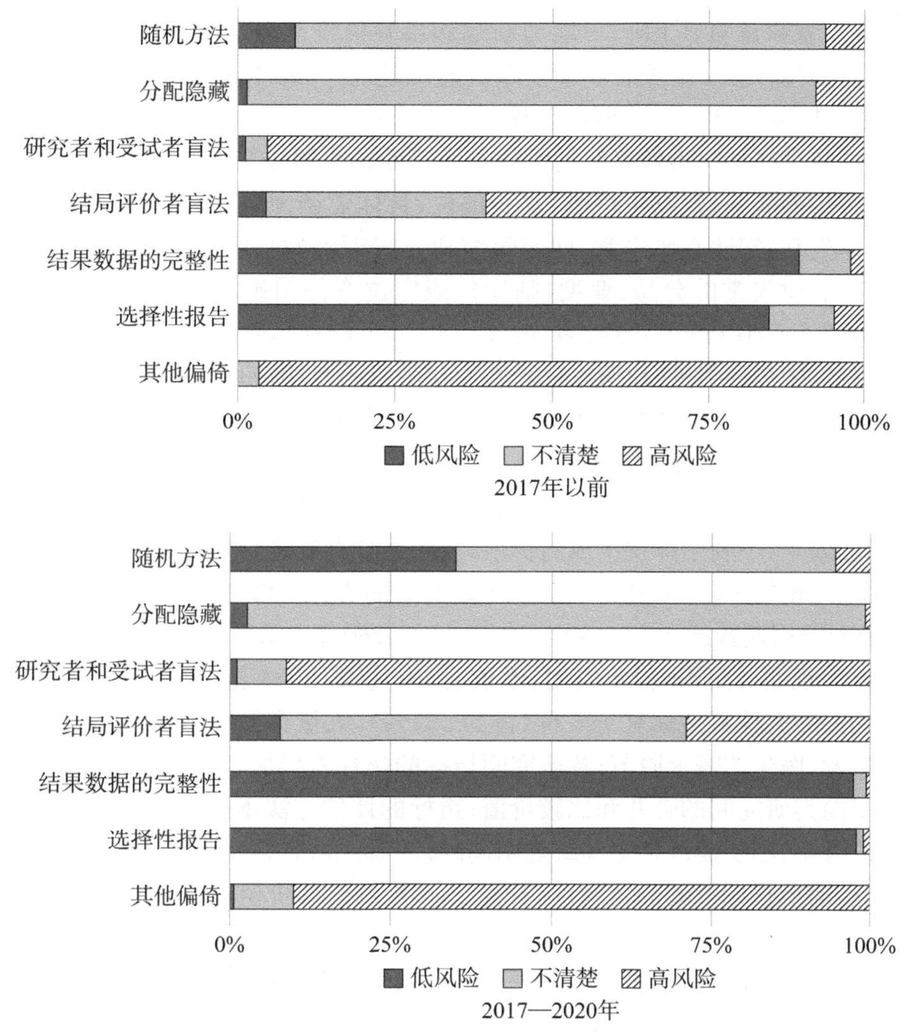

图 4-28 方法学质量评估

纳入的 1 934 篇 RCTs 中，14 篇 RCTs(中文 7 篇/英文 7 篇)同时实施随机分组、研究者和受试者盲法；其中 12 篇 RCTs(中文 5 篇/英文 7 篇)同时实施随机分组、分配隐藏、研究者和受试者盲法。对以上 14 篇 RCTs 进行特征分析，发现：涉及 5 种中成药(稳心颗粒、参松养心胶囊、参麦注射液、心速宁胶囊、益心舒胶囊)，研究受试者均来自三级医院，1/3 以上(35.71%)的研究为多中心研究，57.14%的研究报告了伦理审批，42.86%的研究报告了知情同意，28.57%的研究报告了试验注册，28.57%的研究报告了样本量估算，50%的研究实施了安慰剂对照。

7. *试验方案与注册信息* 纳入的 1 934 篇研究中，392 篇 RCTs 报告了知情同意，占全部研究数量的 20.27%；157 篇 RCTs 报告了伦理审批，仅占全部研究数量的 10.19%；仅 4 篇 RCTs 报告了试验注册、样本量估算。

(三) 讨论

已发表的中成药治疗心律失常 RCTs 的研究特征：①近两年，国内外中医药治疗心律失常的 RCT 发表数量明显下降，可能与新冠病毒感染疫情暴发，导致临床试验进程延迟或学术研究重心转移有一定关系。②临床研究规模较小，样本量≥200 例的 RCT 发表量不足 5%，大样本 RCT 中，稳心颗粒、参松养心胶囊的研究占 80%以上，其余中成药的临床研究尚未形成从小样本探索性研究到大样本确证性研究的转变，对样本量估算缺乏重视。③从心律失常的疾病分型、发生机制、发病部位、具体亚型来看，快速性心律失常、冲动形成异常型心律失常、室性心律失常、期前收缩和心房颤动的临床关注度相对较高；但半数研究未能明确心律失常的分型、亚型，临床价值定位有待明确。④中成药治疗心律失常 RCT 中，临床合并病症以冠心病居多，占 51.00%，可能提示冠心病患者心律失常的发生率较高。⑤相较中药注射液，口服中成药在心律失常治疗中应用更为广泛，稳心颗粒在治疗快速性心律失常、冲动形成异常型心律失常方面应用更广泛，心宝丸、参仙升脉口服液在治疗缓慢性心律失常方面应用更广泛，参松养心胶囊应用于治疗各型心律失常。⑥反映中西药联合效应、中成药补充替代作用的 RCT 较多，但多种干预措施联用可能会掩盖目标中成药的效果，不利于体现中成药价值；反映中成药净效应、比较不同中成药优势、探讨中成药用法用量的 RCT 有待开展。⑦不同类型的心律失常疗程可能存在差异，但纳入 RCT 的疗效观察周期普遍在 15～30 日之间，且部分研究未重视疗程的报告。⑧测量指标不科学，主要表现在：评价指标不实用、不重要、未共识，1 934 篇 RCT 涉及 335 种评价指标，其中不相关的实验室指标有 195 种（占 58.21%），大量指标测量结果不能回答临床实际问题，与患者、医生的需求脱节；各研究间指标的选择差异大，绝大多数指标应用率不足五成，削弱了同类研究间的合并和比较价值；指标的评估方法不合理，临床疗效、心电图改善率、症状改善率、心功能改善率等缺乏明确的评判标准，且把定量指标转换为等级指标，不能体现用药前后指标值的变化情况，抹杀了原始数据的价值；指标的评价维度不均衡，症状体征、理化检测类指标应用率超 90%，体现中成药治疗特色的中医病证类指标，反映患者生活质量、远期预后的指标、反映用药安全性、经济性的指标应用率仅 7.71%。

已发表的中成药治疗心律失常 RCT 的方法学质量：①中、英文 RCT 的方法学质量仍存在差距，方法学的薄弱环节集中在随机方法、分配隐藏、研究者和受试者盲法；中文 RCT 缺乏对随机分组具体方法的描述意识，未重视分配隐藏、研究者和受试者盲法的实施与描述，对评价指标的客观性重视不足，未能实现真正的公平比较，影响研究的真实性。②2017 年开始，虽然已发表的 RCT 方法学质量在部分要素上得以提升，但整体改善不明显；其根本原因可能是临床研究者对研究设计的科学认知仍然不足。

研究局限性：仅纳入已发表的 RCT 研究，未纳入证据级别较低的其他临床试验及未发表研究；部分 RCT 研究虽提及“随机”但其实施过程的严谨性不能通过文献完整体现，其可靠性可能存疑，但基于总结相关证据全貌的研究目的，未对此类 RCT 进一步鉴别与剔除。

本研究从研究特征和方法学质量两个层面提出了研究的现存问题，未来研究应重视并解决以上问题，促进临床研究从单中心研究转向多中心研究；从小样本探索性研究转向大样本确证性研究；重视研究设计和过程质量控制，找准研究重点，力争能够回答中成药的比较优势以及中西药联合应用的相互作用、潜在风险；加强研究资源的统筹协调，避免低水平、重复研究，提高研究的质量和价值，增强研究的真实性，提高证据的可靠性和外推性。同时，建议多开展缓慢性心律失常、冲动传导异常型心律失常的研究，进一步发掘中成药对心律失常治疗的优势，为更多临床研究的开展、指南、政策的制定提供证据参考。

四、中成药治疗冠心病心绞痛系统评价再评价案例

以冠心病心绞痛为例，应用 SR/Meta 分析证据库的系统评价/Meta 分析证据转化功能开展再评价研究实践。本次研究实践旨在对所有关于益气活血类中成药治疗冠心病心绞痛的系统评价进行证据总结，并在方法学和报告规范方面做出评价，以期为研究者和使用者提供更多证据参考，帮助冠心病心绞痛临床及二次研究提高质量。

（一）研究方法

1. 纳入与排除标准

（1）研究对象：涉及冠心病心绞痛（包括稳定型心绞痛和不稳定型心绞痛）的系统评价或 Meta 分析，对系统评价中纳入的原始研究数量不做限制。

（2）干预措施：益气活血类中成药（药品说明书中明确表明：具有“益气”“补气”功效或针对气虚证具有疗效，且同时具有“活血”“行血”功效或针对血瘀证具有疗效的中成药方可纳入），对是否与其他药物联用不做限制。对照措施无限制。

（3）结局指标：对所纳入系统评价采用的评价指标不做限制。

（4）排除标准：①已撤回的文献；②干预措施为非益气活血类中成药的研究；③数据资料报告不全且无法获取的研究；④冠心病心绞痛伴其他合并症的研究；⑤间接比较的研究；⑥排除会议论文、学位论文。

2. 检索策略　应用 SMD－TCM 证据库进行文献检索，将研究类型限定为“Meta 分析”，疾病名称限定为“心绞痛”并通过“疾病名称”进行检索。证据库内获取的主题词 Mesh Tree 包括：心绞痛/I20. 900（心绞痛、老年冠心病心绞痛、急性心绞痛、冠心病心绞痛）；稳定型心绞痛/I20. 805（稳定型心绞痛、稳定型劳累性心绞痛、痰瘀互阻型稳定型心绞痛、稳定性心绞痛、慢性稳定性心绞痛、冠心病稳定型心绞痛）；不稳定型心绞痛/I20. 000（不稳定型心绞痛、冠心病不稳定心绞痛、不稳定性心绞痛）。

3. 文献筛选　由 2 位研究者独立阅读文献的标题、摘要，必要时全文阅读，按纳入与排除标准进行文献筛选。如有争议，则讨论解决或由第 3 位研究者共同裁决。

4. 资料提取　利用证据库导出纳入研究证据，并由 2 位研究者对需要补充的证据资料进行人工独立提取，完成后交叉核对。内容包括：题目、作者、国籍、发表年份、作者单位、疾病类型、纳入文献类型、干预措施、不良反应、结局指标、数据库检索情况、文献质量评价方法（方法质量、报告质量）、研究结果（阳性/阴性、局限性）等。

5. 质量评价　系统评价的方法学质量采用 AMSTAR 量表进行评价。依照量表对系统评价进行评价，符合条目要求，则为“是”；不完全符合条目要求，则为“不清楚”；不符合条目要求，则为“否”；未对条目进行报告，则为“未报告”，并对结果进行比较和分析。

系统评价的报告规范采用 PRISMA 量表（preferred reporting items for systematic reviews and meta-analyses，PRISMA）进行评价。依照量表对系统评价进行评价，符合条目要求，则为“完全报告”；部分符合条目要求，则为“部分报告”；不符合条目要求，则为“未

报告”,并对结果进行比较和分析。

(二) 研究结果

1. 文献筛选流程及结果　初步检索相关文献 178 篇,最终纳入文献 26 篇,纳入文献的筛选流程,见图 4-29。

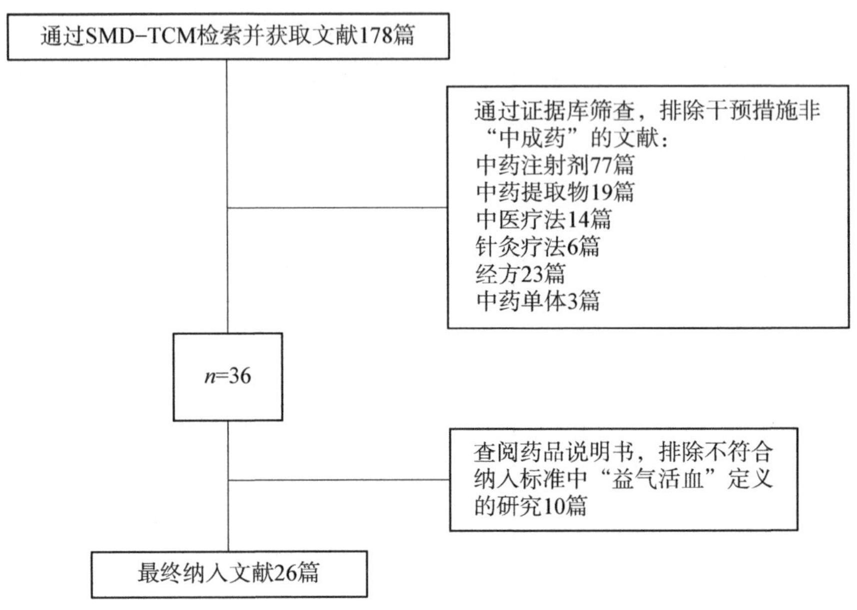

图 4-29　文献检索流程

2. 纳入研究的基本情况　本次研究对纳入的 26 篇系统评价进行基本特征的提取和分析,纳入文献基本信息,见表 4-9。纳入研究的发表时间从 2004 年至 2018 年,平均每年发表 1.73 篇,其中 2012 年最多,为 6 篇。历年发表数量及趋势,见图 4-30。

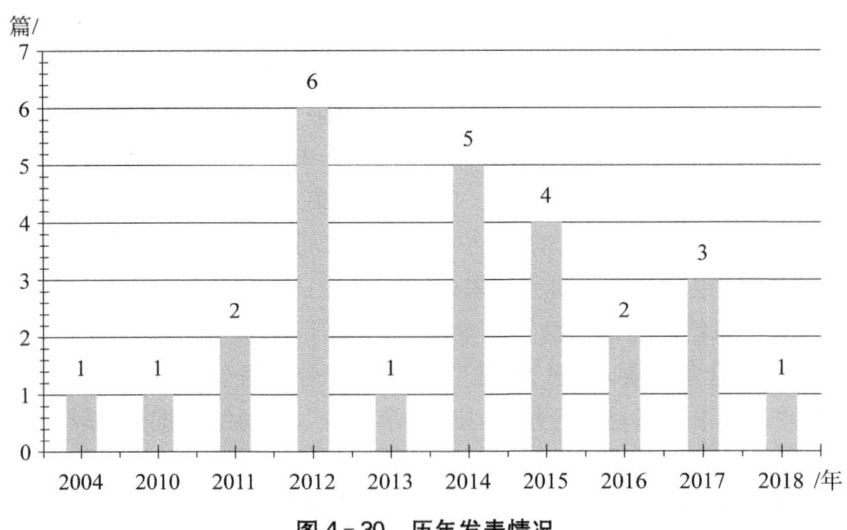

图 4-30　历年发表情况

表 4-9　纳入文献基本特征

纳入研究	中成药干预措施	中文数据库	英文数据库	检索数据库数量	方法学质量评价工具	纳入原始研究数量
曹文斋 2015	稳心颗粒	是	是	7	Cochrane 系统评价员手册	13
陈静 2015	通心络胶囊	是	否	3	Cochrane 系统评价员手册	12
樊蓉 2015	通心络胶囊	是	是	4	—	11
郝晨晖 2010	通心络胶囊	是	否	1	Jadad	20
侯江红 2014	脑心通胶囊	否	是	5	Cochrane 系统评价员手册	11
姜峰波 2017	麝香保心丸	是	是	8	Cochrane 系统评价员手册	8
姜高分 2011	麝香保心丸	是	是	9	Jadad、Cochrane 系统评价员手册	9
李丽萍 2013	芪参益气滴丸	是	是	6	Jadad	12
李萍 2016	稳心颗粒	是	是	4	Jadad	24
林新铎 2017	通心络胶囊	是	是	8	Cochrane 系统评价员手册	13
刘建新 2012	脑心通胶囊	是	是	7	Cochrane 系统评价员手册	36
刘军刚 2012	麝香保心丸	是	是	5	Cochrane 系统评价员手册	7
刘巍 2017	麝香保心丸	是	是	5	Cochrane 系统评价员手册	35
潘兴丰 2014	参松养心胶囊	是	是	7	Jadad	11
彭冉 2016	通心络胶囊	是	否	3	Jadad	10
王燕 2012	通心络胶囊	是	是	7	Cochrane 系统评价员手册	21
吴喜庆 2018	通心络胶囊	是	是	8	Cochrane 系统评价员手册	14
徐传新 2011	麝香保心丸	是	否	3	Cochrane 系统评价员手册	30
徐国良 2012	通心络胶囊	是	是	8	Jadad	9
徐国良 2012	通心络胶囊	是	是	6	Jadad	15
阳康 2015	通心络胶囊	是	是	7	—	9

（续　表）

纳入研究	中成药干预措施	中文数据库	英文数据库	检索数据库数量	方法学质量评价工具	纳入原始研究数量
杨杨 2012	脑心通胶囊	是	否	3	Jadad	35
杨晔 2014	芪参益气滴丸	是	是	9	Cochrane 系统评价员手册	9
张玉斗 2014	麝香保心丸	是	否	2	Jadad	22
赵静 2014	脑心通胶囊	是	否	5	Jadad	16
周贤刚 2004	麝香保心丸	是	是	2	Jadad	25

（1）数据库检索数量：平均每个研究检索数据库的数量为 5.3 个，最多 9 个数据库，最少 1 个数据库。纳入的 26 个系统评价均对中文数据库进行了检索，其中检索中文数据库最多 6 个，最少 1 个。在所有被检索的中文数据库中，中国知网数据库（CNKI）最为常用，被检次数达 25 次（96.2%，$n=26$），另有 21 个研究（80.8%，$n=26$）检索了万方数据库（WF），有 20 个研究（76.9%，$n=26$）检索了维普数据库（VIP）。

19 个系统评价对英文数据库进行了检索，占总数的 73.1%，其中检索英文数据库数量最多为 5 个，最少为 1 个；在所有被检索的英文数据库中，16 个研究（84.2%，$n=19$）检索了 Cochrane Library，该数据库最为常用，14 个研究（73.7%，$n=19$）检索了 PubMed，12 个研究（63.2%，$n=19$）检索了 EMBASE。数据库被检频数，见表 4-10。

表 4-10　数据库被检频数表（$n=26$）

数据库	被检索频次（次）	占比（%）
CNKI	25	96.15
WF	21	80.77
VIP	20	76.92
CBM	10	38.46
中国生物医学文献光盘数据库	3	11.54
百度文库	1	3.85
清华同方数据库	1	3.85
中国医学学术会议论文数据库（CMAC）	1	3.85
中文生物医学期刊数据库 CMCC（光盘版）	1	3.85
Cochrane Library	16	61.54
PubMed	14	53.85
EMBASE	12	46.15
MEDLINE	6	23.08

（续　表）

数据库	被检索频次(次)	占比(%)
NTIS	2	7.69
PEDro	2	7.69
Ovid	1	3.85
PMC	1	3.85
济南泉方外文文献数据库	1	3.85

(2) 纳入原始文献类型与数量：所纳入的 26 篇系统评价中，1 篇纳入的原始文献类型限定为“RCT 或 CCT”，其余纳入原始文献均为“RCT”。纳入数量方面，最少 7 篇，最多 36 篇，总计 437 个 RCT。

所纳入的 26 篇系统评价中，12 篇采用 Cochrane 系统评价员手册推荐的偏倚风险评估工具，11 篇采用 Jadad 量表，1 篇同时参考了 Jadad 量表和 Cochrane 系统评价员手册推荐的偏倚风险评估工具，有 2 篇未明确报告方法学质量评价工具。

3. 纳入系统评价的干预措施　本研究纳入的 26 篇系统评价中，共涉及 6 种中成药干预措施。其中，10 篇使用通心络胶囊(38.5%，n=26)，7 篇使用麝香保心丸(26.9%，n=26)，4 篇使用脑心通(15.4%，n=26)，2 篇使用芪参益气滴丸(7.7%，n=26)，2 篇使用稳心颗粒(7.7%，n=26)，1 篇使用参松养心胶囊(3.8%，n=26)。中成药干预措施情况见表 4-11。

表 4-11　纳入系统评价的中成药干预措施、组方及被应用频次

中成药	组 方 成 分	频次
参松养心胶囊	人参、麦冬、山茱萸、丹参、酸枣仁(炒)、桑寄生、赤芍、䗪虫、甘松、黄连、南五味子、龙骨	1
脑心通胶囊	黄芪、赤芍、丹参、当归、川芎、桃仁、红花、乳香(制)、没药(制)、鸡血藤、牛膝、桂枝、桑枝、地龙、全蝎、水蛭	4
芪参益气滴丸	黄芪、丹参、三七、降香油	2
麝香保心丸	人工麝香、人参提取物、人工牛黄、肉桂、苏合香、蟾酥、冰片	7
通心络胶囊	人参、水蛭、全蝎、赤芍、蝉蜕、䗪虫、蜈蚣、檀香、降香、乳香(制)、酸枣仁(炒)、冰片	10
稳心颗粒	党参、黄精、三七、琥珀、甘松	2

4. 纳入系统评价的结局指标和主要结论　结局指标报告方面，26 篇系统评价针对各自纳入的研究报告了不同的结局指标。其中，25 篇(96.2%，n=26)报告了心绞痛症状改善情况，21 篇(80.8%，n=26)报告了心电图改善情况，5 篇(19.2%，n=26)报告了心绞痛发作次数，“心绞痛持续时间、血液流变学改善、血脂改善情况”分别有 2 篇进行报告，各占总数的 7.7%，“12 导联中 ST 段下降的导联数(NST)、ST 段缺血情况改善、ST 段压低

数值总和(ΣST)、室性期前收缩改善比较、心电图 ST 段改善情况、心绞痛防治作用比较”分别有 1 篇进行报告，各占总数的 3.8%，纳入系统评价的结局指标类型及被应用频次，见表 4-12。

表 4-12 纳入系统评价的结局指标类型及被应用频次

结局指标	频次
心绞痛症状改善情况	25
心电图改善情况	21
心绞痛发作次数	5
心绞痛持续时间	2
血液流变学改善	2
血脂改善情况	2
12 导联中 ST 段下降的导联数(NST)	1
ST 段缺血情况改善	1
ST 段压低数值总和(ΣST)	1
室性期前收缩改善比较	1
心电图 ST 段改善情况	1
心绞痛防治作用比较	1

主要结论报告方面，纳入的 26 篇系统评价均报告了阳性结果，认为“益气活血”类中成药对冠心病心绞痛具有疗效，但 22 篇报告了“证据级别低”(84.6%，$n=26$)；1 篇报告了“证据报告不充分”(3.8%，$n=26$)；1 篇报告了“证据级别低、存在发表偏倚”(3.8%，$n=26$)；1 篇报告了“证据级别低、存在发表偏倚、混杂偏倚”(3.8%，$n=26$)；1 篇报告了“证据级别低、存在语言偏倚”(3.8%，$n=26$)。研究结论及证据可靠性统计，见表 4-13。

表 4-13 纳入系统评价的结论及证据可靠性

纳入研究	研究结果	证据可靠性
曹文斋 2015	阳性	证据报告不充分
陈静 2015	阳性	证据级别低
樊蓉 2015	阳性	证据级别低
郝晨晖 2010	阳性	证据级别低
侯江红 2014	阳性	证据级别低
姜峰波 2017	阳性	证据级别低
姜高分 2011	阳性	证据级别低

（续　表）

纳入研究	研究结果	证据可靠性
李丽萍 2013	阳性	证据级别低
李萍 2016	阳性	证据级别低
林新铎 2017	阳性	证据级别低
刘建新 2012	阳性	证据级别低
刘军刚 2012	阳性	证据级别低
刘巍 2017	阳性	证据级别低
潘兴丰 2014	阳性	证据级别低、存在发表偏倚、混杂偏倚
彭冉 2016	阳性	证据级别低
王燕 2012	阳性	证据级别低
吴喜庆 2018	阳性	证据级别低
徐传新 2011	阳性	证据级别低
徐国良 2012A	阳性	证据级别低
徐国良 2012B	阳性	证据级别低、存在语言偏倚
阳康 2015	阳性	证据级别低
杨杨 2012	阳性	证据级别低
杨晔 2014	阳性	证据级别低、存在发表偏倚
张玉斗 2014	阳性	证据级别低
赵静 2014	阳性	证据级别低
周贤刚 2004	阳性	证据级别低

5. **纳入系统评价的安全性报告**　本研究纳入的 26 篇系统评价中，有 17 篇报告“存在不良事件”，7 篇未提及不良事件（26.9%），2 篇（7.7%）报告“无不良事件”。

17 篇报告“存在不良事件”的系统评价中，有 14 篇对具体情况进行了报告。其中，各种胃肠道不适症状被报告 13 次；各种头、面部不适症状被报告 8 次；口、鼻不适症状被报告 5 次；皮肤异常症状被报告 3 次；四肢不适症状被报告 1 次；心脏不适症状被报告 1 次。纳入系统评价的安全性情况统计，见表 4－14。

表 4－14　纳入系统评价的安全性情况统计

纳入研究	不良事件	主要症状
曹文斋 2015	有	恶心、呕吐、口干、上腹不适
陈静 2015	有	胃肠道不适、面红、头胀、头痛
樊蓉 2015	有	胃肠不适、轻度恶心、腹胀

（续　表）

纳入研究	不良事件	主要症状
郝晨晖 2010	有	胃部不适
侯江红 2014	有	上腹不适
姜峰波 2017	未提及	—
姜高分 2011	有	腹部不适、皮下瘀斑、反酸、头晕、头痛
李丽萍 2013	无	—
李萍 2016	有	—
林新铎 2017	有	头痛、头晕、低血压、呕吐
刘建新 2012	未提及	—
刘军刚 2012	有	—
刘巍 2017	有	胃肠不适、恶心、呕吐、食欲不振、口唇麻木、头痛、头晕、皮下出血、心悸、四肢麻木、皮疹
潘兴丰 2014	未提及	—
彭冉 2016	有	皮下出血、上腹不适、牙龈出血
王燕 2012	有	腹部不适、面红
吴喜庆 2018	未提及	—
徐传新 2011	有	唇舌麻木、胃部不适、头痛
徐国良 2012	无	—
徐国良 2012	有	恶心、上腹不适
阳康 2015	有	—
杨杨 2012	有	上腹不适、头晕、恶心、鼻出血
杨晔 2014	未提及	—
张玉斗 2014	有	头痛、腹部不适
赵静 2014	未提及	—
周贤刚 2004	未提及	—

6. 纳入系统评价的质量评价

(1) AMSTAR 量表：应用 AMSTAR 量表，通过 11 个条目对纳入的 26 篇系统评价进行方法学质量评价，并对评价结果进行分析比较。

横向比较评价结果，条目 1 中，1 篇被评为“否”，其原因是未按 PICOS 为导向报告前期设计方案，其余 25 篇均报告了前期设计方案；条目 2 中，3 篇被评为“未报告”，其原因是未说明资料提取的方法及文献筛选的步骤等，7 篇被评为“不清楚”，其原因是未报告资料提取方法或未报告文献筛选方法；条目 3 中，23 篇被评为“不清楚”，其原因是仅检索了 1

个数据库并未报告检索式或纳入文献未报告检索式；条目 4 中，20 篇被评为“否”，其原因是未提及灰色文献检索、未提及不受发表类型的限制及发表语言的限制等，6 篇被评为“不清楚”，其原因是仅提及了灰色文献检索或仅提及了不受发表语言的限制；条目 5 中，26 篇均提供了纳入文献清单；条目 6 中，3 篇被评为“否”，其原因是未以 P、I、C、O 为导向报告纳入研究的基本信息，6 篇被评为“不清楚”，其原因是未报告纳入研究的干预措施和对照措施，未报告纳入研究基线资料，未报告纳入研究的结局指标；条目 7 中，12 篇被评为“不清楚”，其原因是未说明质量评价的参考标准，未按质量评价条目逐条报告、报告不完整（选择性报告，完整性等方面）或报告不清晰等；条目 8 中，4 篇被评为“不清楚”，其原因是未对主要结局指标逐一进行报告、证据质量分析不全面、报告不清晰等；条目 9 中，2 篇被评为“否”，其原因是未说明效应量的选择方法、未说明异质性分析方法及敏感性分析等，9 篇被评为“不清楚”，其原因是未说明敏感性分析，未说明异质性检验及效应量合并方法；条目 10 中，4 篇被评为“否”，其原因是纳入文献未进行发表偏倚的评估，3 篇被评为“不清楚”，其原因是仅呈现了漏斗图但未对其进行分析或仅对发表偏倚进行分析但未呈现漏斗图；条目 11 中，18 篇被评为“否”，其原因是均未提及是否有基金资助及利益冲突，8 篇被评为“不清楚”，其原因是纳入文献仅报告了资金资助项目，未说明具体利益冲突。AMSTAR 评估情况，见表 4－15。

表 4－15　AMSTAR 评估情况表

纳入研究	条目 1	条目 2	条目 3	条目 4	条目 5	条目 6	条目 7	条目 8	条目 9	条目 10	条目 11
曹文斋 2015	●	●	⊙	○	●	●	●	⊙	●	●	⊙
陈静 2015	●	⊙	⊙	○	●	●	●	●	⊙	●	○
樊蓉 2015	●	●	⊙	⊙	●	●	⊙	⊙	●	●	○
郝晨晖 2010	●	⊙	⊙	○	●	⊙	⊙	●	●	⊙	○
侯江红 2014	●	●	⊙	⊙	●	●	●	●	●	○	○
姜峰波 2017	●	●	⊙	⊙	●	●	●	●	●	●	⊙
姜高分 2011	●	●	⊙	○	●	●	●	●	●	●	○
李丽萍 2013	●	●	⊙	○	●	●	⊙	●	⊙	●	⊙
李萍 2016	●	●	●	○	●	●	●	●	⊙	●	○
林新铎 2017	●	●	⊙	○	●	●	●	⊙	●	○	⊙
刘建新 2012	●	●	⊙	○	●	⊙	●	●	●	●	○
刘军刚 2012	●	○	⊙	○	●	●	●	●	●	⊙	○
刘巍 2017	●	●	⊙	○	●	○	●	●	●	●	○
潘兴丰 2014	●	●	⊙	⊙	●	⊙	⊙	●	⊙	○	○
彭冉 2016	●	●	●	⊙	●	●	⊙	●	●	●	○

（续 表）

纳入研究	条目 1	条目 2	条目 3	条目 4	条目 5	条目 6	条目 7	条目 8	条目 9	条目 10	条目 11
王燕 2012	●	●	⊙	○	●	⊙	⊙	●	⊙	●	○
吴喜庆 2018	●	●	⊙	⊙	●	●	●	●	●	●	⊙
徐传新 2011	●	○	⊙	○	●	⊙	●	●	●	●	○
徐国良 2012	●	⊙	⊙	○	●	●	⊙	●	○	⊙	⊙
徐国良 2012	●	⊙	⊙	○	●	●	⊙	⊙	⊙	●	⊙
阳康 2015	●	○	⊙	○	●	⊙	⊙	●	⊙	●	⊙
杨杨 2012	●	⊙	⊙	○	●	○	⊙	●	⊙	○	○
杨晔 2014	●	●	●	○	●	●	●	●	●	●	○
张玉斗 2014	●	●	⊙	○	●	●	●	●	●	●	○
赵静 2014	○	⊙	⊙	○	●	○	⊙	●	○	●	○
周贤刚 2004	●	⊙	⊙	○	●	●	⊙	●	⊙	●	○

注：●，是；○，否；⊙，不清楚。

（2）PRISMA 量表：应用 PRISMA 量表，通过 27 个条目对纳入的 26 篇系统评价进行报告规范质量评价，并对评价结果进行分析比较。

横向比较评价结果报告，条目 1 中，1 篇被评为“未报告”，其原因是纳入文献未在标题中明确本研究为系统评价或 Meta 分析；条目 2 中，1 篇被评为“未报告”，其原因是纳入文献未提供结构式摘要；条目 3 中，1 篇被评为“未报告”，其原因是纳入文献未在前言部分介绍研究理论基础，1 篇被评为“部分报告”，其原因是纳入文献仅报告了干预措施的研究理论基础，未对研究疾病的理论基础进行介绍；条目 4 中，仅 2 篇被评为“完全报告”，其余均被评为“部分报告”，其原因是纳入文献在前言部分未完全以 P、I、C、O、S 五个方面为导向明确提出问题，结局指标和研究类型常被忽略；条目 5 中，26 篇均未报告研究方案的注册信息；条目 6 中，1 篇被评为“未报告”，其原因是未报告纳入标准及发表类型、发表语言等报告特征，其余 25 篇均被评为“部分报告”，其原因是纳入文献的纳入标准不全面，未考虑灰色文献、文献发表类型及发表语言；条目 7 中，26 篇均报告了文献信息来源；条目 8 中，21 篇被评为“部分报告”，其原因是纳入文献仅报告检索词，未报告文献检索式；条目 9 中，7 篇被评为“未报告”，其原因是纳入文献未在方法部分报告纳入研究的筛选方法及步骤；条目 10 中，5 篇被评为“未报告”，其原因是纳入文献未报告资料提取的方法及步骤，4 篇被评为“部分报告”，其原因是未具体说明资料提取方法为两名研究员独立提取，交叉核对，意见有分歧时，通过讨论及第三方解决；条目 11 中，18 篇被评为“未报告”，其原因是纳入文献均未在方法部分列出所有资料的相关提取条目，如 PICOS 及资金来源；条目 12 中，1 篇被评为“未报告”，其原因是纳入文献未在方法部分说明质量评价的方法，9 篇被评为“部分报告”，其原因是纳入文献在方法部分仅说明了质量评价方法，未说明评价条目；条目 13 中，3 篇被评为“未报告”，其原因是纳入文献未在方法部分报告结果综合的效应指标，如危险度比值(risk ratio)或均数差(difference in means)等；条目 14 中，仅 2 篇被评为“未报告”，其原因是未说明结果综合方法、统计分析方法、未说明异质性检验和选择效应量方法等；条目 15 中，6 篇被评为“未报告”，其原因是纳入文献未在方法部分报告评估研究间偏倚的方法；条目 16 中，14 篇被评为“未报告”，其原因是纳入文献均未在方法部分说明亚组分析、敏感性分析等；条目 17 中，18 篇被评为“部分报告”，其原因是纳入文献均未报告文献排除的每一步原因或未提供文献筛选流程图；条目 18 中，3 篇被评为“未报告”，其原因是纳入文献未以 P、I、C、O 为导向报告纳入研究的特征，5 篇被评为“部分报告”，其原因是纳入研究的特征报告不全，未报告纳入研究基线资料、干预措施或对照措施；条目 19 中，11 篇被评为“部分报告”，其原因是纳入文献未按质量评价条目逐条报告、报告不完整(选择性报告，完整性等方面)或报告不清晰等；条目 20 中，3 篇被评为“部分报告”，其原因是纳入文献未在结果部分以森林图形式报告单个研究的结果；条目 21 中，26 篇均报告了每个 meta 分析的结果；条目 22 中，6 篇被评为“未报告”，其原因是纳入文献未在结果部分报告纳入研究的发表偏倚，1 篇被评为“部分报告”，其原因是纳入文献在结果部分仅呈现了漏斗图，但未对其进行分析；条目 23 中，仅 1 篇被评为“未报告”，其原因是未按预设的方法对敏感性分析进行报告；条目 24 中，4 篇被评为“部分报告”，其原因是纳入文献未在讨论部分逐一对主要结局指标进行报告；条目 25 中，1 篇被评为“未报告”，其原因是纳入文献未在讨论部分报告研究方法学质量的局限性，2 篇被评为“部分报告”，其原因是纳入文献在讨论部分报告了研究质量较低，但未具体提及质量较低的原因；条目 26 中，仅 1 篇被评为“部分报告”，其原因是纳入文献在结论部分未提及研究对未来的提示；条目 27 中，18 篇被评为“未报告”，其原因是均未提及是否有基金资助及利益冲突，8 篇被评为“部分报告”，其原因是纳入文献仅报告了资金资助项目，未说明具体利益冲突。PRISMA 评估情况详见表 4-16、表 4-17。

表 4-16　PRISMA 评估情况表

纳入研究	曹文斋 2015	陈静 2015	樊蓉 2015	郝晨晖 2010	侯江红 2014	姜峰波 2017	姜高分 2011	李丽萍 2013	李萍 2016	林新铎 2017	刘建新 2012	刘军刚 2012	刘巍 2017
条目 1	●	●	●	●	●	●	●	●	●	●	●	○	●
条目 2	●	●	●	●	●	●	●	●	●	●	●	●	●
条目 3	●	●	●	●	●	●	●	●	●	●	●	●	●
条目 4	⊙	●	⊙	⊙	⊙	⊙	⊙	⊙	⊙	⊙	⊙	⊙	⊙
条目 5	○	○	○	○	○	○	○	○	○	○	○	○	○
条目 6	⊙	⊙	⊙	⊙	⊙	⊙	⊙	⊙	⊙	⊙	⊙	⊙	⊙
条目 7	●	●	●	●	●	●	●	●	●	●	●	●	●
条目 8	⊙	⊙	⊙	⊙	●	⊙	⊙	⊙	●	⊙	⊙	⊙	⊙
条目 9	●	○	●	○	●	●	●	●	●	●	●	○	●
条目 10	●	⊙	●	●	●	●	●	●	●	⊙	●	○	●

（续 表）

纳入研究	曹文斋 2015	陈静 2015	樊蓉 2015	郝晨晖 2010	侯江红 2014	姜峰波 2017	姜高分 2011	李丽萍 2013	李萍 2016	林新铎 2017	刘建新 2012	刘军刚 2012	刘巍 2017
条目 11	○	●	○	○	●	●	○	○	○	●	○	●	●
条目 12	●	●	○	⊙	●	●	●	●	●	●	●	●	●
条目 13	●	●	●	●	●	●	●	●	●	●	●	●	●
条目 14	●	●	●	●	●	●	●	●	●	●	●	●	●
条目 15	●	●	●	●	○	●	○	●	●	●	○	●	●
条目 16	●	○	●	●	●	○	●	○	○	●	●	○	●
条目 17	●	⊙	⊙	⊙	●	●	⊙	⊙	⊙	⊙	●	●	●
条目 18	●	●	●	●	●	●	●	●	●	●	⊙	●	○
条目 19	●	●	●	⊙	●	●	●	⊙	●	●	●	●	●
条目 20	●	●	●	●	●	●	●	●	●	⊙	●	⊙	●
条目 21	●	●	●	●	●	●	●	●	●	●	●	●	●
条目 22	●	●	●	⊙	○	●	●	●	●	○	●	●	●
条目 23	●	●	●	●	●	●	●	●	●	●	●	●	○
条目 24	⊙	●	⊙	●	●	●	●	●	●	⊙	●	●	●
条目 25	●	⊙	●	●	●	●	●	●	●	●	●	●	●
条目 26	●	●	●	●	●	●	●	●	●	●	●	⊙	●
条目 27	⊙	○	○	○	○	⊙	○	⊙	○	⊙	○	○	○

注：●，完全报告；○，未报告；⊙，部分报告。

表 4－17　PRISMA 评估情况表

纳入研究	潘兴丰 2014	彭冉 2016	王燕 2012	吴喜庆 2018	徐传新 2011	徐国良 2012A	徐国良 2012B	阳康 2015	杨杨 2012	杨晔 2014	张玉斗 2014	赵静 2014	周贤刚 2004
条目 1	●	●	●	●	●	●	●	●	●	●	●	●	●
条目 2	○	●	●	●	●	●	●	●	●	●	●	●	●
条目 3	⊙	●	●	●	●	●	●	●	○	●	●	●	●
条目 4	⊙	⊙	⊙	⊙	⊙	⊙	⊙	⊙	⊙	●	⊙	⊙	⊙
条目 5	○	○	○	○	○	○	○	○	○	○	○	○	○

（续　表）

纳入研究	潘兴丰 2014	彭冉 2016	王燕 2012	吴喜庆 2018	徐传新 2011	徐国良 2012A	徐国良 2012B	阳康 2015	杨杨 2012	杨晔 2014	张玉斗 2014	赵静 2014	周贤刚 2004
条目6	⊙	⊙	⊙	⊙	⊙	⊙	⊙	⊙	⊙	⊙	⊙	○	⊙
条目7	●	●	●	●	●	●	●	●	●	●	●	●	●
条目8	⊙	●	⊙	⊙	⊙	⊙	⊙	⊙	⊙	●	⊙	⊙	●
条目9	○	●	●	●	○	●	●	○	●	●	●	○	●
条目10	●	⊙	●	●	○	⊙	○	○	○	●	●	●	●
条目11	○	●	○	○	○	○	○	○	○	○	●	○	○
条目12	⊙	⊙	●	●	●	⊙	⊙	⊙	⊙	●	⊙	⊙	●
条目13	●	●	●	●	●	○	○	●	●	●	●	○	●
条目14	●	●	●	●	●	○	●	●	●	●	●	○	●
条目15	○	●	●	●	○	●	●	●	●	●	○	●	●
条目16	○	●	○	○	●	○	○	○	○	●	○	○	●
条目17	⊙	⊙	⊙	⊙	⊙	⊙	⊙	⊙	⊙	●	⊙	●	⊙
条目18	⊙	●	⊙	●	⊙	●	●	⊙	○	●	●	○	●
条目19	⊙	⊙	⊙	●	●	⊙	⊙	⊙	⊙	●	●	⊙	⊙
条目20	●	●	●	●	●	●	●	●	●	●	⊙	●	●
条目21	●	●	●	●	●	●	●	●	●	●	●	●	●
条目22	○	●	●	●	●	○	○	●	○	●	●	●	●
条目23	●	●	●	●	●	●	●	●	●	●	●	●	●

（续　表）

纳入研究	潘兴丰 2014	彭冉 2016	王燕 2012	吴喜庆 2018	徐传新 2011	徐国良 2012A	徐国良 2012B	阳康 2015	杨杨 2012	杨晔 2014	张玉斗 2014	赵静 2014	周贤刚 2004
条目24	●	●	●	●	●	●	⊙	●	●	●	●	●	●
条目25	●	●	●	●	●	●	●	●	○	●	●	⊙	●
条目26	●	●	●	●	●	●	●	●	●	●	●	●	●
条目27	○	○	○	⊙	○	⊙	⊙	⊙	○	○	○	○	○

注：●，完全报告；○，未报告；⊙，部分报告。

（三）小结

1. 临床证据现状　在益气活血类中成药治疗冠心病心绞痛的疗效判定上，全部研究均报告了阳性结果，但也均在结论中提出“证据质量不充分”“证据级别太低”或“存在发表偏倚、混杂偏倚、语言偏倚”等。故益气活血类中成药治疗冠心病心绞痛的有效性系统评价，尚需更新更多的高质量随机对照试验。虽然已发表的有关益气活血类中成药治疗冠心病心绞痛系统评价总量不多，但评价涉及的基线资料、干预措施、对照、疗效指标等均较为广泛，故异质性来源较多，数据难以合并，进而导致研究结果存在不确定性。

在纳入的系统评价中共涉及 6 种益气活血类中成药，其中，“通心络胶囊”被应用频次最多，达 10 次；其次是“麝香保心丸”，被应用 7 次。可见，益气活血类中成药治疗冠心病心绞痛的系统评价所涉及的中成药品种在原始研究、二次研究以及产生的研究证据数量上存在较大差距，若后期形成推荐意见或将间接增加推荐结果的不确定性。

2. 再评价结果分析　本次系统评价再评价的总体情况显示，AMSTAR 量表整体质量较低，但 PRISMA 量表整体质量相对较高，由此可见：国内研究的方法学质量不高，方法学应用不够合理；多数文献可较完整地报告研究证据，遵守报告规范；但由于方法学方面始终存在一定的缺陷，导致文献在完整报告研究证据的同时也报告了大量不合理、不规范的方法学应用。

AMSTAR 量表中，3 个条目评价质量较低，分别是：条目 11（26 篇不符合条目要求），国内系统评价在资金来源和利益冲突方面常被忽略或存在选择性报告；条目 4（26 篇不符合条目要求），国内系统评价常忽略灰色文献检索、发表类型及发表语言的重要性，直接导致了研究结果的不确定性；条目 3（23 篇不符合条目要求），国内系统评价在文献检索方面应用的数据库总量太少或易忽略英文库的检索，造成检索不全面，易因漏检导致重要证据的丢失。综上，国内研究的方法学质量仍有待提高。

PRISMA 量表中，4 个条目评价质量较低，分别是：条目 5（26 篇未报告），国内研究均不注重前期研究方案的设计及注册；条目 11（18 篇未报告），国内系统评价普遍忽略了资料提取条目的报告；条目 16（14 篇未报告），国内系统评价在统计分析的方法学方面欠缺全面，未能合理的应用各种分析方法（敏感性分析、亚组分析等）对原始文献进行分析；条目 27（18 篇未报告），国内研究常忽略资金来源及利益冲突的报告，降低了研究结果的客观性。此外，5 个条目“部分报告”较多，分别是：条目 4（24 篇被评部分报告），在提出研究问题时经常遗漏结局指标的报告；条目 6（25 篇被评部分报告），在报告纳入标准时经常漏报灰色文献的检索、发表类型和发表语言的限制；条目 8（21 篇被评部分报告），漏报文献检索式；条目 12（9 篇被评部分报告），质量评估未被逐一条目报告，纳入研究质量情况不清晰；条目 17（18 篇被评部分报告），文献筛选的步骤及排除原因常被漏报，且筛选流程图也常被忽略，使得文献纳入过程不透明，研究结果被怀疑。

3. *研究结果总结*　冠心病心绞痛属于中医“胸痹”范畴，本虚标实，气虚为本，血瘀为标，中医学中亦认为痛症的病机是“不通则痛，不荣则痛”，故以“益气活血”为治法对冠心病心绞痛进行治疗，遵循了中医“治病求本、辨证施治”的原则。本次研究纳入的 26 篇“益气活血”类中成药治疗冠心病心绞痛的系统评价均报告了益气活血类中成药对冠心病心绞痛具有疗效；经方法学质量评价及报告规范质量评价分析可见，本次纳入的 26 篇系统评价报告规范尚可，但方法学质量普遍不高，且存在一些方法学应用错误，故今后的 SR/Meta 分析研究在关注研究结果的同时应更加注重报告的规范化和方法学质量的提高。

参◇考◇文◇献

[1] Jansen JP, Crawford B, Bergman G, et al. Bayesian meta-analysis of multiple treatment comparisons: an introduction to mixed treatment comparisons [J]. Value Health, 2008,11(5):956－964.

[2] Rucker G, Schwarzer G. Ranking treatments in frequentist network meta-analysis works without resampling methods [J]. BMC Med Res Methodol, 2015,15:58.

[3] 张俊华，孙鑫. 循证中医药学[M]. 上海：上海科学技术出版社，2018.

[4] 陈耀龙，杨克虎. 正确理解、制订和使用临床实践指南[J]. 协和医学杂志，2018，9(4)：367－373.

[5] 姚沙，卢传坚，陈耀龙，等. 中医（中西医结合）临床实践指南制修订方法——指南的定义与分类[J]. 中华中医药杂志，2016，31(1)：165－168.

[6] Graham R, Mancherm M, Wolman DM, et al. Clinical Practice Guidelines we can trust [M]. Washington, D.C: The National Academies Pres, 2011.

[7] 姚亮. 中医药临床实践指南方法学质量研究[D]. 兰州：兰州大学，2016.

[8] 汪受传，虞舜，赵霞，等. 循证性中医临床诊疗指南研究的现状与策略[J]. 中华中医药杂志，2012，27(11)：2759－2763.

[9] 桑滨生，杨海丰，余海洋，等. 中医药标准化发展回顾与思考[J]. 中医药管理杂志，2009，17(8)：675－679.

[10] 国家中医药管理局. 关于印发《中医药标准化发展规划（2006—2010 年）》的通知[EB/OL].（2018－03－24）[2025－04－09] http://www.satcm.gov.cn/guicaisi/gongzuodongtai/2018-03-24/2202.html.

[11] 张川，李海龙，黄超，等. 指南临床适用性评价实证研究：以肾移植指南临床适用性评价为例[J]. 中国循证医学杂志，2020，20(5)：543－550.

第五章　中医药证据智能转化前沿发展方向

第一节　中医药领域数字化系统构建与应用研究现状

以“库”“平台”“系统”“数据”为检索词，在中国知网数据库(CNKI)、万方医学数据库中，对中医药领域数字化系统(包括：数据库、平台、系统)构建以及相关系统应用研究的文献进行检索，最终获得相关文献 683 篇，其中包括“中医药系统、数据库、平台”构建研究 274 项；基于“系统、数据库、平台”的应用研究 409 项。研究涉及 748 个单位，覆盖 242 部学术期刊，时间跨度约 30 年(1992—2023 年)。

采用文献计量学方法基于 Excel 开展研究发表情况、期刊、参与单位、研究主题等信息的统计与分析。并以 CNKI 数据为例，采用 CiteSpace 5. 5. R5 软件进行发表年度、关键词、作者单位的共现分析及可视化图谱绘制。设置关键词节点为“节点/1 年”开展共现分析；采用对数似然比(log-likelihood ratio)进行关键词聚类分析；通过 Timezone view 进行共现时区图谱绘制及突现词检测。

一、中医药领域数字化系统构建与应用研究年发文量及趋势

最早一篇中医药数字化应用研究发表于 1992 年，其研究属于中药领域；1993 年第一篇中医药数字化系统研制研究发表，其研究属于针灸领域。此后，相关研究的年发文量逐年上升，特别是近 10 年间(2012—2022)，发文量呈显著上升趋势，年均发文量较前 20 年明显提升(1992—2011：3. 5 篇/年；2012—2022：60. 6 篇/年)，较前 20 年的年均发文量增长了 17 倍，截至 2023 年 1 月，发文量峰值出现在 2020 年(99 篇)，见图 5 - 1。

二、中医药领域数字化系统构建与应用研究主题分析

已发表的 683 篇文献可分为中医药数字化数据库、系统、平台的构建研究和应用研究两大类。

中医药数字化数据库、系统、平台(以下简称：中医药数字化系统)的构建研究，共计文献 274 篇，笔者按系统开发目的或功能将文献进行分类，涉及研究可分为：中医药健康管理-预防与诊疗(70)、中药资源开发与管理(40)、中医药大数据收集与应用(34)、针灸数据

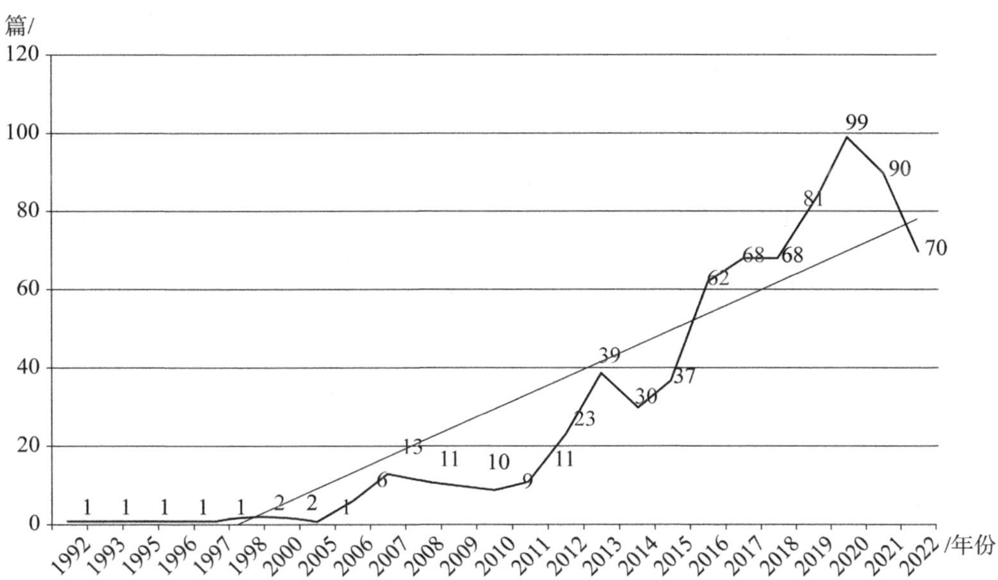

图 5－1　中医药领域数字化构建与应用研究历年发表情况

及操作辅助(22)、中医医案/经验传承(17)、中药机制研究(16)、中医药图谱构建(10)、中药数据信息收集与应用(7)、中药不良反应监测(6)、中医方药分析(6)、中药制药(6)、临床(病历)数据共享(5)、服务于中医药的相关技术支持(35)。其中,技术支持主要包括:语义技术(7)、项目管理技术(5)、辅助学习技术(3)、药品分拣技术(2)等。

结果显示,中医药健康管理-预防与诊疗方面的数字化构建研究最多,占比高达 25%,中药资源开发与管理、服务于中医药的相关技术支持、中医药大数据收集与应用三个方面的数字化构建次之,研究占比分别为 15%、13%和 12%,排名前四的研究方向所开展的研究数量已占到总体研究数量的 60%。由此可见,当前中医药领域的数字化构建需求主要来自三个方面,包括:①与患者相关的临床健康管理;②与企业相关的生产与管理;③与科研相关的数据分析与技术开发。中医药数字化系统的构建研究分类,见图 5－2。

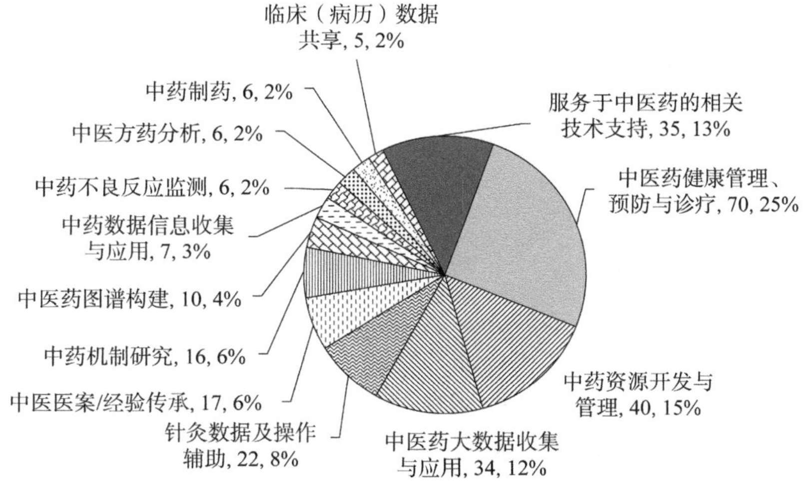

图 5－2　中医药数字化系统构建研究分类

基于中医药数字化系统开展的应用研究，共计文献409篇，笔者按应用系统主要功能将文献进行分类，相关系统类别包括："中医医案/经验传承"功能(299)，涉及中医传承辅助平台(268)、古今医案云平台(27)及其他平台(4)，主要用于用药规律分析；"临床(病历)数据共享"功能(41)，其中以HIS系统(17)和临床科研信息共享系统(8)为主，主要用于用药规律分析、中药疗效观察、患者临床特征分析、证候特征分析等；"中医防治与诊疗辅助"功能(13)，主要用于疾病诊断(四诊辅助诊断)、制定治疗方案、疗效与安全性观察等；"数据挖掘及语义识别"功能(8)，主要用于中药作用机制研究、用药规律分析、中医经典研究方法探索等；"预测及推理"功能(7)，主要用于疾病特征推理、疗效预测、人体状态变化预测、中药毒性预测、需求变化预测(基于地理信息)等；"中药化学成分筛查"功能，即：UPLC-Q-TOF/MS～E结合UNIFI信息学平台(6)，主要用于中药化学成分分析；"中药图谱应用"功能(6)，涉及中药色谱(4)和中药指纹图谱(2)，主要用于中药分类、鉴别及质量评价；"中药加工、管理与合理用药监测"功能(6)，主要用于中药鉴别、中药汤剂的加工管理与临床合理用药等；"仿真实操"功能(5)，主要用于针灸诊疗模拟和骨科诊疗模拟；"不良反应监测"功能(4)，主要用于中成药的安全性监测；"中医药大数据应用"功能(4)，主要用于方药规律分析和疗效分析；"健康管理"功能(3)，主要用于体质检测、疗效分析和商业模式创新等；"可视化分析"功能(3)，主要用于用药经验总结、选穴规律分析等；"中药机理分析"功能(2)，主要用于探究中药的作用机制；"文献数据收集"功能(2)，涉及万方数据库(1)和中医药科技查新系统(1)，主要用于发文情况统计等。

结果显示，基于中医医案/经验传承系统的应用研究最多，占比高达73%，基于临床(病历)数据共享系统的应用研究次之，占比10%，基于中医防治与诊疗辅助系统的应用研究居第三位，占比3%，而其余各类系统功能的应用研究占比均较低。由此可见，当前中医药领域的数字化应用需求主要来自三个方面，包括：①与中医药传承创新相关的中医医案/经验传承；②与科研相关的临床(病历)数据共享；③与临床相关的中医防治与诊疗辅助。基于中医药数字化系统的应用研究分类，见图5-3。

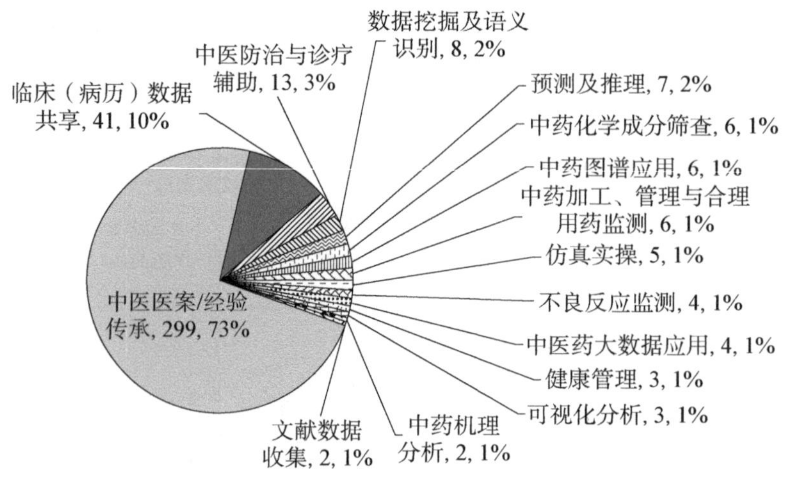

图5-3 基于中医药数字化系统的应用研究分类

三、中医药领域数字化系统构建与应用研究发表期刊及单位分布

纳入研究涉及的242部学术期刊中，发表相关主题研究论文数量较高($n \geqslant 20$)的期刊包括《世界科学技术-中医药现代化》《中国中药杂志》《中国实验方剂学杂志》《时珍国医国药》《中国中医药信息杂志》等。其中，发文量最多的是《世界科学技术-中医药现代化》杂志，考虑其发文量较高的原因可能是中医药数字化构建相关研究主题与该杂志的办刊方向、研究收录偏好相对一致；而《中国中药杂志》居于第二位，其发文量较高的原因可能是近年来该杂志重视中医药国际化进程，对借助当代新理念、新技术、新方法开展中医药研究持开放态度，该杂志也是国际化(英文化)较早的中医药领域杂志之一。

纳入研究涉及的748个参与单位中，按单位名称进行统计，山东中医药大学参与研究数量最多，其次是北京中医药大学和中国中医科学院广安门医院；按所在地区划分，则北京地区的单位合计参与研究数量最多。

单位合作关系的共现分析中，每个同心圆环的大小代表该单位参与研究数量，圆点越大说明参与研究越多，节点之间的连线粗细代表不同单位之间的合作强度。此次单位合作关系共现得到节点数84个、连线数58个、密度值0.0166的共现网络。其中，具有代表性的单位合作集群包括：中国中医科学院各研究所及其附属医院与中国人民大学统计学院、中国人民解放军海军总医院等机构的合作集群；北京中医药大学与中国中医科学院中医药信息所的合作集群；以及山东中医药大学与其附属医院的合作集群；辽宁中医药大学与其附属医院的合作集群；天津中医药大学与其附属医院的合作集群；广州中医药大学与其附属医院的合作集群；成都中医药大学与其附属医院的合作集群等。聚类结果显示，多数合作集群为省内单位之间的合作，且多为科研院所与其附属医院的从属关系，表明单位间的合作存在一定的地域性和局限性，但也具备较大的跨地域合作发展空间。单位间合作关系聚类，见图5-4。

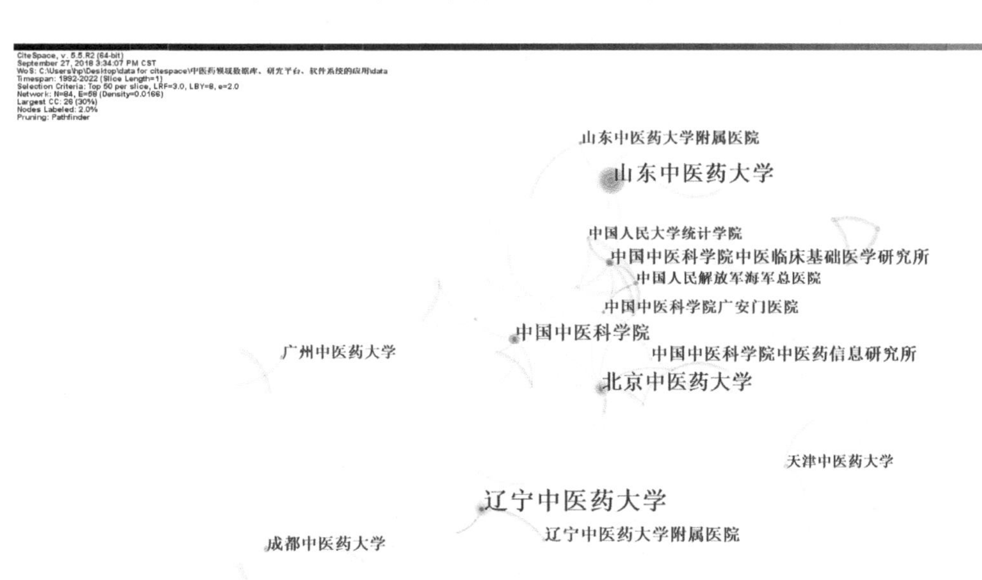

图5-4　单位间合作关系聚类

四、中医药领域数字化系统构建与应用研究热点

（一）关键词共现分析

关键词是研究主题的高度概括，其出现频次代表相关研究成果数及研究内容的集中性，可反映文献的研究领域和研究方向。关键词共现分析中，每个同心圆环的大小代表该关键词涉及文献数量，圆点越大说明发文数量越多。节点之间的连线粗细代表不同关键词之间的关联强度。此次关键词共现得到节点数 138 个、连线数 253 个、密度值 0.026 8 的共现网络。选取具有代表性的前 7 个共现关键词，包括：大数据、中医传承辅助系统、古今医案云平台、中医传承辅助平台、医院信息系统、冠心病、区块链；其中，中医传承辅助系统/平台应属同一研究系统。从关键词共现可知，从概念上看，大数据、区块链成为研究热点；中医药数字化构建较为成熟的系统包括中医传承辅助系统/平台、古今医案云平台等；而应用研究多基于此类中医医案、经验信息收集平台开展，探索其用药规律等；病种则以冠心病居多，结果见图 5－5。

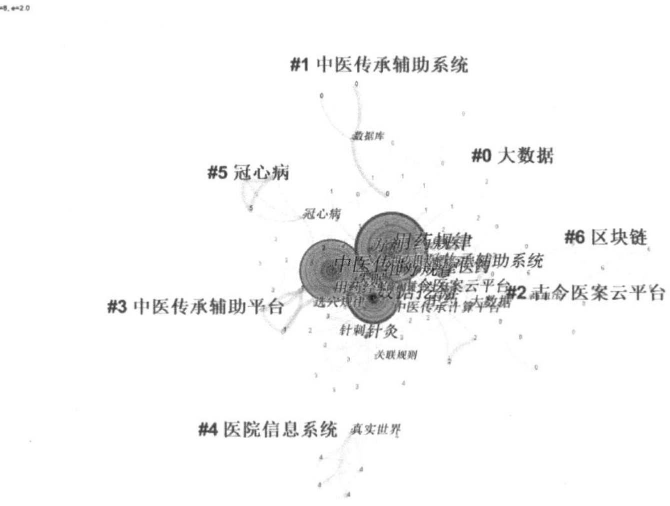

图 5－5　关键词共现分析

（二）阶段性前沿分析

时区视图和突现词分析可直观且定量地展示不同研究热点的热度及随时间演进路径。以每 1 年为时间分区，绘制共现时区视图，并对不同时区内出现频率变化较高（激增）的突现词按时间排序。共现时区视图，见图 5－6；突现词排序，见图 5－7。

由时区视图可见，研究热点以 5—6 年为一个周期呈现演变趋势，尤其是在 2007—2012 年，从数据挖掘引入中医药研究到中医药应用系统构建，再到 2014—2020 年，基于应用系统开展组方规律研究；而自 1992 年起，有关用药（组方）规律的研究就是中医药数据领域的热点之一，随着中医药数据化、智能化的构建，不断创新研究方法并在专病领域不

断提升相关研究的深度。

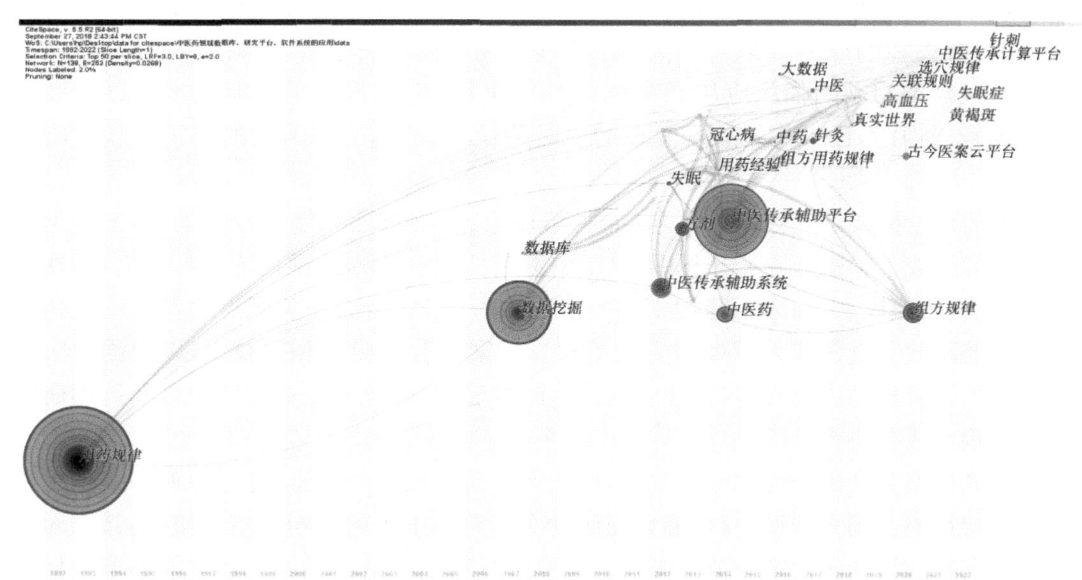

图 5-6 共现时区视图

关键词	年份	强度	起始时间	结束时间	1992 - 2022
用药规律	1992	32.959	**1992**	2010	
数据挖掘	1992	5.8855	**2007**	2011	
数据库	1992	6.0942	**2007**	2012	
中医传承辅助系统	1992	4.8087	**2012**	2016	
组方规律	1992	5.0723	**2012**	2016	
方剂	1992	5.8815	**2014**	2016	
古今医案云平台	1992	4.8477	**2020**	2022	

图 5-7 TOP 7 关键词突现

由关键词突现可见，自 1992 年起，我国研究者就将中医药数据分析技术用于用药规律研究中；2007 年，随着数字化进程，数据挖掘被引入中医药研究中，但研究者们发现，数据挖掘需要有足够的、全面的数据量来支撑，而相关数据难以广泛、快速获取，因此，在同一时期，数据库的构建研究陆续开展；而自 2012 年至今，中医药数字化应用系统的开发陆续成为热点，伴随着一批系统的开发与应用，组方（用药）规律、方剂研究等基于系统的研究在热度上也出现了同步提升。

第二节 | 中医药类大语言模型

大模型作为生成式人工智能的代表，为临床支持的解读和应用提供了新方法和新技术，特别是在中医药的生成任务和医疗环境中的分类方面，涉及自然语言处理等。大模型通过利用大规模数据集进行预训练，能够与人类语言的进展互动并学习特征。它们在生成、解读和响应方面取得了重大里程碑，以实现医疗人工智能的表达和推理能力。基于大模型驱动的临床应用和个性化临床决策，生成式人工智能技术通过扩展功能和实现较优性能，已被用于处理复杂的中医药任务，加速了中医药的数字化和智能化建设。

中医药理论框架以其独特的概念（如脏腑理论、八纲辨证和整体诊断等）为大模型带来了独特的挑战。中医药专业知识库（反映中医药实践和原则的预训练语料库）是构建包含诊断方法、治疗概念、临床用药规则、中成药、中医药复合物、相关靶点和符合中医药特征的信号通路的垂直领域大模型的先决条件。探索整合大模型相关技术，以增强中医药领域的人工智能辅助决策支持，并在中医药诊断方法、个性化和专业化治疗以及基础研究探索中实现多任务协作。

从提高模型精度到个性化治疗方案，再到促进潜在机制的探索，通过微调和提示工程将中医药特征整合到大模型中，可能会彻底改变现有的中医药诊断和治疗模式，甚至对新型中医药药物的智能研发产生范式影响。需要进行特定领域的微调和建立能够准确反映模型在中医药背景下性能的评价指标。中医药作为以“患者-症状”为中心的整体医疗范式，利用中医药特定的辨证方法进行临床诊断辨别，这需要基于强大的“算力与算法”，完成对中医药特征的深入理解和深度推理。

系统检索知网、万方、维普、SinMed、PubMed、Cochrane Library、Embase 和 Web of Science，截至 2024 年 6 月。纳入在中医药领域使用大模型的生成式人工智能技术研究（包括诊断和治疗中的中医临床决策支持、向医学领域著名的古代中医科学家致敬以及遵循中医药概念）。在删除重复项后，从多个公共数据库中获取了 1 059 条记录，其中 831 项研究被确定为具有潜在资格，另有 6 项研究是通过额外检索添加。经过标题和摘要审查，145 项研究符合全文审查标准，其中 128 项因与基于中医和（或）人工智能的生成任务缺乏相关性而被排除在外，17 项被评估为潜在合格。在排除不符合资格标准的研究后，最终有 10 项研究被纳入系统评价。

一、中医药大语言模型研究特点

所有纳入的研究都使用生成性交互反应进行临床诊断和治疗决策支持。10 项研究报告了不同类型的中医药研究，包含中医药垂直领域（40%）、中医药数据（40%）和表彰中医药贡献（20%）。上述所有研究都是在 2023 年至 2024 年间发表，其中 2023 年发表了 6 项研究，2024 年发表了 4 项研究。80%研究是不同机构之间的多单位合作，包括两项多地区研究；只有两项大模型是基于独立研发的。关于开发者背景的报告显示，40%的研究有药学和医学的开发者，其中只有一项是由中医药大学作为第一单位开发。所有研究均以文章的形式发表和传播。在发表时，只有两项研究是在同行评审后发表的，而其余的研究是作为预印本发表（表 5-1）。

表 5-1　模型基本特性

大模型	第一作者	类型	发表日期	标题	机构联合情况	具有药学和医学背景的开发者	发表情况
TCM-GPT	Yang GX	中医药大模型	2023	TCM-GPT：Efficient Pre-training of Large Language Models for Domain Adaptation in Traditional Chinese Medicine	多区域，多单位联合（北京邮电大学；伦敦大学）	否	预印本
QiBo	Zhang HY	中医药大模型	2024	Qibo：A Large Language Model for Traditional Chinese Medicine	多单位联合（天津大学；天津中医药大学；天大智图）	是	预印本
MedChatZH	Tan Y	中医药大模型	2024	MedChatZH：A tuning LLM for traditional Chinese medicine consultations	多区域，多单位联合（华东理工大学；上海人工智能实验室；上海交通大学；悉尼大学）	是	同行评议
CPMI-ChatGLM	Liu C	中医药大模型	2024	CPMI-ChatGLM：parameter-effcient fne-tuning ChatGLM with Chinese patent medicine instructions	多单位联合（安徽中医药大学；中国中医科学院）	是	同行评议
Ming-MOE	Liao YS	中文医学大模型（包含中医药）	2023	MING-MOE：Enhancing Medical Multi-Task Learning in Large Language Models with Sparse Mixture of Low-Rank Adapter Experts	多单位联合（上海交通大学；复旦大学；上海人工智能实验室）	否	预印本
HuatuoGPT	Zhang HB	中文医学大模型（包含中医药）	2023	HuatuoGPT，towards Taming Language Model to Be a Doctor	多单位联合（深圳大数据研究院；香港中文大学）	否	预印本
IvyGPT	Wang RS	中文医学大模型（包含中医药）	2023	IVYGPT：INTERACTIVE CHINESE PATHWAY LANGUAGE MODEL IN MEDICAL DOMAIN	多单位联合（澳门理工学院；Opera 公司；上海交通大学）	否	预印本

（续　表）

大模型	第一作者	类型	发表日期	标题	机构联合情况	具有药学和医学背景的开发者	发表情况
Zhongjing-LLaMa	Yang SH	中文医学大模型(包含中医药)	2023	Zhongjing：Enhancing the Chinese Medical Capabilities of Large Language Model through Expert Feedback and Real-world Multi-turn Dialogue	独立研究开发（郑州大学）	否	预印本
HuoTuo (BenTsao)	Wang HC	中文医学大模型(纪念中医药)	2023	HuaTuo：Tuning LLaMA Model with Chinese Medical Knowledge	独立研究开发（哈尔滨工业大学）	否	预印本
Bianque	Chen YR	中文医学大模型(纪念中医药)	2023	BianQue：Balancing the Questioning and Suggestion Ability of Health LLMs with Multi-turn Health Conversations Polished by ChatGPT	多单位联合（华南理工大学；广东省妇幼保健院；琶洲实验室）	是	预印本

二、中医药大语言模型性能总结

所有符合纳入标准的研究都是基于开源基础模型来构建中医药大模型(表 5 - 2)。其中，基于 LLaMa 模型的研究有 6 项(QiBo、MedChatZH、HuatuoGPT、IvyGPT、Zhongjing-LLaMa、HuoTuo)；MedChatZH 和 HuatuoGPT 基于 Baichuan 模型；CPMI ChatGLM 和 Bianque 基于 ChatGLM 模型；TCM - GPT 基于 BLOOM 模型；Ming - MOE 是基于 Qwen 模型。基础模型的参数范围为 18 亿至 330 亿，包括参数最大的大模型 IvyGPT(33 B)和参数最小的 Ming - MOE(1.8 B)。1.8 B、4 B、14 B 和 33 B 的参数值涉及两项研究中报告的基础模型的四个大模型(1.8 B、4B 和 14 B 版本中的 Qwen 1.5 和 LLaMA - 33 B)。相比之下，6B、7B 和 13B 参数值分别与两项、六项和三项研究相关。关于数据和代码的可用性，20%的研究是闭源，而其余 80%是开源。

人工和自动评价指标来评估模型性能。人工评价指标主要基于专家评估或人工智能反馈，涉及 QiBo(Safety：Win 38%～95%，tie 3%～29%，loss 1%～33%；Professionalism：Win 39%～96%，tie 1%～33%，loss 3%～38%；Fluency：Win 32%～96%，tie 2%～37%，loss 2%～35%)和 Zhongjing-LLaMa(Safety：Win 26%～99%，tie 0%～29%，loss 1%～46%；Professionalism and Fluency：Win 40%～98%，tie 1%～27%，loss 4%～33%)；CPMI ChatGLM 的 SUS 指标(Safety：2.88；Usability：2.78；Smoothness：2.950)和 HuoTuo 的 SUS 度量(Safety：2.88；Usability：2.12；Smoothness：2.47)。其他人工评价指标包括 HuatuoGPT 中 AI 反馈为 8.6 和 8.8 的中医一致性得分，IvyGPT 中的语义相似性得分为 93.58。

许多自动评价指标侧重于评估模型在分类任务(Accuracy and F1 score)和自然语言生成任务(BLEU、GLEU 和 ROUGE)中的性能。自动评价指标的性能表明，两项研究报告了医学准确性(TCM - GPT 用于中医诊断：0.264；Ming - MOE - 1.8B：41.58，- 4B：50.31，- 7B：57.03，- 14B：63.2)和中医检查准确性(TCM - GPT：0.29；Ming - MOE - 1.8B：33.96；4 B：45；7 B：49.58；14 B：59.79)。只有 Ming - MOE 报告 F1 score 为 1.8B(65.4)、4B(69.48)、7B(71.82)和 14B(72.85)。

在自然语言处理任务中，自动评价指标的性能结果如下：QiBo 在处理 TCM - NER、TCM - RP 和 TCM - SD 的自然语言处理时分别获得了 0.72、0.61 和 0.64 的 ROUGE - L 值。MedChatZH、HuatuoGPT 和 Bianque 报告了 BLEU - 1(56.14；25.05；13.472 5)、BLEU - 2(32.14；13.07；8.895)、BLEU3(17.58；7.39；6.602 5)、BLEU 4(9.17；4.28；5.03)、GLEU(10.32；8.13；未报告)、ROUG - 1(35.99；27.63；19.46)、ROGUE - 2(10.31；7.28；4.71)和 ROUGE - L(21.77；17.67；17.042 5)。对于中成药的辅助诊断和治疗，CPMI ChatGLM 在 CPM 推荐中获得了 BLEU - 4(0.764 1)、ROUGE - 1(0.818 8)、ROUKE - 2(0.773 8)、ROGUE - L(0.810 7)和 BART 评分(－2.478 6)。只有 HuatuoGPT 报告了 Distinct 指标，其中 Distinct - 1 为 0.73，Distinct - 2 为 0.93。Bianque 将模型主动提问能力(model's proactive questioning ability)定义为衡量问题表现的新指标，评估结果为 0.652 5。

表 5-2 模型性能评价

大模型	基础模型	可用性	人工评价指标	自动评价指标
TCM-GPT	BLOOM-7B	闭源	未报告	Accuracy in medicine (0.264) Accuracy in TCM Examination (0.29)
QiBo	Chinese-LLaMA-7B/13B	闭源	Safety (Win 38%～95%, tie 3%～29%, loss 1%～33%) Professionalism (Win 39%～96%, tie 1%～33%, loss 3%～38%) Fluency (Win 32%～96%, tie 2%～37%, loss 2%～35%)	ROUGE-L: TCM-NER (0.72) TCM-RP (0.61) TCM-SD (0.64)
MedChatZH	Baichuan-7B Ziya-LLaMA-7B-Reward	开源	未报告	BLEU-1(56.14) BLEU-2(32.14) BLEU-3(17.58) BLEU-4(9.17) GLEU (10.32) ROUGE-1(35.99) ROUGE-2(10.31) ROUGE-L (21.77)
CPMI-ChatGLM	ChatGLM-6B	开源	Safety (2.88) Usability (2.78) Smoothness (2.95)	BLEU-4(0.7641) ROUGE-1(0.8188) ROUGE-2(0.7738) ROUGE-L (0.8107) BART Score (−2.4786)
Ming-MOE	Qwen1.5-1.8B/4B/7B/14B	开源	未报告	Accuracy in medicine (1.8B: 41.58; 4B: 50.31; 7B: 57.03;14B: 63.2) Accuracy in TCM Examination (1.8B: 33.96; 4B: 45; 7B: 49.58; 14B: 59.79) F1 score (1.8B: 65.4; 4B: 69.48; 7B: 71.82; 14B: 72.85)
HuatuoGPT	Baichuan-7B Ziya-LLaMA-13B-v1	开源	Consistent scores for TCM with AI Feedback (8.6 and 8.8)	BLEU-1(25.05) BLEU-2(13.07) BLEU-3(7.39) BLEU-4(4.28) GLEU (8.13) ROUGE-1(27.63) ROUGE-2(7.28) ROUGE-L (17.67) Distinct-1(0.73) Distinct-2(0.93)

（续　表）

大模型	基础模型	可用性	人工评价指标	自动评价指标
IvyGPT	LLaMA - 33B	开源	Semantic similarity Score (93.58)	未报告
Zhongjing - LLaMa	Ziya - LLaMA - 13B - v1	开源	Safety (Win 26%～99%, tie 0%～29%, loss 1%～46%) Professionalism and Fluency (Win 40%～98%, tie 1%～27%, loss 4%～33%)	未报告
HuoTuo (BenTsao)	LLaMA - 7B	开源	Safety (2.88) Usability (2.12) Smoothness (2.47)	未报告
Bianque	ChatGLM - 6B	开源	未报告	BLEU - 1(13.4725) BLEU - 2(8.895) BLEU - 3(6.6025) BLEU - 4(5.03) ROUGE - 1(19.46) ROUGE - 2(4.71) ROUGE - L (17.0425) Model's Proactive Questioning Ability (0.6525)

三、中医药大语言模型描述性概述

在所纳入的研究中，中医药大模型的挑战、贡献和局限性因差异和相似性存在差异（表 5 - 3）。在研究面临的挑战中，有三项研究发现缺乏符合中医特点的领域知识，未能有效总结中医诊疗数据，从而影响了计算效率的提高。三项研究表明，大模型不能像临床医生那样开处方，缺乏多回合沟通和理解的能力；两项研究表明，缺乏医学知识或低参数、低质量的数据集限制了大模型的推理能力；一项研究指出，目前无法为使用传统 CPM 生成详细的说明，认为医学知识的注释不足；一项研究强调，中国医学大模型表现不佳，容易产生幻觉。

表 5 - 3　模型的挑战、贡献与局限性

大模型	挑战	贡献	局限性
TCM - GPT	中医药领域缺乏领域知识、独特目标、计算效率和有效性	(1) 提出了一种新的中医药领域自适应方法 TCMDA。(2) 构建了中医药专用语料库 TCM - corpus - 1B。(3) 使用 LoRA 进行域自适应。(4) 进行了多层次评估，以验证模型性能的改进。(5) 强调了特定领域预培训的重要性	未报告

（续　表）

大模型	挑战	贡献	局限性
QiBo	中医理论与现代医学的本质区别，以及缺乏专业语料库资源	(1)“Qibo”大模型是为中医药构建的。 (2) 该模型由 SFT 实施了预培训，表现出色。 (3) 性能优于其他具有更多参数的开源模型。 (4) 构建了一个高质量的中医领域训练语料库。 (5) 创建了 Qibo 基准，以评估和标准化中医药模型的性能	(1) 不保证所有回答都是准确的。 (2) 建议谨慎处理产生的信息，并向用户咨询专业人员。 (3) 无法处理复杂的多模式医疗任务（医学图像和患者生理信号）
MedChatZH	中医会诊缺乏较强的通用性	(1) 提出了 MedChatZH，这是一种基于生成人工智能的对话系统，用于查询，在中医对话中表现良好。 (2) 形成了一个预先训练的语料库，并构建了一个结合普通和医学对话的高质量数据集。 (3) MedChatZH 在几个评估指标上优于其他基线模型。 (4) MedChatZH 将技术创新与医疗实践中的道德责任相结合，以提高模型应用的安全性和合规性，并建议在合格医生的指导下使用模型输出	(1) 依赖翻译文本可能会影响模型输出的质量。 (2) 存在微妙的文化或背景不匹配。 (3) 无法有效地用中文以外的语言进行对话，限制了全球适用性
CPMI-ChatGLM	缺乏对生成中成药详细使用说明的重视	(1) CPMI-ChatGLM 是 CPMI 中第一个特定于域的 LLM。 (2) 使用高质量的 CPMI 数据集对基础模型进行指令调整。 (3) 构建并公开发布第一个 CPMI 数据集，并将其用作中医药的宝贵资源	(1) 相对较小的参数大小和数据大小可能会导致错误（在生成的中文文本中包含英文字符）。 (2) 改进可能受数据多样性影响的模型性能
Ming-MOE	由于医疗任务的固有复杂性和多样性，限制了在现实世界应用中推理时对特定任务的注释	(1) 提出了一种基于 MOE 的医学大规模语言模型（MING - MOE），该模型在医学多任务学习方面达到了行业领先水平，是第一个能够处理多种医学任务的 MOE 模型。 (2) 与其他模型进行了性能比较，实验结果强调了 MING - MOE 模型在医疗任务中的优越性能	未提及

（续　表）

大模型	挑战	贡献	局限性
HuatuoGPT	ChatGPT 在医学领域表现不佳，尤其是在中文 出于道德和安全考虑，ChatGPT 拒绝诊断和开药 ChatGPT 不能像医生一样工作 ChatGPT 由于其自回归特性会产生幻觉	(1) HuatuoGPT 是第一个使用基于增强反向框架的医学 LLM 实现强化学习的医学 LLM。 (2) 对医学语言模型进行了首次系统评估。 (3) 手工评估显示，HuatuoGPT 优于现有开源 LLM 和 ChatGPT (GPT-3. 5-turbo)，其性能与医生最相似	生成性技术产生的误导性信息可能会在生物医学领域产生严重的风险和道德问题
IvyGPT	小参数和缺乏符合真实医患场景的高质量数据，限制了大模型的泛化能力	(1) IvyGPT 由三个部分组成：监督训练、奖励模型和强化学习，允许在计算能力较低的设备上训练具有 330 亿个参数的大型模型。 (2) 提供包含经验证的真实医患对话场景的高质量数据集。 (3) 比较和评估 IvyGPT 与医疗领域的其他 LLM	(1) 访问医疗数据的困难限制了模型知识的广度和深度。 (2) 该模型个性化和理解上下文的能力有限，导致对单个患者的考虑不足。 (3) 道德和问责制方面的问题需要认真解决
Zhongjing-LLaMa	缺乏像医生一样发起提问和多轮理解的能力，无法使答案与专家的意图保持一致	(1) 提出了一种新的医学 LLMs (Zhongjing LLaMa)，具有从预训练、SFT 到 RLHF 的面向过程训练。 (2) 基于多个医疗部门（包括医生咨询）的许多案例，构建了多轮医疗数据库数据集 (CMtMedQA)。 (3) 制定了涵盖三个维度和九种不同能力的注释规则和评估标准。 (4) 通过多个实验证明，Zhongjing 在所有维度上都优于之前的顶级中医模型，并在特定领域匹配 ChatGPT	由于不准确的数据不能保证所有响应的准确性，因此用户在使用生成的信息时需要向医学专家寻求帮助
HuoTuo (BenTsao)	大模型在生物医学任务中没有得到最佳实施，因为需要医学专业知识才能做出回应	(1) 第一个使用基于知识的教学数据的开源中国生物医学大模型。 (2) 通过集成结构化和非结构化医学知识来构建特定领域的知识，确保模型的准确性。 (3) 考虑了安全性、可用性和平滑性，并提出了一种评估大模型的新度量 SUS	大模型生成的响应的准确性无法保证，不应被视为专业医疗建议的替代品

（续　表）

大模型	挑战	贡献	局限性
Bianque	用户在单轮响应中的信息有限，导致个性化和针对性不足	(1) 提出了一种医疗健康大模型，具有平衡的提问和暗示能力。 (2) 一个微调的大规模多轮健康对话数据集（扁鹊语料库）包括平衡比例问题和提示。 (3) 实证结果显示了良好的多轮提问能力	(1) 无法保证大模型生成的文本的准确性，需要加强检查和更正生成的健康建议中的错误的机制。 (2) 当大模型有能力提出问题时，它可能会询问与隐私相关的问题和风险

所有纳入的研究都讨论了大模型对医疗任务的贡献，如下：

TCM - GPT 在中医药中使用了一种新的域自适应方法（TCMDA），利用 TCM - Corpus - 1B 和 LoRA 通过域自适应来提高 TCM 模型性能，并强调了专门预训练的重要性。

QiBo 在中医药特定语料库和 SFT 及预训练方面优于大型开源模型，并设定了 TCM 基准。

MedChatZH 提出了一种用于中医查询的生成式人工智能，并通过专业语料库超越了基线模型，强调了伦理医疗实践并推荐了合格的医生指导。

CPMI ChatGLM 是中成药领域第一个特定的大模型，它利用高质量的数据集进行指令调优，并将 CPMI 数据集作为中医药资源公开发布。

MING - MOE 是第一个能够处理各种医疗任务和其他高级医疗任务的 MOE 模型。

HuatuoGPT 是第一个基于 RLAIF 的医学大模型，使用真实和提取的数据，其性能优于现有的开源大模型，甚至是与 ChatGPT(GPT-3. 5-turbo)最相似的大模型。

IvyGPT 集成了监督训练、奖励和强化学习，提供了一个计算能力较低的 33B 参数模型，并使用高质量、真实的医学对话数据集将其与其他大模型进行评估。

Zhongjing-LLaMa 是一种新型的医学大模型，具有面向过程的训练，在多个维度上超越了中国医学模型，并使用多维 CMtMedQA 数据集在特定领域匹配了 ChatGPT。

Huo Tuo：中国首个开源生物医学大语言，整合了结构化和非结构化医学知识以提高准确性，并提出了一个人工评价指标来评估安全性、可用性和平滑性。

Bianque：使用 Bianque 语料库验证了一个具有平衡问答能力的健康大模型，显示出出色的多轮提问能力。

对所纳入大模型局限性的总结表明大模型的反应并不能保证稳定性和准确性，这些反应本可用于医生协助或提供个性化建议，不应直接应用于临床决策。在涉及多模态任务的应用场景中，中医领域现有的大模型只能处理基于自然语言处理的医学知识问题和答案，无法满足图像、医学成像和患者生理信号识别和处理的临床诊断需求。一些大模型的性能受到训练数据质量及其数量的限制。性能受到原始训练文本、文化和背景的影响，这限制了模型的知识深度和广度，进一步影响了输出结果的质量。生成技术提供的信息可能包括误导性因素，导致重大的伦理和道德风险。此外，当以问答形式与大模型互动时，模型有可能主动获取用户信息，从而引发与个人隐私相关的担忧和风险。

四、中医药大语言模型案例

目前，国内大语言模型(LLM)在中医药领域的开发正如火如荼，以下列举了国内目前较为出色的大模型及相关专利研发情况。

“海河・岐伯”大模型：2024 年 3 月 23 日，在天津中医药大学名誉校长张伯礼院士及其团队的指导下，“海河・岐伯”大模型应运而生，是中医药学与大语言模型融合的重要里程碑。“海河・岐伯”大模型命名源于“医书之祖”——《黄帝内经》，大模型系统以《黄帝内经》等中医典籍为核心，抽取四库全书医家类资料、传统中医文献与权威中医药学资源的文本素材，以中医药领域的基本概念、知识、理论、疾病、药物、方剂等为节点，以节点之间的关系为边，形成完整的知识图谱。通过大模型真实还原古医书中记载的岐伯答诊场景，为现代中医学提供了新一代 AI 辅助工具。

“天河・灵枢”大模型：2024 年 4 月 12 日，“天河・灵枢”大模型装置发布，其命名来源于中国传统医学著作《灵枢》，该模型由国家超级计算天津中心联合现代中医药海河实验室，以及天津中医药大学、天津大学、信创海河实验室等合作研发。“天河・灵枢”大模型是基于中医经典名著和针灸临床循证证据库以及中医循证知识图谱等专业数据，并进行训练微调开发的，面向中医针灸领域的专业大模型。该大模型不仅学习了上百本中医经典，同时还经过上万篇循证证据训练，是不同于传统中医大模型的遵循当代循证医学的中医针灸大模型。同时，为了将中医的智慧以更直观、更生动的方式呈现出来，“天河・灵枢”大模型构建装置化系统，创新性地对人体全部穴位进行了专业的三维建模，成功构建了栩栩如生的三维针灸数字人。

“岐黄问道大模型”：2023 年 7 月 28 日，由国内数智中医行业的南京大经中医药信息技术有限公司研发的“岐黄问道大模型”在南京江北新区产业技术研创园发布。该模型包含了三个子模型，分别是基于已确诊疾病的临床诊疗大模型、基于症状与体征的临床诊疗大模型以及中医养生调理大模型。这改善了通用大模型无法更好地在中医垂直领域真正落地使用的现状，除了服务于中医医疗机构用户外，还能服务更多中医用户场景。

数字中医大模型“GLM－130B”：为推动人工智能场景建设，在 2023 年 6 月 27 日北京市科委、中关村管委会举办的北京市人工智能策源地引领推介活动首期活动上，由北京智谱华章科技有限公司和北京中医药大学东方医院共同开发的数字中医大模型“GLM－130B”恰当“复刻”了知名老中医，如将症状发送给模型，聊天窗口会给出相应的中医诊断及治疗方案或处方。针对传承困难、中医医疗资源有限等问题，该模型用大语言模型帮助解决。在该平台上，用户可以实现智能问诊，学习中医中药知识等。

“Shen Nong－TCM－LLM”中文中医药大模型：华东师范大学计算机团队推出了“Shen Nong－TCM－LLM”中文中医药大模型，该模型以 LlaMA 为底座，采用 LoRA(rank＝16)微调得到，同时采用以实体为中心的自指令方法，调用 ChatGPT 得到 11w 以上中医药指令数据，推动提升了在中医药领域智能问答能力。

“TCMLLM－PR”大模型：对于中医辅助诊疗任务，北京交通大学计算机团队发布了中医处方推荐指令微调大模型 TCMLLM－PR，该模型覆盖了内外妇儿经典教科书、中国药典、临床医案及三甲医院多病种的数据为知识云，构建了包含 68k 数据条目(共 10M token)的处方推荐指令微调数据集。

仲景大语言模型(CMLM-Zhong Jing)：复旦大学与同济大学共同开发了仲景大语言模型，该模型借鉴人类记忆知识的过程，采用专业表格，借助大语言模型的语言表征能力，严格设置特定的 prompt 模板，使得模型基于中医妇科方药表格数据生成包括患者治疗故事、诊断分析、诊断治疗预期结果、处方功用、互动故事、患者治疗故事、叙事医学、舌脉象、诊疗方案制定、批判性思维、随访、处方、药物用量、个例研究、真实世界问题、病因病机等 15 个场景，以促进模型对中医方药数据及诊断思维逻辑的推理能力。

黄帝(Huang-Di)大模型："黄帝(Huang-Di)"模型由南京大学信息管理学院及郑州大学人工智能学院合作完成。研究团队在 Ziya-LLaMA-13B-V1 基线模型的基础上收集了"十三五"规划所有中医教材共 22 本。还有在线中医网站数据，训练出一个具有中医知识理解力的预训练语言模型，之后在此基础上通过海量的中医古籍指令对话数据及通用指令数据进行有监督微调，使得模型具备中医古籍知识问答能力。

专利方面，陈益等人申请了基于大语言模型的用药风险识别方法、装置及存储介质，该发明公开了一种基于大语言模型的用药风险识别方法、装置及存储介质，涉及用药风险识别技术领域。王欣宇等人采用基于大语言预训练的 BART 模型，实现对处方的优化推荐。目前，我国大部分模型还尚未向公众开放代码和使用权限，大语言模型在中医领域的应用仍有较大的发展空间。

五、中医药大语言模型的发展前景

大模型对用户查询的实时交互式响应已成为中医药临床实践中智能化应用不可或缺的一部分。我们首次对中医药大模型的现有研究的性能和应用进行了全面的系统综述，重点关注生成任务，以探索其在中医人工智能决策支持技术方面的潜在前景。对结果的描述性分析显示，2023 年至 2024 年期间，关于中医药应用大模型的研究侧重于多机构合作。中医药研究机构在大模型中缺乏领导和参与，这不能有效保证大模型在中医药垂直领域的发展符合中医药临床诊断和治疗的特点。

尽管大多数研究公开了相关的开源信息，以提高数据和算法的开放性、透明度和可重复性，可加速数据共享。但其都是以预印本的形式发表的，可能会导致错误或数据不完整。与同行评审研究相比，它们可能无法保证研究的质量和规范性。在纳入的研究中，只有四项大模型是专门为中医药垂直领域开发的，重点是构建中医药专用数据库、基于现有开源模型的数据微调和基于专家调整的中医药数据反馈技术。尽管这些垂直训练的模型在中医生成性医疗决策任务中取得了一定的效果和性能改进，但它们的临床可信度仍需验证。

数据集和模型参数的质量对性能至关重要；然而，大多数中医药大模型都是基于参数较小的开源模型发布的，只有一个模型达到了 330 亿参数。计算机相关专业的院校在现有中医药大模型开发中占主要地位，并在算法方面提供学术支持。因此，中医药专业人员应联合计算机技术研究人员和技术公司合作开发符合中医特点的深度生成式人工智能技术和更稳健、合理、负责任的大模型。中医药的生成式人工智能技术将减少临床研究人员和医生面临的诊断和治疗差异性，改变现有的中医临床实践模式，促进中医标准化。

随着人工智能的不断发展，性能评估对模型变得至关重要。在综合和审查所有指标的信息后，我们发现大多数大模型使用自动或人工评价指标来评估模型性能。在自动评价指标中，预测结果的准确性主要被视为直接反映分类数据性能的指标。为了总结人工评价指标，报告了基于自然语言处理和专业评估的多种指标，中医大模型的主观性能评估达到了理想状态。综合整体预测结果后，我们发现没有一个评价指标根据中医的特点进行调整或优化。因此，有必要构建符合中医特色的新指标来评价生成技术的结果，并改进现有的中医药生成式人工智能技术评价指标体系标准。

在临床实践中使用生成式人工智能辅助临床决策可以减少临床工作量和人为错误，提高临床诊断和治疗性能仍然受到伦理限制，必须特别注意用户隐私和临床伦理。公开可用的大模型应该确保在临床决策中输出结果的合理性和道德性。中医临床决策辅助的发展要求大模型在确保数据隐私和安全的同时，充分了解问答中的用户需求。

在临床实践中，医生和患者之间的互动交流是人工智能技术无法取代的。生成技术结果的质量和可信度将直接影响用户对建议的接受程度。以大模型为代表的生成式人工智能技术必须解决可解释性问题，这是一个由人工智能模型的“黑匣子”引起的不透明决策问题。公开披露算法和数据库只能说明模型的结构和数据来源，但不能有效地确保输出结果不会受到质疑。当在海量数据集上训练的大模型执行任务时，输出结果的合理性与模型的合理性同样重要。对大模型的补充探索是必要的，以与用户接受和反馈系统兼容，形成人类和人工智能之间的合作方法，用于临床诊断和治疗辅助决策。目前，在中医药领域，使用大模型可以有效地解决现有的问题，例如，证据转换和数据处理，智能技术可以帮助中医药临床决策的发展。但仍需开发一个符合中医药特点的生成式人工智能技术评价体系，确定标准化的中医药大模型人工智能评估框架来确保其可靠性、稳定性和透明度。

在本系统综述的开发过程中，我们没有对纳入研究进行质量评估，主要是因为生成式模型（例如，大模型）的评估标准存在显著差异。未来，可以建立一套用于生成技术的人工智能临床决策支持的通用方法质量评估标准，从而促进大模型的标准化设计和透明实施。

大模型在中医领域具有巨大的开发潜力，特别是在医患沟通和自然语言处理任务方面，这可以加速中医特定概念与现有医学模型的整合。尽管其表现令人满意，并经过人类验证，但中医药大模型的发展在临床接受度和合理解释等方面面临挑战。中医药大模型需要高质量的专业知识来提高模型的理解能力。因此，在未来临床实践中，应谨慎对待所产生结果的合理性和准确性。明确中医药垂直领域的代表性数据样例，完善具有中医药特征的人工智能系统和框架，以实现交互、开源代码、权重和数据等协同发展。

第三节 | “三结合”体系下的证据转化

一、“三结合”理念

“中医理论、人用经验和临床试验”三结合理念最初是由国家层面为中药新药研发而提出的。2015年药物临床试验数据核查后，中药新药研发陷入低谷背景下，专家通过总结中药新药临床试验中存在问题后提出人用经验的新理念，其科学性很快获得同行的广泛认可。人用经验是指在长期临床实践中积累的用于满足临床需求且具有一定规律性、可重复性的关于中医临床诊疗认识的概况总结。随着中医药传承与发展的迫切要求，如何构建符合中药特点的证据转化方法越来越受到国家和行业的重视。2018年国家药品监督管理局有关部门组成专家组开始起草有关技术文件。2019年10月《中共中央 国务院关于促进中医药传承创新发展的意见》提出"改革完善中药注册管理，加快构建中医药理论、人用经验和临床试验相结合的中药注册审评证据体系"。2020年国家药品监督管理局发布的《中药注册管理专门规定》提出"中药注册审评应当采用中医药理论、人用经验和临床试验相结合的证据体系，综合评价中药的临床有效性、安全性"。2023年2月国务院发布的《中医药振兴发展重大工程实施方案》对中成药综合评价体系建设中提出"初步建立中医药理论、人用经验和临床试验相结合的审评证据体系，构建符合中药特点的安全评价方法和标准体系"。对中成药证据转化起到了重要的指导意义。

二、"三结合"理念与中医临床证据转化相结合的可行性

中医与中药共同构成中医药理论体系，应用中药是中医学治疗疾病的重要干预措施。将"中医理论、人用经验和临床试验"三结合理念延伸到中医临床疗效证据转化中，是思维方法的重要进步，能够使证据转化结果更贴合临床实际，更具有中医理论的科学价值；在证据转化过程中，通过人用数据的挖掘和评价，更好地总结提炼人用经验特点，找出具有人用经验特色的中医药干预方案，开展更精准的证据转化；以临床价值为导向，促进具有人用经验特色的临床研究疗效证据转化应用。

将三结合理念应用到中医特色证据转化中，能够发挥四方面的作用：①基于中医理论，确定目标人群，增加理、法、方、药、人、指标的关联性。中医理论是中医药的宝贵财富，有经典名著，也有各家学说，是指导临床诊疗和用药的根本，中医以阴阳、五行理论为核心，强调整体观念与辨证论治，关注中医方药及其他治则治法对生命整体状态的改善。在证据转化过程中，要重视中医药干预措施理法方药与研究对象病因病机的关联性，建立基于中医理论阐述立题依据、提出科学假设、明确核心病机，确定功能主治、分析处方组成、梳理目标人群、筛选评价指标要素的证据转化基本架构和流程。②基于人用经验确定中医优势病种，精准目标人群，提炼疗效指标特点，找出特色中医药干预方案，历代丰富的人用经验是我们需要继承和挖掘的重要宝库，包含大量真实世界数据，是确定中医临床研究中优势病种、优势人群、特色理法方药、中药临床疗效定位的重要依据。③基于临床试验，提供确证性疗效循证证据，加强评价指标与临床价值的相关性；临床试验是中医理论、人用经验与循证证据之间转化的重要桥梁，临床实践、积累经验或临床疗效是不是最好、是不是可靠以及是否可以推广，不仅需要大规模的临床试验来证实，还需要综合多项高质量临床试验研究结果来验证。同时通过收集、整理、德尔菲调查、共识过程等方法对临床试验指标进行遴选、优化。若指标与临床价值不相关，则根据已有的试验疗效证据结合专家经验提取关键要素，为开发新的中医特色疗效指标提供证据基础，为开展符合中医特色的中医药证据转化提供方法支撑。④三结合体现证据转化的多维性，多角度彰显中医疗效优势；中医理论为核心，人用经验为探索性应用的基础数

据，临床试验为最后的确证性证据，有机结合中医防治疾病的多层面关键要素。在理论-实践-临床全过程证据链支撑下，从现代医学指标、中医证候指标、生活质量等生命状态指标等维度，对中医药疗效证据进行综合评价和转化，多角度解读中医临床疗效和特色。

三、“三结合”理念下证据转化的建议

发挥医疗机构优势，合作开展临床研发，为证据转化打下数据基础。医疗机构拥有临床医师、药师、GCP 管理人员等专业的人才队伍，通过开展学科交叉合作有助于提高中药新药研发效率，为证据转化提供更多的证据基础。

规范收集数据，形成高质量人用经验证据，为证据转化打下质量基础。在人用经验形成的过程中，其数据收集、整理的规范性应当得到重视。尤其是在临床经验方固定的阶段，应当原原本本地收集临床治疗的每一个患者的诊疗数据：既包括有效病例，也不能忽视无效病例，并注意安全性指标的收集和病例随访，否则总结出来的人用经验会被放大，造成临床实践中的可重复性、推广性降低，导致临床证据转化利用率低。

引入现代化技术，高效收集人用经验数据，为证据转化打下效率基础。在医疗实践中，临床医生往往因忙于诊疗业务而忽略对诊疗信息的完整记录，对疗效的评判有时只停留在来自患者自我感觉的模糊认识层面，没能对患者获益的详细情况进行精准辨识，从而流失了很多有效的临床信息，不利于人用经验的积累。可以通过引入人工智能及数据科学的有关方法，引导并协助临床医师在临床诊疗复杂干预体系下评价中医药的疗效需要建立中医医案证据库获取人用经验证据；可以通过引入人工智能及数据科学的有关方法，引导并协助临床医师在临床诊疗实践中更便捷、更规范、更完整地收集各种诊疗记录，通过汇总分析临床医师的临诊信息，实现患者的远程随访，不仅能极大地提高人用经验收集的效率，通过人机互动辅助临床医师对经验组方的验证优化，还有助于展现处方演变的清晰脉络，从临床实践出发准确地理解方解，并逐步明确临床定位。

此外，在医案证据建立的基础上，可以进一步整合人工智能和超级计算技术，围绕中医优势病种形成连续性中医药人群健康大数据获取和分析的真实世界证据链，产出中医药干预优势病种疗效的系列证据。

第四节 智能化动态临床指南构想

随着社会的发展，医学信息化程度不断提高，临床指南的研制和更新向着智能化、动态化方向迈进。打造智能化的临床指南交互平台已逐渐得到相关领域专家学者的高度重视，其可在辅助医护人员做出合理临床决策的同时，进一步提高临床指南的利用率，大幅提升指南应用的便捷性，在临床诊断、疾病治疗等方面推动综合医护水平高质量发展。

临床指南是一套基于临床专家经验或权威性医学共识的临床指导建议的集合，其不仅包括大量的医学理论知识，也包含丰富的经过大量临床实践经验的验证和总结的临床诊疗建议。临床指南可以理解为医护人员的诊疗说明书，其按照规范的临床诊疗说明可以为医生在诊疗活动中适时地提供科学的指导，避免临床医疗过程中由于医生个人或其

他不确定因素所造成的医疗隐患，为需要准确且严密的临床过程提供强有力的保障。

我国中华医学会糖尿病学分会于2003年发布我国第一版《2型糖尿病防治指南》，并不断根据中国糖尿病人群的临床证据进行完善，目前已更新至2020版；2009年卫生部疾病预防控制局、国家心血管病中心和中国高血压联盟共同制定了《中国高血压防治指南(基层版)》，内容涵盖了高血压筛查、对高血压的诊断评估、诊疗等多方面，截至2023年已多次更新完善，为指导中国糖尿病防治提供了相关循证证据；2019年新型冠状病毒疫情暴发，针对新冠病毒感染的诊疗方案陆续出台，由国家卫健委组织编制的《新型冠状病毒感染诊疗方案》等指南在此次疫情防控中起到了至关重要的作用，截至2023年1月该指南已更新至第十版。为保障临床指南的适用性和先进性，"在医疗信息领域，如何科学、有效地收集临床知识"成为近年来学界的热点议题之一。

一、临床指南研究现状与问题

传统的临床指南属于静态临床指南，其知识结构基于常规文本。当前，各类国际组织和各领域专家已开始在不同领域创建和维护一系列的指南知识库，但终究由于临床指南的维护形式或表达格式不同而使得大量现有宝贵的临床知识无法通过指南的建议在日常临床实践中得到良好而广泛的使用，知识的有效共享存在局限。

已有研究者在实践中将限制临床指南发展的因素进行统计和归纳，主要包括临床知识障碍、临床医生态度障碍和行为障碍等多个方面。①临床医生知识障碍，此类知识障碍主要因临床医生对现存指南认知不足或指南内容不熟悉造成。②态度障碍，指临床医生通常对部分指南或特殊指南缺乏统一的共识，缺乏自我效能感，缺乏对预期结果的判断，或存在习惯性行为(惯性思维)。③行为障碍，主要可从三方面阐述：一是与指南相关的因素，例如，临床指南在日常临床实践中的实施比较困难，临床指南的改变会导致临床决策行为的改变；二是与病人相关的因素，例如，无法考虑病人偏好与指南建议的相互协同；三是与医疗环境(临床配套)相关的因素，例如，医疗设备资源不足，医疗工作人员缺乏，以及医疗信息化程度较低等。为从根本上提高医疗服务质量，提升临床决策的科学性和效率，临床指南的智能化、动态化发展被认为是最有效的解决方式之一。

二、临床指南电子化

当前，已有一批组织和相关学者致力于指南电子化研究。研究者们将基于文本的指南编码成形式化的临床指南，并设计出一批通用模型用以表达临床医学过程中的元素。这些用以表达临床指南的模型可以结合患者特定的个人偏好做出临床决策的支持，使得患者参与诊疗过程的"整体工作流"得以有序开展，此外，这一类模型可为患者提供实时建议和咨询。值得注意的是，丰富的临床指南和患者数据是引入计算机智能化处理的先决条件。

随着智能化的不断发展，动态指南将对临床医疗活动产生重要的影响。虽然非医学领域的软件开发人员在医学研究者的协助下不断地探索和制定能够表达临床指南的通用模型，并为此付出了大量的人力、财力和时间成本，但能够预见且已部分证实的是，这些科研工作的努力使得传统的基于文本的指南日渐转变为一种可被计算机智能处理和共享的临床指南知识，为后续医疗知识的高效利用奠定了坚实的基础。

三、智能化动态临床指南

构建一套结合现代医疗知识、数据科学、人工智能技术和临床实践经验的，能够实时更新、动态适应医疗环境变化的临床决策支持系统，不仅可为医护人员提供诊断、治疗和预防疾病的最佳实践指导，且能通过分析患者的实时数据，提供个性化的治疗方案建议。

构建智能化动态临床指南可粗略分为以下五个部分：①数据收集与分析：基于临床指南的电子化，收集大量的医疗数据，包括病历记录、患者基本信息、影像学资料等。利用相关数据分析技术，对以上数据进行挖掘和分析，识别疾病发病规律、治疗效果和患者预后等信息；②智能算法集成：智能算法是实现临床指南智能化的核心，其逻辑主要依靠对医疗数据的学习和训练，构建能够预测疾病发展趋势、评估治疗效果和推荐治疗方案的智能模型；③实时迭代更新机制：随着医疗技术的不断进步和临床实践的深入，临床指南需要不断更新以适应新的医疗环境和患者需求。通过实时收集和分析新增的医疗数据，自动更新指南内容，确保医护人员始终能够获取到最新的临床知识和最佳的实践指导；④临床验证与应用：在智能化动态临床指南正式应用前，需要进行严格的临床验证和评估。通过与传统临床指南进行效果对比，从临床诊断、治疗和预防疾病等方面评估其有效性和可靠性；⑤反馈与持续优化：智能化动态临床指南的应用是一个持续优化的过程。通过收集医护人员的反馈和患者的治疗效果数据，分析其在临床应用中存在的问题和不足，同时，还需要关注医疗技术的最新进展和临床实践的新变化，针对性地进行不间断的改进和优化。

参◇考◇文◇献

[1] 高令杰，张箭，赵天增，等. 黄酮类天然产物—(13)C NMR数据的计算机检索和辅助解析(Ⅰ)——黄酮类天然产物的—(13)C NMR数据库及检索解析系统[J]. 河南科学，1992(3)：231-235.

[2] 吴庆森，沈宗英. 经络辨证诊断系统的研制与探讨[J]. 甘肃中医学院学报，1993(3)：45.

[3]《中国中药杂志》近况简介[J]. 中国中药杂志，2022，47(22)：6249.

[4]《中国中药杂志》第六届中医药青年学者沙龙——中医药现代研究：多学科视角下的思考[J]. 中国中药杂志，2016，41(8)：1567.

[5]《中国中药杂志》荣获"中国最具国际影响力学术期刊"称号[J]. 中国中药杂志，2013，38(8)：1262.

[6] CHEN CM. CiteSpace II: Detecting and visualizing emerging trends and transient patterns in scientific literature [J]. Journal of the American Society for Information Science and Technology, 2006(3):57.

[7] 刘光阳. CiteSpace 国内应用的传播轨迹——基于 2006—2015 年跨库数据的统计与可视化分析[J]. 图书情报知识，2017(2)：60-74.

[8] 吴晓秋，吕娜. 基于关键词共现频率的热点分析方法研究[J]. 情报理论与实践，2012，35(8)：5.

[9] Higgins J, Green SR. Cochrane Handbook for Systematic Review of InterventionsVersion 5.1.0 [M]. John Wiley and Sons Ltd, 2011.

[10] Moher D, Hopewell S, Schulz KF, et al. CONSORT 2010 explanation and elaboration: updated guidelines for reporting parallel group randomized trials [J]. Int J Surg, 2012,10(1):28-55.

［11］ 张伯礼，张俊华. 中医药现代化研究 20 年回顾与展望[J]. 中国中药杂志，2015，40(17)：3331 - 3334.

［12］ 杨丰文，季昭臣，张明妍，等. 中医药临床研究浪费原因及对策[J]. 中国循证医学杂志，2018，18(11)：1212 - 1215.

［13］ 国务院. 关于促进中医药传承创新发展的意见[EB/OL]. (2019 - 10 - 26)[2025 - 05 - 12]. https://www.gov.cn/zhengce/2019-10/26/content_5445336.htm.

［14］ 国家药监局. 国家药监局关于促进中药传承创新发展的实施意见[EB/OL]. (2020 - 12 - 21)[2025 - 05 - 12]. https://www.gov.cn/zhengce/zhengceku/2020-12/26/content_5573463.htm.

［15］ 国务院办公厅. 国务院办公厅关于印发中医药振兴发展重大工程实施方案的通知[EB/OL]. (2023 - 02 - 28)[2025 - 05 - 12]. https://www.gov.cn/zhengce/zhengceku/2023-02/28/content_5743680.htm.

［16］ 王海南，于江泳，蔡毅，等. 刍议对“三结合”中人用经验的认识与思考[C]//国家中药科学监管大会论文集. 北京，2022.

［17］ Chen Z, Wang H, Li CX, et al. Large Language Models in Traditional Chinese Medicine: A Systematic Review [J]. Acupuncture and Herbal Medicine, 2025,5(1):57 - 67.